Fach-
buch
Klett-Cotta

www.klett-cotta.de / fachbuch

FACHBUCH

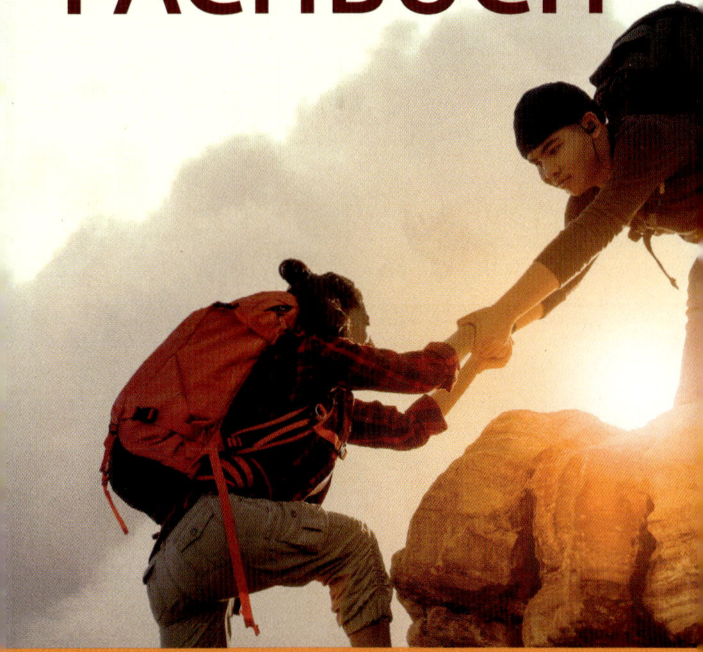

Psychologie | Psychotherapie | Psychiatrie | Psychoanalyse

Schattauer

Fach-
buch
Klett-Cotta

Frühjahr 2022
Neue Bücher
Lesetipps
Angebote

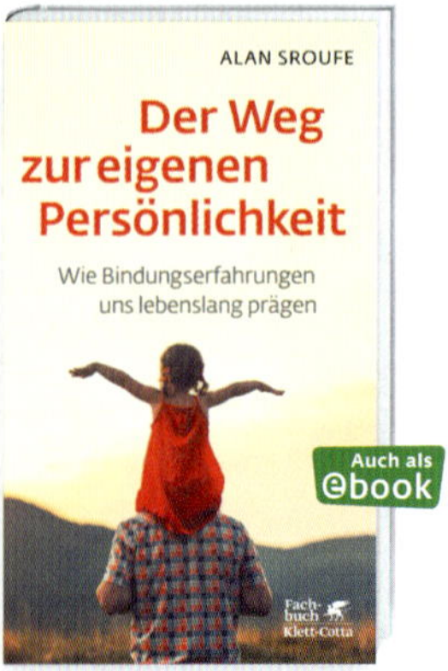

Alan Sroufe
Der Weg zur eigenen Persönlichkeit
Wie Bindungserfahrungen uns lebenslang prägen

Aus dem Englischen von
Maren Klostermann
216 Seiten, gebunden
€ 25,– (D). ISBN 978-3-608-98082-0

Wie wir werden, wer wir sind

Jede Lebensphase von der Geburt bis zum Erwachsenenalter hat ihre eigenen Herausforderungen und Konfliktfelder. Alan Sroufe, einer der weltweit bedeutendsten Entwicklungspsychologen, veranschaulicht eindrucksvoll, wie Bindungserfahrungen lebenslang nachwirken und die Persönlichkeit prägen. Er stellt seine wegweisenden wissenschaftlichen Erkenntnisse zu Bindung und Entwicklung immer in Bezug zu seiner eigenen persönlichen Entwicklung, was dieses Buch zu einer höchst spannenden und eindrucksvollen Lektüre macht. Sroufe beantwortet in seinem Werk die großen Fragen, wie wir werden, wer wir sind, warum es so schwer, aber nicht unmöglich ist, sich zu ändern und wie Menschen geholfen werden kann, die in ihrer frühen Kindheit unzureichende Bindungs- und Beziehungserfahrungen gemacht haben.

Alan Sroufe,

emeritierter Professor am Institute of Child Development der University of Minnesota, ist ein renommierter US-amerikanischer Bindungsforscher und Entwicklungspsychologe. Er wurde bekannt durch seine mittlerweile über 40 Jahre andauernde, bahnbrechende Langzeitstudie zu Bindung und menschlicher Entwicklung: »The Minnesota Study of Risk and Adaptation from Birth to Adulthood«.

Marlis Pörtner, Peter Indergand, Martina Portmann

Ernstnehmen – Zuhören – Erfahrungen ermöglichen

Personzentrierte Haltung in der Betreuung von Kindern und Jugendlichen

252 Seiten, broschiert
Mit Download-Material
€ 25,– (D). ISBN 978-3-608-98402-6

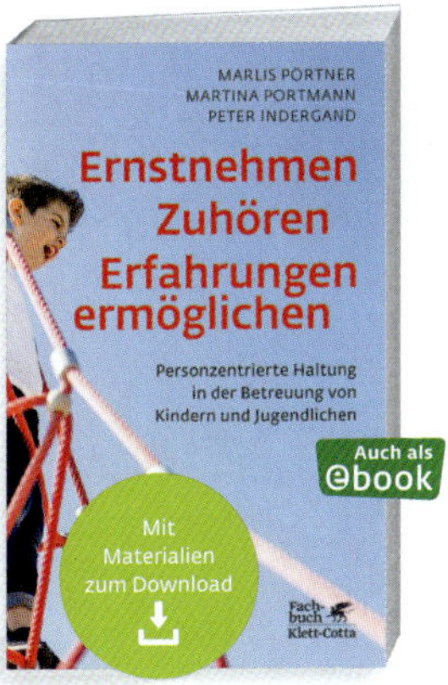

Die kleinen Schritte wertschätzend begleiten

Die von Marlis Pörtner mitgeprägte personzentrierte Haltung steht im Mittelpunkt dieses Praxisbuches. Ihre Handlungsgrundlagen und Richtlinien helfen, Kinder ganzheitlich wahrzunehmen, zu verstehen und empathisch auf sie einzugehen. Das stärkt die Beziehung. Der Blick der Betreuungsperson ist nicht auf Defizite gerichtet, sondern auf individuelle Ressourcen und kleine Erfolge. Im Zentrum steht eine auf Selbstbestimmung und Autonomie ausgerichtete Entwicklung von Kindern und Jugendlichen. Das aus drei Generationen zusammengesetzte Autorentrio gibt wertvolle Impulse für die Kinderbetreuung, die auch in schwierigen Situationen Orientierung bieten.

Zahlreiche Praxisbeispiele aus dem Betreuungsalltag sowie didaktische Anregungen und Materialien zum Download machen dieses Buch zu einem nachhaltigen Praxiswerk.

Marlis Pörtner, (1933–2020), Psychologin und Psychotherapeutin, arbeitete 30 Jahre lang in eigener Praxis in Zürich. Später konzentrierte sie sich auf Supervision, Beratung und Fortbildung sowie auf das Schreiben.

Martina Portmann, ausgebildete Fachfrau Betreuung, arbeitet in einer Kindertagesstätte im Kanton Zug, Schweiz.

Peter Indergand, Fachlehrperson im Bereich Kinderbetreuung am Berufsbildungszentrum Gesundheit und Soziales in Sursee. Zuvor arbeitete er u. a. als Primarlehrer.

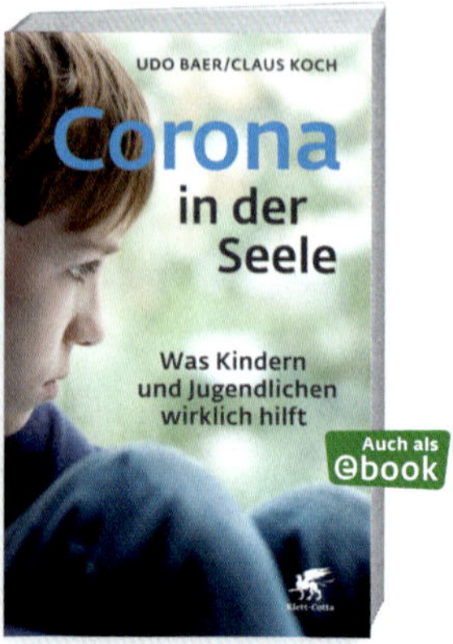

Udo Baer, Claus Koch
Corona in der Seele
Was Kindern und Jugendlichen wirklich hilft

168 Seiten, broschiert
€ 18,– (D). ISBN 978-3-608-98086-8

Gegen Einsamkeit und Angst hilft kein Nachhilfeunterricht

Die Corona-Pandemie hat massive Auswirkungen auf das Leben von Kindern und Jugendlichen. Angst um die Eltern und Großeltern, Einschränkung der sozialen Kontakte, Wegbrechen von Alltagsstrukturen – all das hinterlässt Spuren in den Kinderseelen. Deshalb müssen wir uns den Kindern und Jugendlichen jetzt zuwenden!

Die Autoren beschreiben die vielfältigen Auswirkungen der Pandemie, erklären die Gründe, warum die Folgen langfristig wirken und wieso Kinder, Jugendliche und ihre Familien auf unterschiedliche Weise betroffen sind. Und sie zeigen detailliert auf, wie ihnen nachhaltig geholfen werden kann: Verständnis zeigen und Gefühle teilen, Sicherheit vermitteln in unsicheren Zeiten, Selbstwirksamkeit und Zusammenhalt stärken durch gemeinsames Tun, durch Offenheit und Vertrauen wieder zueinander finden, Einsamkeit vertreiben durch Förderung sozialer Begegnungen.

Udo Baer, Dr. phil., Diplom-Pädagoge, ist Mitbegründer des Pädagogischen Instituts Berlin, Seminarleiter und Leiter von Forschungsprojekten, Mitbegründer der Zukunftswerkstatt *therapie kreativ*, Vorsitzender der »Stiftung Würde« sowie erfolgreicher Buchautor.

Claus Koch, Dr. phil., Diplom-Psychologe ist Mitbegründer des Pädagogischen Instituts Berlin, Autor und Publizist. Als Experte für Bindungsstörungen arbeitet er seit Jahren mit Eltern, ErzieherInnen und LehrerInnen.

Thomas Bergner
Gute Entscheidungen treffen
Wenn Sie wissen, was Sie wollen, können Sie tun, was Sie möchten

336 Seiten, broschiert
€ 32,– (D). ISBN 978-3-608-98073-8

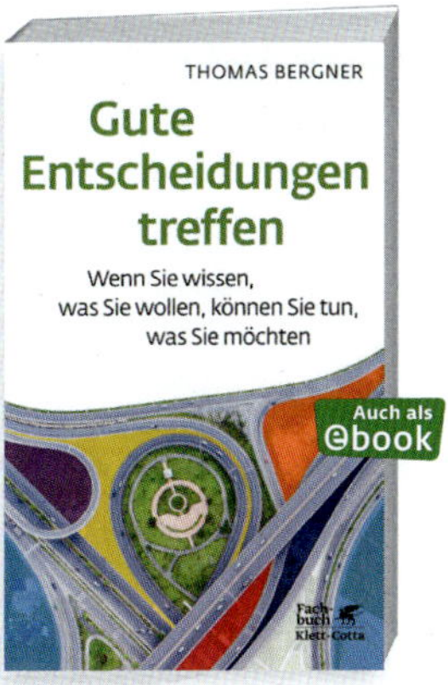

Der Entscheidungs-Coach

Ausbildung oder Studium? Ferien am Meer oder in den Bergen? Oder ganz woanders? In nahezu jedem Lebensbereich haben wir heute viele Optionen abzuwägen; entsprechend schwierig gestalten sich für viele Menschen Entscheidungsprozesse, insbesondere in wichtigen Lebenssituationen. Pro-und-Contra-Listen führen hier meist nicht weiter, deshalb gibt das Buch neben konkreten Hinweisen, Tipps und Selbst-Checks ausführliche Einblicke in die Hintergründe von Entscheidungsfindungen.

Wie beeinflussen Werte, frühe Prägungen und gerade vorherrschende Gefühle unsere Entscheidungen? Inwiefern ist das Belohnungssystem daran beteiligt, was wir gerade für das Beste halten? Je klarer wir diese Komponenten für uns einordnen können, so die Erfahrung des Autors aus 25-jähriger Beratungstätigkeit, desto erfolgreicher treffen wir unsere Entscheidungen.

Thomas Bergner,

Dr. med., ist Facharzt und seit über 25 Jahren als Berater für Führungskräfte tätig. Seine Hauptgebiete sind dabei die Vermeidung von Burnout, Lösungen für Überlastungssituationen und effektives Change-Management sowie das Consulting im Non-Profit-Bereich. Er hat zahlreiche Bücher und andere Fachpublikationen veröffentlicht und ist als Keynote Speaker sowie Trainer für große, internationale und mittelständische Unternehmen tätig.

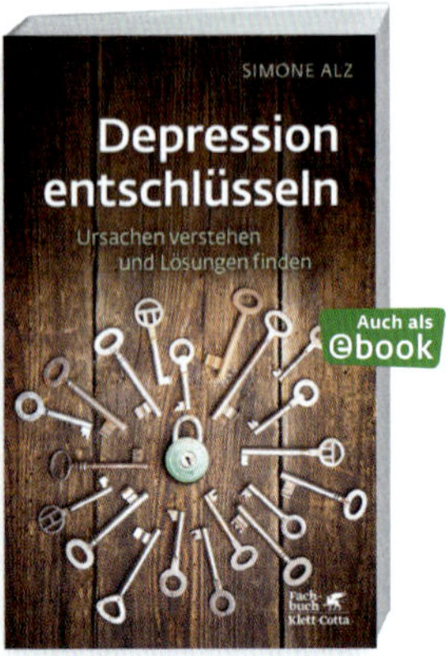

Simone Alz

Depression entschlüsseln

Ursachen verstehen und Lösungen finden

266 Seiten, broschiert
€ 27,– (D). ISBN 978-3-608-98657-0
Erscheint am 19. März 2022

Wieder Hoffnung schöpfen, sich mit dem Leben neu verbinden

Depression hat viele Gesichter. Zahlreiche Ursachen und Auslöser sind möglich, die von Betroffenen und auch von Fachleuten kaum zu überblicken sind. Im Dschungel der therapeutischen Diagnosen und Behandlungsangebote gibt das Buch einen umfassenden Überblick und hilft dabei, Symptome besser zu verstehen, individuelle Ursachen und Zusammenhänge herauszufinden und, darauf basierend, eine geeignete Behandlung ins Auge zu fassen.

Orientierung gibt das von der Autorin entwickelte Modell der »Depressions-Pyramide«, das physische, psychische, soziale und spirituelle Ursachen nach dem aktuellen wissenschaftlichen Kenntnisstand erklärt und mit Fragen zur Selbsteinschätzung verknüpft. Aussagekräftige Fallbeispiele sorgen für Anschaulichkeit und Lebensnähe. Nicht zuletzt ist das Buch Mutmacher für alle, die das Licht am Ende des Tunnels gerade nicht sehen.

Simone Alz

ist Diplom-Psychologin und Coach. Nach Karrierestationen in einer renommierten Unternehmensberatung, bei den Vereinten Nationen und in der freien Wirtschaft arbeitet sie heute selbständig als Coach für Top-Manager und Team-, Persönlichkeits- und Bewusstseinsentwicklung.

Ulrike Balke-Holzberger,
Britta Warmuth
Shake it!
Zittern für den Lernerfolg

ca. 224 Seiten, broschiert
Mit Download-Material
ca. € 25,– (D). ISBN 978-3-608-98090-5
Erscheint am 13. April 2022

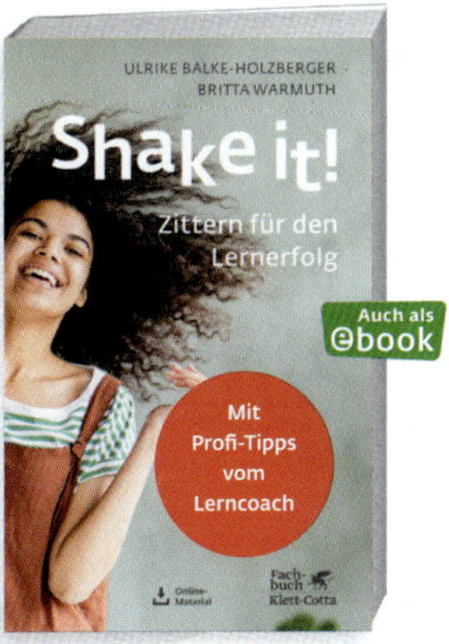

Lernblockaden lösen – Wie Zittern das Hirn frei macht!

Lernstress lähmt, Prüfungsangst blockiert, negative Lernerfahrungen bremsen – hier hilft das unmittelbar umsetzbare Selbsthilfeprogramm für alle Lernlagen. Mit der innovativen und einfach anzuwendenden Entspannungsmethode »Faszien-Stress-Release« kommen Lernende sofort in einen offenen, entspannten und lernfähigen Zustand. Ist der Körper entspannt, ist auch das Gehirn entspannt, und nur ein entspanntes Gehirn ist auch ein aufnahmefähiges Gehirn.

Dieser hilfreiche Lernbegleiter zeigt Ressourcen und Strategien auf, wie lebenslanges Lernen nachhaltig verbessert werden kann. Er nimmt die Lernenden mit auf eine Reise zu zehn Lerninseln und gibt wertvolle Tipps zu Zeitmanagement, Lernorganisation und Prüfungsvorbereitung. So kommt jeder in den Lernflow!

Ulrike Balke-Holzberger, examinierte Kinderkrankenschwester, Sozialpsychologin und Soziologin M.A. Sie arbeitet als systemische Familientherapeutin und Coach in eigener Praxis in Hannover und ist als Organisationsberaterin im betrieblichen Gesundheitsmanagement tätig. Sie ist Gründerin der Faszien-Stress-Release-Arbeit.

Britta Warmuth, Lerncoach, Lehrtrainer (DVNLP), Lehrerin und Journalistin, ist Expertin für hirngerechtes Lernen mit Leidenschaft und Struktur. Sie ist Inhaberin der Lerninsel Berlin und bietet dort Lerncoaching für alle Altersstufen sowie zertifizierte Ausbildungen zum Lerncoach und Lehrerfortbildungen an.

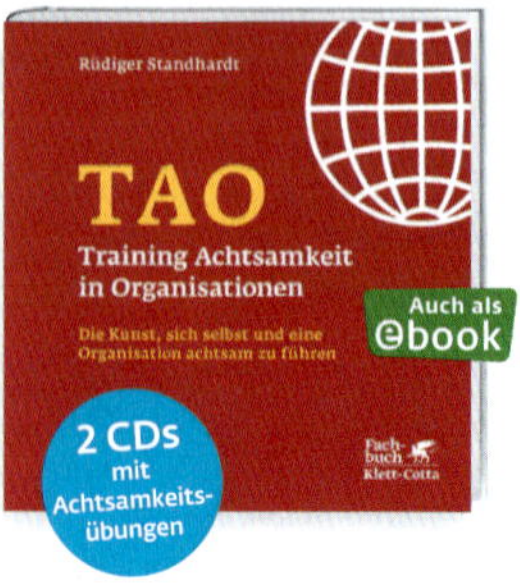

Rüdiger Standhardt
TAO – Training Achtsamkeit in Organisationen
Die Kunst, sich selbst und eine Organisation achtsam zu führen

312 Seiten, gebunden
Mit 2 Hör-CDs
€ 30,– (D). ISBN 978-3-608-98483-5

Achtsamkeit – Die Antwort auf die aktuellen Herausforderungen in der Arbeitswelt

Immer mehr Menschen leiden unter Unsicherheit, Arbeitsverdichtung und der enormen Veränderungsgeschwindigkeit. Klar ist auch: Die individuellen und kollektiven Herausforderungen werden weiter zunehmen! Daher sind wirksame Gegenpole umso wichtiger. Hierzu gehören Innehalten, Entschleunigung, Bewusstheit und Stille.

Die Einübung der Achtsamkeit für den beruflichen Alltag ist ein Weg der Persönlichkeitsentwicklung und zugleich noch viel mehr: ein innovativer Ansatz der achtsamen Kommunikations-, Führungskräfte- und Organisationsentwicklung. Vor dem Hintergrund der globalen Krise ist die Zeit reif für einen echten Wandel in der Arbeitswelt, ein Umdenken in der Organisationsführung und eine Vision für ein achtsames Miteinander.

Rüdiger Standhardt,

Dipl.-Pädagoge, Coach, Trainer für Persönlichkeits- und Organisationsentwicklung sowie Autor zahlreicher Buchveröffentlichungen und Artikel. Seit 2017 Institutsleiter des Forum Achtsamkeit – Institut für Ausbildung, Training und Coaching. Er praktiziert seit 1979 Meditation, hat seit 1998 über 65 Achtsamkeitsausbildungen geleitet, über tausend Menschen in achtsamkeitsbasierten Verfahren ausgebildet und ist Leiter der TAO-Ausbildung.

Gudrun Görlitz, Nadine Bachetzky
Selbsthilfe bei Ängsten

224 Seiten, broschiert
€ 20,– (D). ISBN 978-3-608-86131-0
Erscheint am 19. März 2022

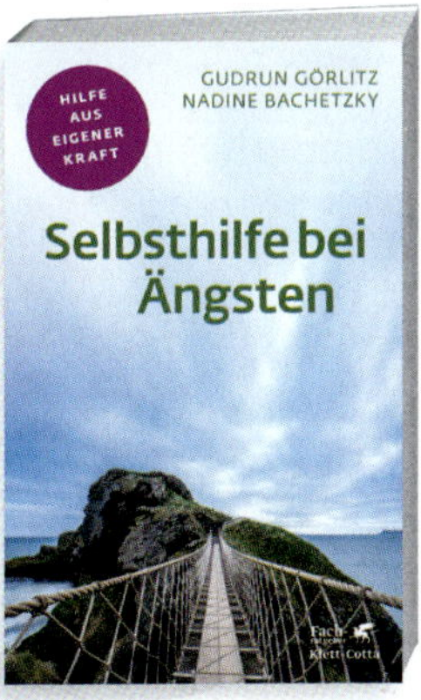

Bevor die Angst alles bestimmt: Selbsthilfe Schritt für Schritt

Konfrontation statt Vermeidung ist der Schlüssel zur Bewältigung ganz unterschiedlicher Ängste. Dieses verhaltenstherapeutische Prinzip zieht sich durch das gesamte Selbsthilfebuch, das Betroffene darin unterstützt, ihre übersteigerten Ängste besser kennenzulernen, sich ihnen Schritt für Schritt zu stellen und sie schließlich zu überwinden. Leser und Leserinnen profitieren von der langjährigen Erfahrung der Autorinnen im psychotherapeutischen Umgang mit Ängsten aller Art: Phobien, Panikstörungen, generalisierten Angststörungen u.v.m. Mit vielen Übungen, Anleitungen, Selbst-Checks sowie Informationen und anschaulichen Fallgeschichten macht das Buch Mut, sich den eigenen Ängsten zu stellen. Hinweise, wann doch besser eine Psychotherapie helfen könnte, sind ebenso enthalten wie Empfehlungen für Angehörige.

Gudrun Görlitz, Diplom-Psychologin, arbeitete als Psychologische Psychotherapeutin (Verhaltenstherapie) für Kinder, Jugendliche und Erwachsene in einer Praxisgemeinschaft in Augsburg; Tätigkeit in Weiterbildung und Supervision sowie zahlreiche Buchveröffentlichungen.

Nadine Bachetzky, Dr., Diplom-Psychologin, ist Psychologische Psychotherapeutin (Verhaltenstherapie) für Erwachsene und arbeitet in einer Praxisgemeinschaft in Augsburg.

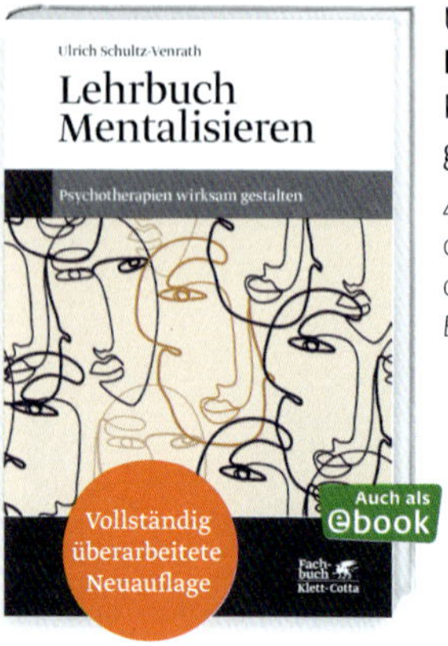

Ulrich Schultz-Venrath
Lehrbuch Mentalisieren
Psychotherapien wirksam gestalten

4., vollständig überarbeitete Neuauflage
ca. 464 Seiten, gebunden
ca. € 55,– (D). ISBN 978-3-608-98146-9
Erscheint am 19. März 2022

Mentalisieren – das Erfolgskonzept in der Psychotherapie

Dieses bewährte Lehrbuch vermittelt die theoretischen und praktischen Grundlagen des Mentalisierungskonzepts. Mentalisieren erweist sich für die Behandlung von Patientinnen und Patienten mit psychischen und psychosomatischen Störungen über verschiedene Schulrichtungen hinweg als äußerst hilfreiches Hilfsmittel der erfolgreichen Gestaltung therapeutischer Prozesse. Der Autor stellt das Mentalisierungsmodell dar und erläutert es mit Hilfe aktueller psychoanalytischer, neurowissenschaftlicher und neuro-psychiatrischer Konzepte, Daten und Befunde. Auf dieser Grundlage werden praktisch-klinische Anwendungen beschrieben.

Die vollständig überarbeitete Neuauflage beschreibt den neuesten Stand der Bindungstheorie einschließlich der Entwicklung epistemischen Vertrauens und die Erweiterung der prämentalistischen Modi um den Körpermodus.

Ulrich Schultz-Venrath,

Prof. Dr. med., ist Arzt für Psychosomatik und Psychotherapie (DGPM) und Nervenheilkunde (DGN), Psychoanalytiker (DPV, DGPT, IPA) und Gruppenlehranalytiker (D3G, EFPP, GASI) in eigener Praxis in Köln. Er ist Professor für Psychosomatik an der Universität Witten/Herdecke und war Chefarzt der Klinik für Psychiatrie, Psychotherapie und Psychosomatik des EVK Bergisch Gladbach.

Karl Heinz Brisch (Hrsg.)
Kindliche Entwicklung zwischen Ur-Angst und Ur-Vertrauen

ca. 208 Seiten, broschiert
ca. € 30,– (D). ISBN 978-3-608-98434-7
Erscheint am 21. Mai 2022

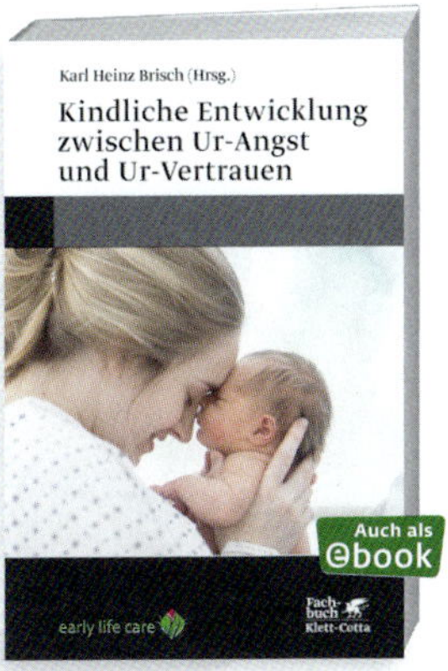

Eltern und Kinder mit Ängsten begleiten

Dieses Buch trägt zu einem vertieften Verständnis der Entstehung und der Bedeutung von Vertrauen und Ängsten in jungen Familien vor und nach der Geburt bei und zeigt Präventions- und Interventionsmöglichkeiten auf. Die einzelnen Beiträge des Buches werfen einen intensiven Blick auf angstvolle Situationen und zeigen Wege auf, wie Ur-Vertrauen hergestellt, das Entstehen von Ängsten verhindert oder bestehende Ängste bewältigt werden können. Es wird geschildert, wie trotz stark angstbesetzter Ausgangsbedingungen eine positive Entwicklung eines Kindes ermöglicht wird und langfristige Angstprobleme durch frühzeitige Prävention verhindert werden.

Karl Heinz Brisch,

Univ.-Prof. Dr. med. habil., gilt als der führende Bindungsexperte im deutschsprachigen Raum und ist Vorstand des weltweit ersten Lehrstuhls für Early Life Care und Leiter des gleichnamigen Forschungsinstituts an der Paracelsus Medizinischen Privatuniversität (PMU) in Salzburg.

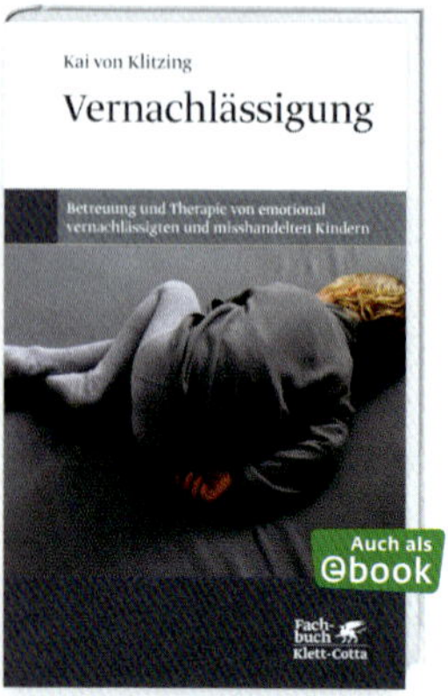

Kai von Klitzing
Vernachlässigung
Betreuung und Therapie von emotional vernachlässigten und misshandelten Kindern

ca. 256 Seiten, gebunden
ca. € 32,– (D). ISBN 978-3-608-98089-9
Erscheint am 18. Juni 2022

Was vernachlässigten Kindern und Jugendlichen hilft

Im Gegensatz zu körperlichen und sexuellen Übergriffen auf Kinder steht die weit verbreitete Kindesvernachlässigung kaum im Fokus öffentlicher Wahrnehmung. Dabei erleben mehr als 10 Prozent aller Menschen in ihrer Kindheit Vernachlässigungen und emotionale Misshandlung. Derartige Erfahrungen in der Kindheit gehören zu den wesentlichsten Risikofaktoren für das Auftreten vieler psychischer und körperlicher Erkrankungen im späteren Leben.

Das Buch gibt einen umfassenden Überblick über Definition, Häufigkeit, Ursachen und Folgen von Vernachlässigung und emotionaler Kindesmisshandlung. Praxisnahe Fallbeispiele und wissenschaftliche Befunde ermöglichen ein psychoanalytisches Verständnis der Innenwelt vernachlässigter Kinder.

Kai von Klitzing

ist Arzt und Psychoanalytiker für Kinder, Jugendliche und Erwachsene und Professor für Kinder- und Jugendpsychiatrie an der Universität Leipzig. Er ist Mitglied der Schweizerischen Gesellschaft für Psychoanalyse / IPV, Lehranalytiker der Deutschen Psychoanalytischen Vereinigung (DPV) sowie Mitherausgeber der Zeitschriften »Kinderanalyse« und »Infant Mental Health Journal«.

Peter Zimmermann
Trauma und moralische Konflikte
Einführung und Manual für die präventive und therapeutische Arbeit mit Einsatzkräften

Reihe »Traumafolgestörungen – vorbeugen, behandeln und rehabilitieren«
240 Seiten, gebunden
€ 32,– (D). ISBN 978-3-608-96475-2

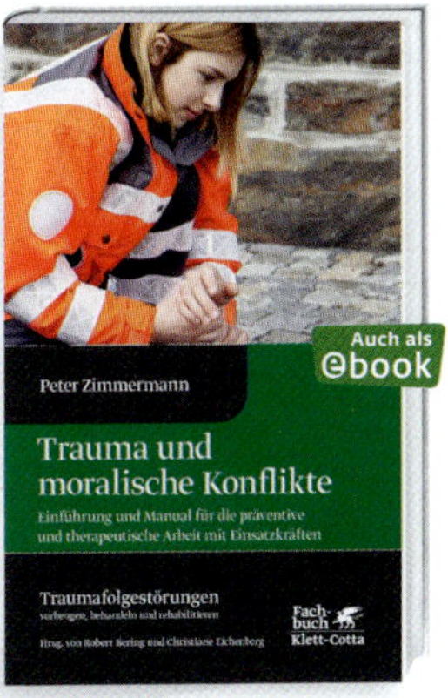

Wenn professionelle Helfer Hilfe brauchen

Einsatzkräfte sind bei der Ausübung ihres Dienstes für die Gemeinschaft angesichts immer komplexer werdender Schadenslagen vielfältigen psychosozialen Stressoren ausgesetzt. Neben den klassischen traumawertigen Situationen sind dabei in den letzten Jahren auch vermehrt ethisch relevante Konfliktfelder in den Fokus gerückt. Reflektionen über Sinnfragen oder Wertorientierungen, aber auch über Entscheidungen mit einer moralischen Dimension spielen bei der Verarbeitung von Einsätzen eine zunehmende Rolle. Sie haben dabei das Potenzial, erhebliche Veränderungen von Wertesystemen und auch psychisch relevantes Leid, wie z. B. Zorn, Schuldgefühle und Scham nach moralischen Verletzungen, hervorzurufen.

»Trauma und moralische Konflikte« ist der erste Band der neuen Klett-Cotta Fachbuch-Reihe zum Thema Psychotraumatologie »Traumafolgestörungen«.

Peter Zimmermann,

Prof. Dr. med., ist Facharzt für Psychiatrie und Psychotherapie, Traumatherapeut und Gruppenanalytiker. Er leitet das Psychotraumazentrum der Bundeswehr und lehrt an der Charité in Berlin.

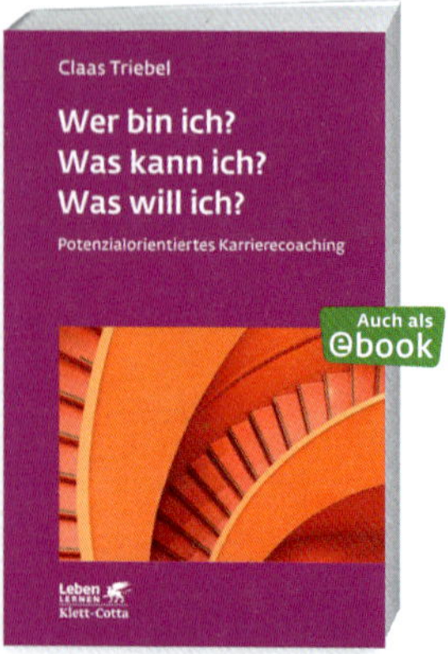

Claas Triebel
Wer bin ich? Was kann ich? Was will ich?
Potenzialorientiertes Karrierecoaching

Leben Lernen 333
176 Seiten, broschiert
€ 25,– (D). ISBN 978-3-608-89279-6
Erscheint am 13. April 2022

Der Praxisleitfaden für Karrierecoaching

Das Konzept vom Beruf fürs Leben ist ein Auslaufmodell. Die Arbeitswelt verändert sich in atemberaubendem Tempo – und mit ihr die Anpassungsforderungen an die Berufstätigen. Umso wichtiger wird es für die Lebenszufriedenheit jedes Einzelnen, die eigenen Kompetenzen in vollem Umfang zu kennen und gezielt zur beruflichen Weiterentwicklung einzusetzen. Coaches und psychologische Berater erhalten mit diesem Buch ein durch und durch anwendungsbezogenes und gut strukturiertes »Handwerkszeug«, um Menschen in ihrer kompetenz- und potentialorientierten Karriereplanung zu unterstützen. Das Konzept mit dem Herzstück der »Kompetenzenbilanz«, das bereits seit vielen Jahren erfolgreich eingesetzt wird, vermittelt eine praxisbezogene Orientierungshilfe für Laufbahnübergänge wie Ausbildungs- und Berufswahl, Wiedereinstieg oder Neuorientierung.

Prof. Dr. Claas Triebel,

Dipl.-Psych., als Professor für Kompetenzentwicklung und Coaching an einer Hochschule und in der Aus- und Weiterbildung im Bereich Karrierecoaching tätig; er entwickelte die vielfach angewandte »Kompetenzenbilanz«, er berät zudem Startups, Firmen und Institutionen. Er lebt mit seiner Familie in Gräfelfing bei München

Waltraut Barnowski-Geiser
Krankheitsscham – die verborgene Emotion
Erkennen, verstehen, helfen

Leben Lernen 330
196 Seiten, broschiert
€ 27,– (D). ISBN 978-3-608-89278-9
Erscheint am 19. März 2022

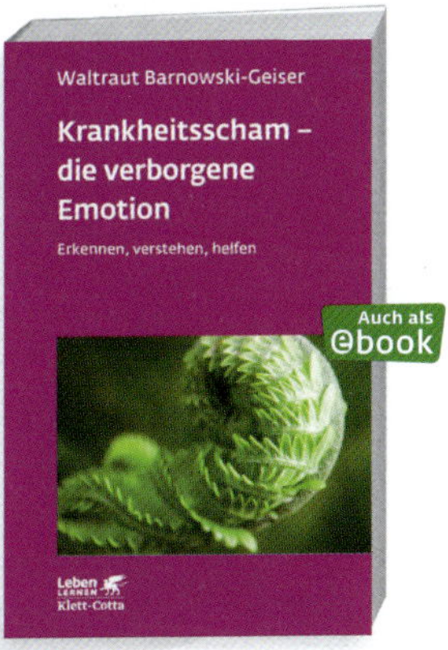

Den Teufelskreis der Scham durchbrechen

Die Angst, stigmatisiert, ausgegrenzt und als Last angesehen zu werden oder in existentielle Probleme zu geraten, kann schwer erkrankte Menschen zusätzlich enorm belasten. Krankheitsscham wird dann nicht selten zum verborgenen Begleiter. Schambesetzte Themen kommen aber auch in der Psychotherapie oder ärztlichen Sprechstunde meist nicht offen zur Sprache, mit durchweg negativen Konsequenzen für den Behandlungserfolg. Anhand vieler Beispiele aus der Praxis sensibilisiert das Buch für dieses verdrängte Thema, zeigt, wie es im therapeutischen Setting erkannt und aus der Tabuzone geholt werden kann. Das Hauptaugenmerk liegt auf den zahlreichen praktischen Interventionsmöglichkeiten aus verschiedenen Therapierichtungen, die eine Neubewertung, Verhaltensänderung und verändertes Erleben bei den Betroffenen unterstützen.

Waltraut Barnowski-Geiser,

Dr. sc. mus., ist Musiktherapeutin und Heilpraktikerin für Psychotherapie. Langjährige Erfahrung als Lehrende und Therapeutin an Schulen, Hochschulen und in therapeutischen Ausbildungsgängen, freie Praxis in Erkelenz.

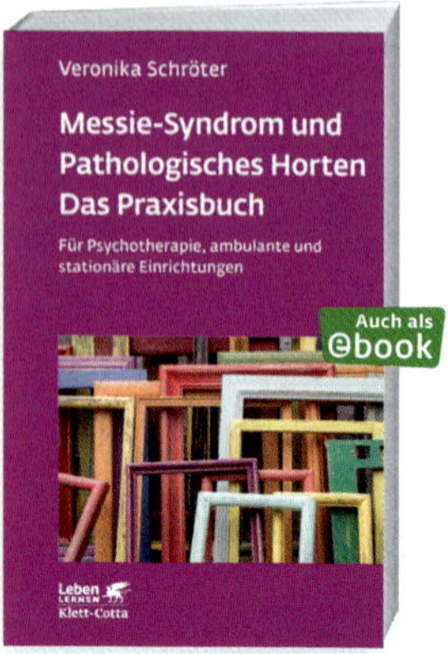

Veronika Schröter
Messie-Syndrom und Pathologisches Horten – Das Praxisbuch
Für Psychotherapie, ambulante und stationäre Einrichtungen

Leben Lernen 332
308 Seiten, broschiert
€ 32,– (D). ISBN 978-3-608-89280-2

Das Praxisbuch für Messie-Berater

Auch von Fachleuten wird oft übersehen, dass das Verhalten von Messies durch psychische Störungen ausgelöst wird. Messies können sich nicht »endlich mal zusammenreißen« und ihre Wohnung entmüllen. Die Autorin, führende Messie-Expertin im deutschsprachigen Raum, erklärt in diesem Buch anschaulich, wie sich die verschiedenen Ausprägungen: Vermüllung, Verwahrlosung und das als neue Diagnose aufgenommene »Pathologische Horten« voneinander unterscheiden und welche Grunderkrankungen jeweils zugrunde liegen. Diese differenzierte Betrachtung ist die Basis einer erfolgreichen Begleitung und Therapie, die hier in allen psychologischen und betreuerischen Aspekten dargestellt wird. Psychologische Fachkräfte und Helfer können sich so an klaren Konzepten und professionellen Standards orientieren und Schritt für Schritt gesichert vorgehen.

Veronika Schröter,

Messie-Expertin mit selbst entwickeltem Ansatz: identitätsbildende integrative Messie-Therapie; Heilpraktikerin für Psychotherapie und weitere therapeutische Ausbildungen; Mitarbeiterin am Psychologischen Institut der Universität Freiburg zur Erforschung des Messie-Syndroms; in dem von ihr gegründeten Messie-Kompetenzzentrum in Stuttgart bildet sie qualifizierte, zertifizierte Messie-Fachkräfte nach Veronika Schröter© aus.

Stefan Hammel

Hypnosystemische Therapie

Das Handbuch für die Praxis

Leben Lernen 331
ca. 288 Seiten, broschiert
ca. € 30,– (D). ISBN 978-3-608-89198-0
Erscheint am 21. Mai 2022

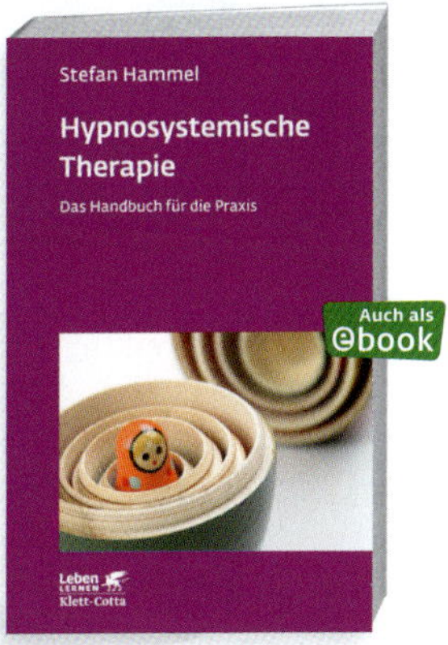

Das Grundlagenbuch zum hypnosystemischen Arbeiten

Seit über 25 Jahren bereichern Methoden der Hypnosystemischen Therapie die psychologische Beratung höchst erfolgreich. Erstmals wird nun ein Einführungsbuch und Grundlagenwerk für alle, die diesen kreativen Ansatz in ihr Angebot integrieren wollen, vorliegen. Stefan Hammel geht auf die Grundannahmen und therapeutischen Strategien ein und vermittelt die therapeutischen Tools praxisnah und an vielen Beispielen. Elemente der Systemischen Therapie, der Hypnotherapie nach Milton Erickson und der Teile- bzw. Aufstellungsarbeit verbinden sich zu einer eigenständigen, neuen Herangehensweise. Die Wahrnehmungen und Deutungen der Klienten werden dabei gleichsam als Film betrachtet, der schrittweise angepasst wird, bis ein stimmiges Kompetenzerleben und Verhalten entsteht, das in der Therapie oder Beratung weiter gefestigt wird.

Stefan Hammel

ist Systemischer Therapeut und Hypnotherapeut; er leitet das Institut für Hypnosystemische Beratung in Kaiserslautern und ist als Referent von hypno- und systemtherapeutischen Ausbildungsinstituten in Deutschland, Österreich und der Schweiz tätig.

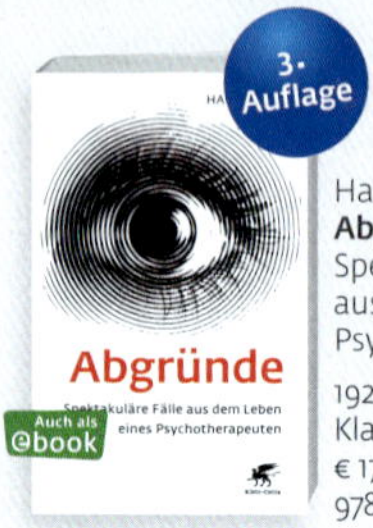

Hans Hopf
Abgründe
Spektakuläre Fälle aus dem Leben eines Psychotherapeuten

192 Seiten, Klappenbroschur
€ 17,– (D)
978-3-608-98333-3

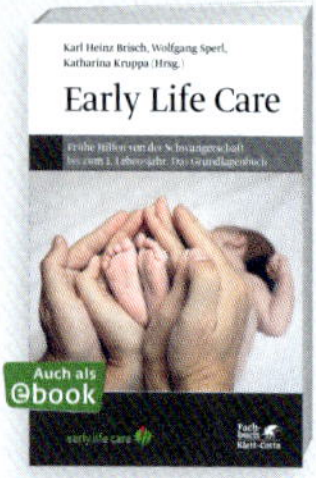

Brisch, Sperl, Kruppa (Hrsg.)
Early Life Care
Frühe Hilfen von der Schwangerschaft bis zum 1. Lebensjahr. Das Grundlagenbuch

217 Seiten, broschiert
€ 29,– (D)
978-3-608-98186-5

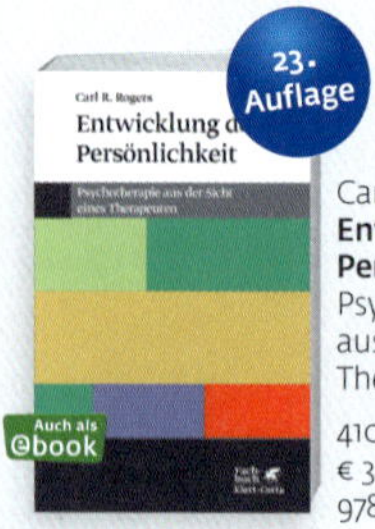

Carl R. Rogers
Entwicklung der Persönlichkeit
Psychotherapie aus der Sicht eines Therapeuten

410 Seiten, broschiert
€ 35,– (D)
978-3-608-96417-2

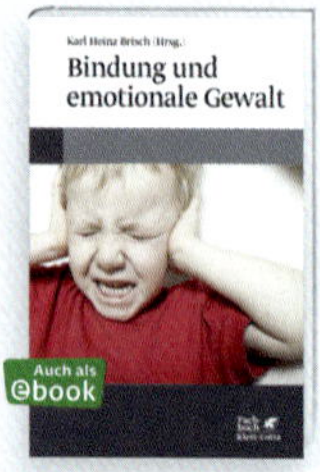

Karl Heinz Brisch (Hrsg.)
Bindung und emotionale Gewalt

309 Seiten, gebunden mit Schutzumschlag
€ 40,– (D)
978-3-608-96154-6

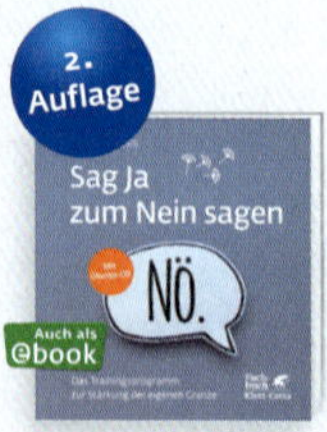

Klaus Blaser
Sag Ja zum Nein sagen
Das Trainingsprogramm zur Stärkung der eigenen Grenze

240 Seiten, gebunden
€ 25,– (D)
978-3-608-98324-1

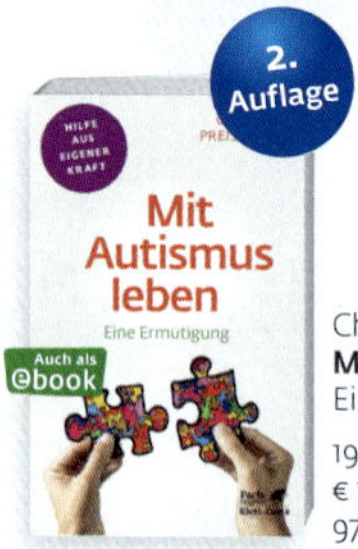

Christine Preißmann
Mit Autismus leben
Eine Ermutigung

192 Seiten, broschiert
€ 19,– (D)
978-3-608-86127-3

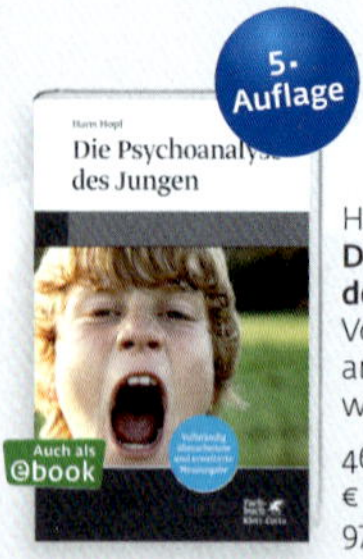

Hans Hopf
Die Psychoanalyse des Jungen
Vollständig überarbeitete und erweiterte Neuauflage

464 Seiten, gebunden
€ 50,– (D)
978-3-608-98325-8

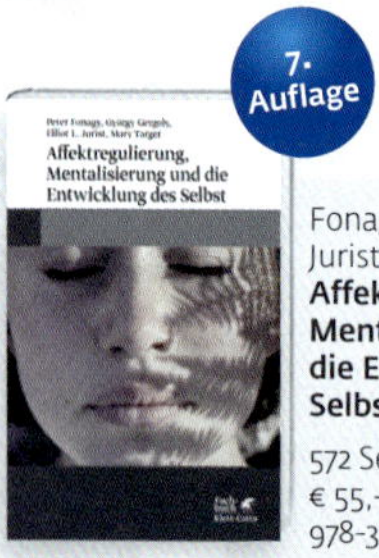

Fonagy, Gergely, Jurist, Target
Affektregulierung, Mentalisierung und die Entwicklung des Selbst

572 Seiten, gebunden
€ 55,– (D)
978-3-608-96271-0

www.klett-cotta.de/fachbuch

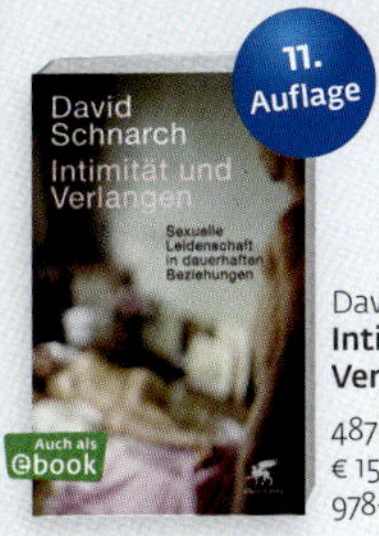

David Schnarch
Intimität und Verlangen
487 Seiten, broschiert
€ 15,– (D)
978-3-608-94798-4

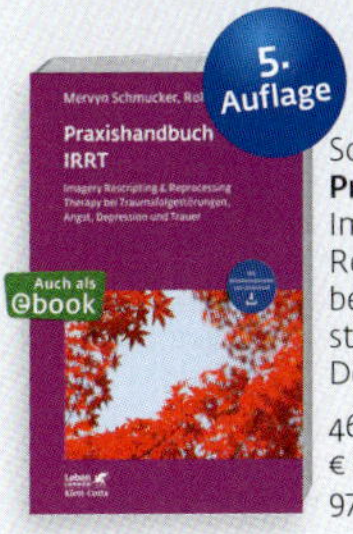

Schmucker, Köster
Praxishandbuch IRRT
Imagery Rescripting & Reprocessing Therapy bei Traumafolgestörungen, Angst, Depression und Trauer
460 Seiten, broschiert
€ 45,– (D)
978-3-608-89216-1

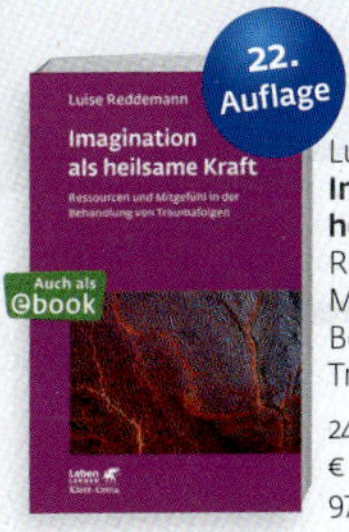

Luise Reddemann
Imagination als heilsame Kraft
Ressourcen und Mitgefühl in der Behandlung von Traumafolgen
246 Seiten, broschiert
€ 28,– (D)
978-3-608-89178-2

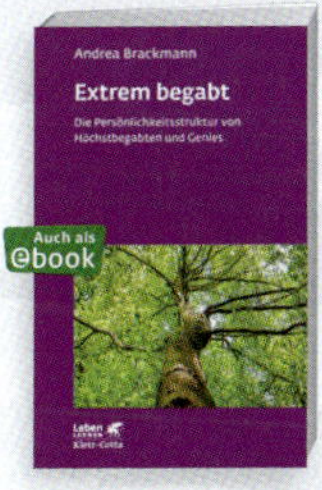

Andrea Brackmann
Extrem begabt
Die Persönlichkeitsstruktur von Höchstbegabten und Genies
281 Seiten, broschiert
€ 28,– (D)
978-3-608-89258-1

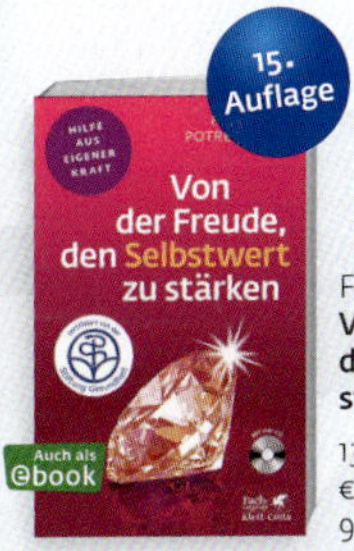

Friederike Potreck
Von der Freude, den Selbstwert zu stärken
130 Seiten, broschiert
€ 18,– (D)
978-3-608-86047-4

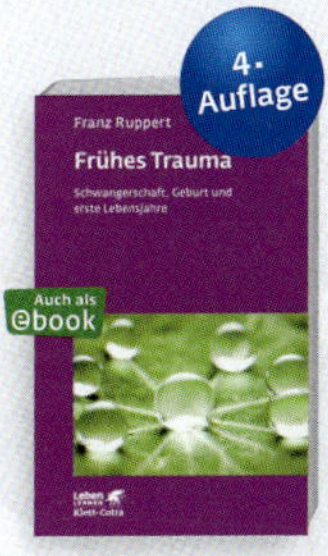

Franz Ruppert
Frühes Trauma
Schwangerschaft, Geburt und erste Lebensjahre
309 Seiten, broschiert
€ 33,– (D)
978-3-608-89251-2

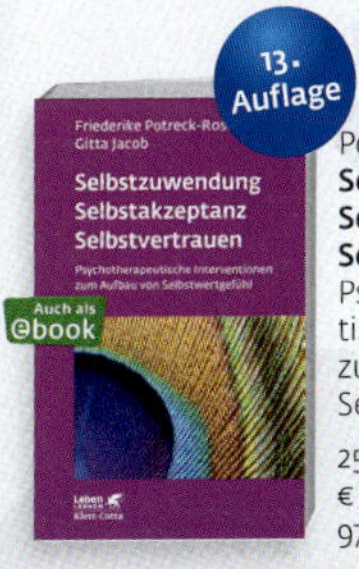

Potreck, Jacob
Selbstzuwendung, Selbstakzeptanz, Selbstvertrauen
Psychotherapeutische Interventionen zum Aufbau von Selbstwertgefühl
256 Seiten, broschiert
€ 28,– (D)
978-3-608-89194-2

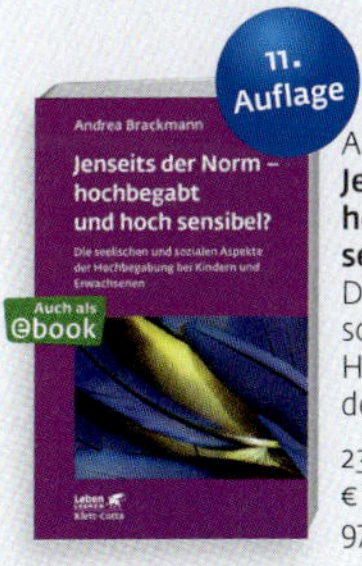

Andrea Brackmann
Jenseits der Norm – hochbegabt und hoch sensibel?
Die seelischen und sozialen Aspekte der Hochbegabung bei Kindern und Erwachsenen
236 Seiten, broschiert
€ 25,– (D)
978-3-608-89208-6

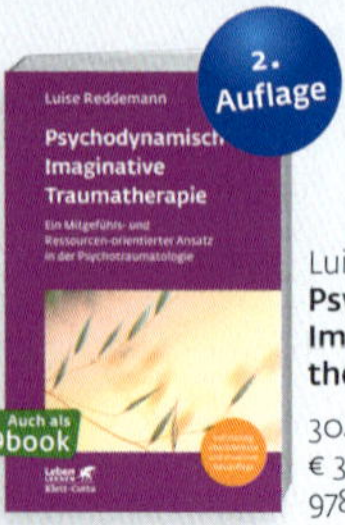

Luise Reddemann
Psychodynamisch Imaginative Traumatherapie – PITT
304 Seiten, broschiert
€ 32,– (D)
978-3-608-89270-3

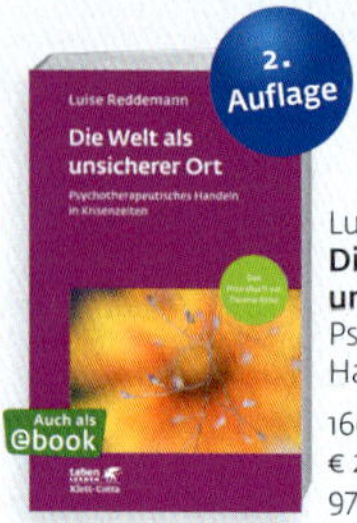

Luise Reddemann
Die Welt als unsicherer Ort
Psychotherapeutisches Handeln in Krisenzeiten
160 Seiten, broschiert
€ 24,– (D)
978-3-608-89277-2

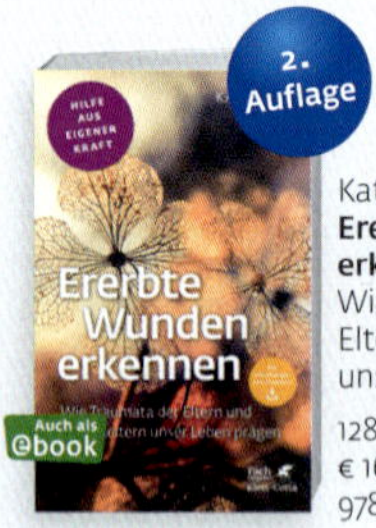

Katharina Drexler
Ererbte Wunden erkennen
Wie Traumata der Eltern und Großeltern unser Leben prägen
128 Seiten, broschiert
€ 16,– (D)
978-3-608-86129-7

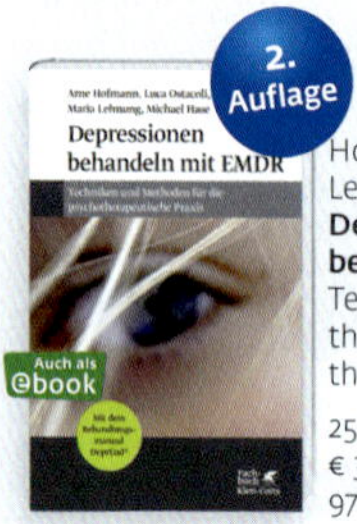

Hofmann, Ostacoli, Lehnung, Hase
Depressionen behandeln mit EMDR
Techniken und Methoden für die psychotherapeutische Praxis
256 Seiten, gebunden
€ 38,– (D)
978-3-608-98227-5

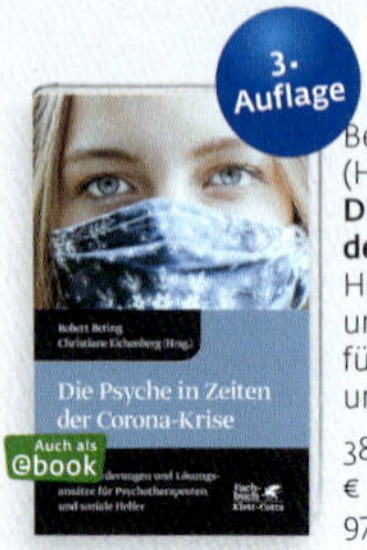

Bering, Eichenberg (Hrsg.)
Die Psyche in Zeiten der Corona-Krise
Herausforderungen und Lösungsansätze für Psychotherapeuten und soziale Helfer
384 Seiten, gebunden
€ 35,– (D)
978-3-608-98460-6

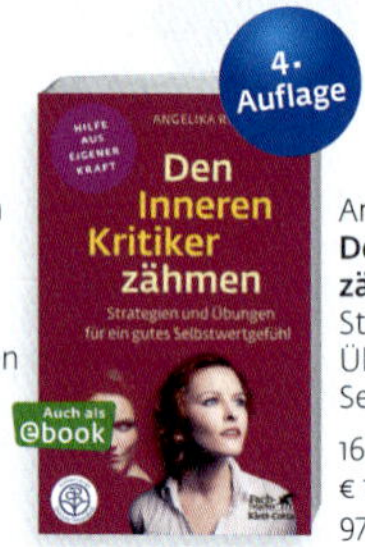

Angelika Rohwetter
Den Inneren Kritiker zähmen
Strategien und Übungen für ein gutes Selbstwertgefühl
160 Seiten, broschiert
€ 17,– (D)
978-3-608-86049-8

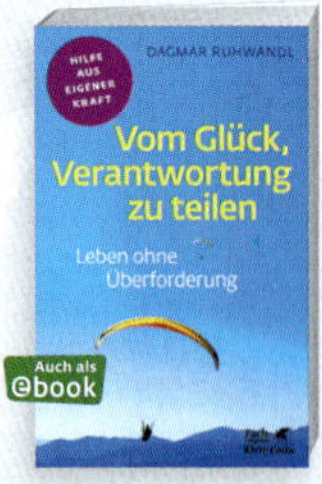

Dagmar Ruhwandl
Vom Glück, Verantwortung zu teilen
Leben ohne Überforderung
132 Seiten, broschiert
€ 17,– (D)
978-3-608-86123-5

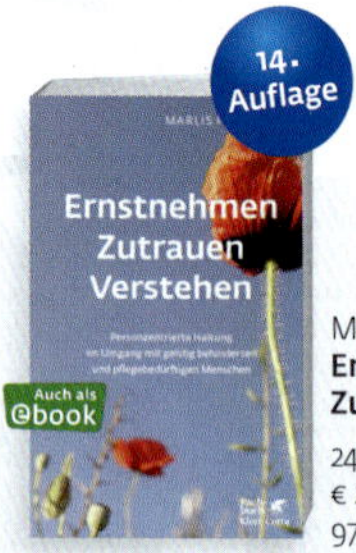

Marlis Pörtner
Ernstnehmen – Zutrauen – Verstehen
248 Seiten, broschiert
€ 25,– (D)
978-3-608-96166-9

HIGHLIGHTS HERBST 2021

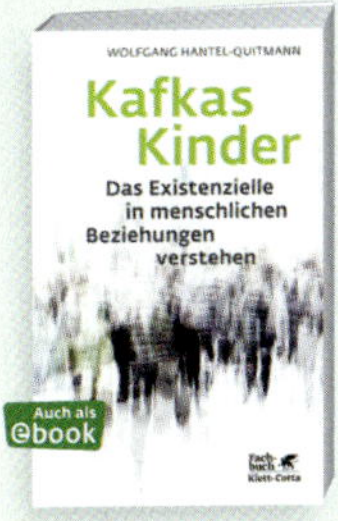

252 Seiten, broschiert
€ 25,– (D). 978-3-608-98410-1

Wolfgang Hantel-Quitmann
Kafkas Kinder
Das Existenzielle in menschlichen Beziehungen verstehen

Sind wir nicht alle ein bisschen Kafka?

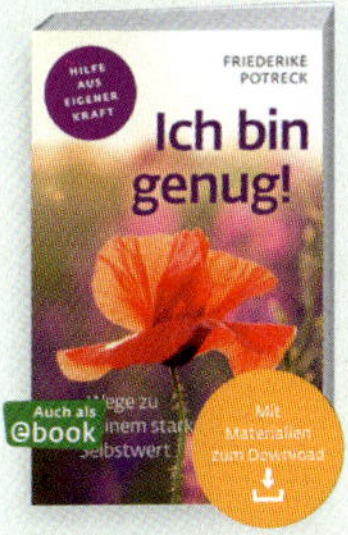

168 Seiten, broschiert
€ 17,– (D). 978-3-608-86140-2

Friederike Potreck
Ich bin genug!
Wege zu einem starken Selbstwert

Selbstwert stärken für Fortgeschrittene

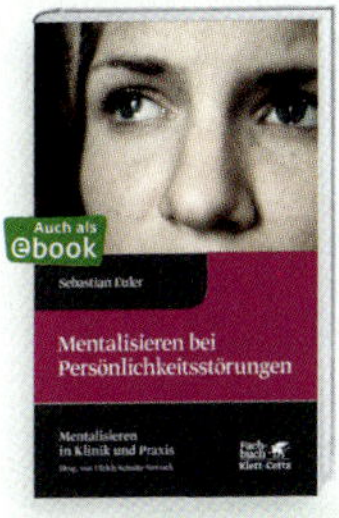

224 Seiten, gebunden
Mit Tabellen und ca. 6 SW-Abbildungen
€ 30,– (D). 978-3-608-96288-8

Sebastian Euler
Mentalisieren bei Persönlichkeitsstörungen
Reihe »Mentalisieren in Klinik und Praxis«

Persönlichkeitsstörungen erfolgreich mit MBT behandeln

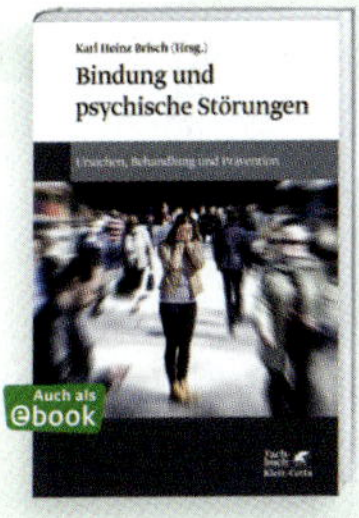

336 Seiten, gebunden mit Schutzumschlag
Mit ca. 10 Abbildungen
€ 40,– (D). 978-3-608-98435-4

Karl Heinz Brisch (Hrsg.)
Bindung und psychische Störungen
Ursachen, Behandlung und Prävention

Neueste Erkenntnisse aus der Bindungsforschung bei psychischen Störungen

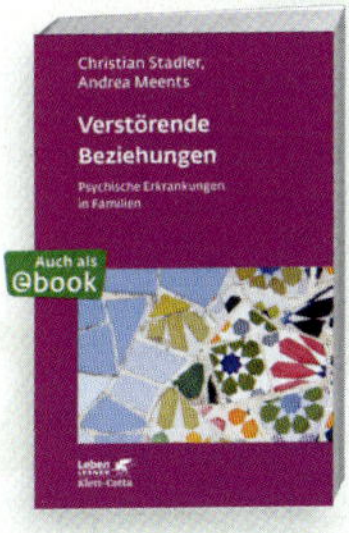

Leben Lernen 325
294 Seiten, broschiert
Mit Abbildungen
€ 30,– (D). 978-3-608-89263-5

Christian Stadler, Andrea Meents
Verstörende Beziehungen
Psychische Erkrankungen in Familien

Der Einfluss psychischer Störungen auf das Familiensystem

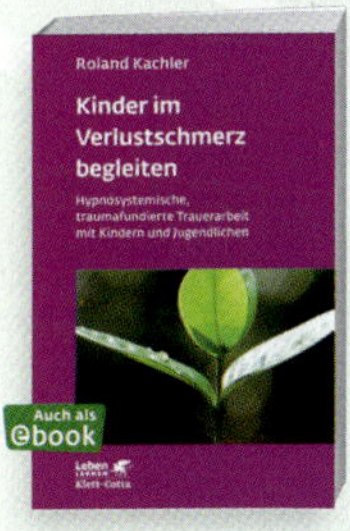

Leben Lernen 326
182 Seiten, broschiert
€ 25,– (D). 978-3-608-89271-0

Roland Kachler
Kinder im Verlustschmerz begleiten
Hypnosystemische, traumafundierte Trauerarbeit mit Kindern und Jugendlichen

Ein beziehungsorientierter und traumafundierter Traueransatz

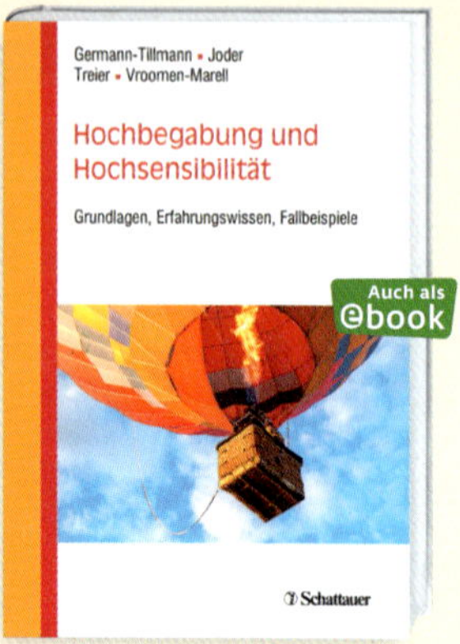

Theres Germann-Tillmann,
Karin Joder, René Treier,
Renée Vroomen-Marell (Hrsg.)

Hochbegabung und Hochsensibilität

Grundlagen, Erfahrungswissen, Fallbeispiele

286 Seiten, gebunden
Mit Tabellen und mehreren SW-Abbildungen
€ 35,– (D). ISBN 978-3-608-40089-2

Hochbegabung ist vielfältig! Das ABC des Lebens von hochbegabten und hochsensiblen Menschen

Sie fühlen sich oft »fehl am Platz«? Vielleicht konnte Ihnen auch eine Psychotherapie bisher nicht helfen? Oder Sie sind selbst TherapeutIn und Ihre PatientIn hat psychiatrische Diagnosen, Sie haben aber den Eindruck, etwas stimmt dabei nicht? Dieses Buch ist eine Entdeckungsreise, um hochbegabte Kinder, Jugendliche und insbesondere Erwachsene zu erkennen bzw. sich selbst zu erkennen. Die Beiträge werden Betroffenen und deren Bezugspersonen sowie therapeutischen Fachleuten die Augen öffnen und ein leichteres Leben ermöglichen. Auch das Zusammenleben von Hochbegabten und Normalbegabten kann mit diesen Erkenntnissen harmonischer gestaltet werden.

Theres Germann-Tillmann, freiberufliche Fachfrau für Tiergestützte Therapie / Pädagogik und Beratung.

Karin Joder, Dr. phil., Diplom-Psychologin und Master of Public Health.

René Treier, Dr. med., selbständiger Facharzt für Psychiatrie und Psychotherapie.

Renée Vroomen-Marell, eigene Praxis in den Niederlanden für Kinder und Jugendliche.

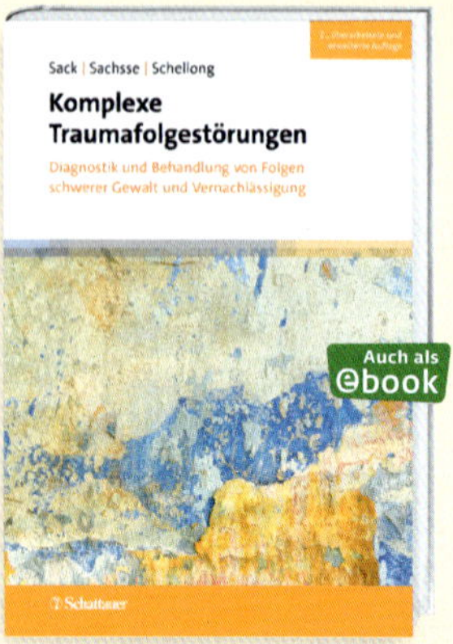

Martin Sack, Ulrich Sachsse, Julia Schellong (Hrsg.)

Komplexe Traumafolgestörungen

Diagnostik und Behandlung von Folgen schwerer Gewalt und Vernachlässigung

2., aktualisierte und ergänzte Neuauflage
ca. 640 Seiten, gebunden
ca. € 78,– (D). ISBN 978-3-608-40141-7
Erscheint am 18. Juni 2022

Das Standardwerk zum Thema Traumafolgestörungen

Erfahrungen von schwerer Gewalt und Vernachlässigung vor allem in Kindheit und Jugend können zu einer Vielzahl psychischer und psychosomatischer Symptome führen. Typische Folgen sind Probleme mit der Affektregulation, der Selbstakzeptanz, Scham- und Schuldgefühle sowie Schwierigkeiten im zwischenmenschlichen Bereich. Nicht selten leiden Betroffene auch unter körperlichen Beschwerden ohne hinreichende organische Ursache. Auch Angststörungen, dissoziativen Störungen oder Suchterkrankungen gehören zu diesem breiten Spektrum der Beschwerden, die sich unter dem Begriff der komplexen Traumafolgestörungen zusammenfassen lassen. Die Vielzahl an gleichzeitig vorliegenden Symptomen und die hohe Beeinträchtigung der Patienten stellen eine Herausforderung für Diagnostik und Therapie dar.

Martin Sack, PD Dr. med., FA für Psychosomatische Medizin und leitender Oberarzt an der Klinik für Psychosomatische Medizin und Psychotherapie des Klinikums rechts der Isar der TU München.

Ulrich Sachsse, Prof. Dr. med., FA für Psychiatrie und Psychotherapie, FA für Psychosomatische Medizin und Psychotherapie am Asklepios Fachklinikum Göttingen.

Julia Schellong, Dr. med., Stv. Klinikdirektorin, OÄ Psychotraumatologie, FÄ für Psychosomatik sowie für Psychiatrie und Psychotherapie am Universitätsklinikum Carl Gustav Carus der Technischen Universität Dresden.

Beate Steiner

Beziehungstraumatisierungen aus der Kindheit mit Imaginationen behandeln

ca. 260 Seiten, gebunden
ca. € 45,– (D). ISBN 978-3-608-40061-8
Erscheint am 19. März 2022

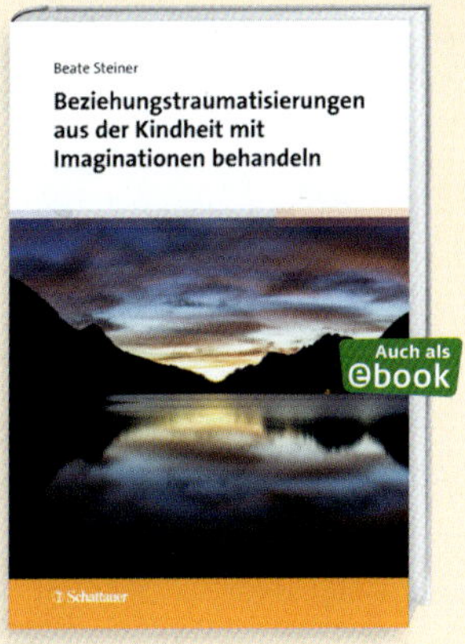

Verletzten inneren Kindern einfühlsam begegnen

Als TraumatherapeutIn wissen Sie: PatientInnen, die bereits im Säuglings- und Kleinkindalter, aber auch im Kindesalter, Missachtung, Kälte, Ablehnung oder Gewalt ausgesetzt waren, sind besonders schwer traumatisiert. Denn da, wo die Seelennahrung von Bindung und Resonanz nur unzureichend gegeben ist, entstehen tote Zonen im Selbst. Die PatientInnen leiden ihr Leben lang unter ihren traumatisierenden, oft nicht erinnerbaren Erfahrungen.

Die Katathym Imaginative Psychotraumatherapie (KIPT) wurde bereits 2006 von Steiner & Krippner als psychodynamische tiefenpsychologische, auf Imaginationen beruhende Methode der Traumabehandlung in einem Lehrbuch beschrieben.

Beate Steiner,

Dipl.-Psych., Psychologische Psychotherapeutin, Psychoanalytikerin (DGPT), Dozentin, Lehranalytikerin und Supervisorin, Spezielle Psychotraumatologie (DeGPT), in eigener Praxis tätig, Leiterin des Instituts »Arbeitskreis für Psychotraumatologie und Katathym Imaginative Psychotraumatherapie« seit 2002.

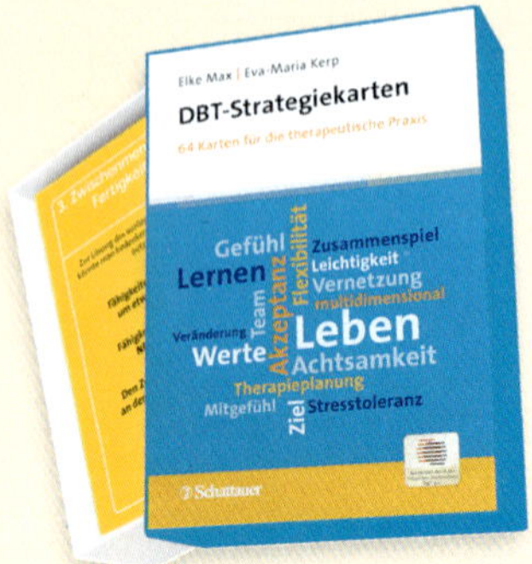

Elke Max, Eva-Maria Kerp

DBT-Strategiekarten

64 Karten für die therapeutische Praxis

ca. 64 Seiten, gebunden
Kartenset mit 64 Karten und Begleitheft
ca. € 30,– (D). ISBN 978-3-608-40087-8
Erscheint am 18. Juni 2022

Klarer Kopf und neue Inspiration für Supervision, Therapie und Fallbesprechung

In diesem Kartenset sind die wichtigsten DBT-Strategien für die Anwendung in unterschiedlichen Settings zusammengestellt. Neben den »klassischen« DBT-Skills bezieht es weitere wichtige DBT-Therapie-Instrumente ein, die die Voraussetzung für zielgenaue und differenzierte Skillsanwendung schaffen. Nur zusammen sichern sie Therapiefortschritt und den Weg zu einer besseren Lebensqualität.

Die Karten bringen Leichtigkeit und Struktur in die Auseinandersetzung mit den Strategien der DBT. Sie basieren auf den Grundlagenwerken von Martin Bohus. Voraussetzung zur Nutzung ist ein Grundstock an verhaltenstherapeutischem und DBT-Wissen.

Elke Max, Dr. med., Fachärztin für Psychiatrie und Psychotherapie, Fachärztin für Psychosomatische Medizin, systemische Supervisorin (RGST), niedergelassen in eigener Praxis für Psychotherapie und Supervision in Mönchengladbach, Trainerin und Supervisorin für DBT (DDBT).

Eva-Maria Kerp, psychologische Psychotherapeutin, DBT-Trainerin (DDBT). Niedergelassen in eigener Praxis in München und Dozentin an verschiedenen Ausbildungsinstituten. Mitorganisatorin des Borderline-Trialogs München.

Elisabeth Schramm, Nicola Thiel, Nadine Zehender

Interpersonelle Psychotherapie in der Gruppe

Das Therapiemanual

2., ergänzte und aktualisierte Auflage
ca. 104 Seiten, broschiert
ca. € 25,– (D). ISBN 978-3-608-40140-0
Erscheint am 18. Juni 2022

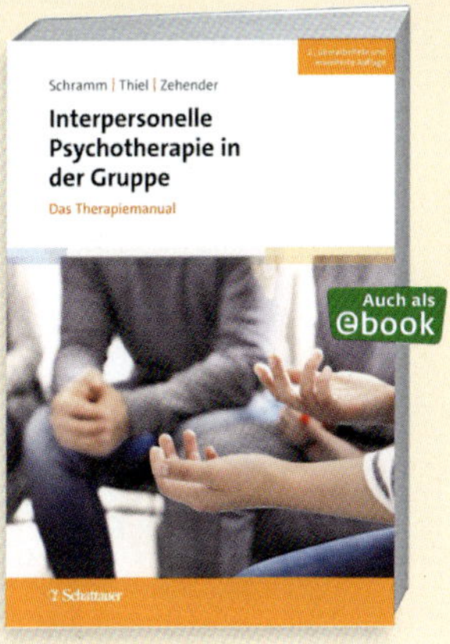

Praktische Anleitung für das Gruppensetting

Dieses Manual stellt – in der zweiten Auflage aktualisiert und ergänzt – übersichtlich dar, wie Sie die bewährte Methode der IPT optimal im Gruppensetting einsetzen können. Es führt Sie an Ihre Rolle als GruppenleiterIn heran und erläutert Sitzung für Sitzung, welche Inhalte vermittelt werden können. Hierzu erhalten Sie schriftliche Materialien zum Download bereitgestellt.

Der interpersonelle Ansatz lässt sich in einer Gruppe besonders praxisnah umsetzen. So erhalten PatientInnen in der Gruppentherapie nicht nur wichtige Informationen über depressive Störungen und deren Bewältigung, sondern sie können sich auch über ihre persönlichen Erfahrungen austauschen, voneinander lernen, sich gegenseitig unterstützen und Rückmeldung geben.

Elisabeth Schramm, Priv.-Doz. Dr. phil. Dipl.-Psych., klinische Psychologin und Psychotherapeutin, Sektionsleiterin Universitätsklinikum Freiburg, Abt. für Psychiatrie & Psychotherapie; Trainerin und Supervisorin für IPT und CBASP.

Nicola Thiel, Dr., psychologische Psychotherapeutin, IPT-Trainerin, Stationspsychologin am Freiburger Universitätsklinikum, Klinik für Psychiatrie & Psychotherapie Station Affektive Erkrankungen; eigene psychotherapeutische Praxis.

Nadine Zehender, M. Sc., klinische Psychologin in Weiterbildung KVT, wiss. Mitarbeiterin Universitätsklinikum Freiburg, Abt. für Psychiatrie & Psychotherapie; zertifizierte IPT- und CBASP-Therapeutin.

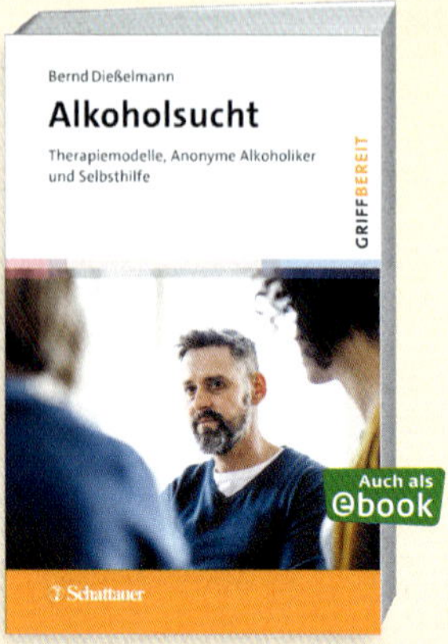

Bernd Dießelmann
Alkoholsucht
Therapiemodelle, Anonyme Alkoholiker und Selbsthilfe

Reihe *griff* bereit
ca. 304 Seiten, broschiert
ca. € 32,– (D). ISBN 978-3-608-40082-3
Erscheint am 18. Juni 2022

Der griffbereite Rundumblick über Wege aus der Sucht

Ihr Patient oder Ihre Patientin hat ein Alkoholproblem, aber Sie sind unsicher, welche Modelle der Selbsthilfe und der Suchttherapie es gibt? Ihr Gegenüber berichtet Ihnen von den Sitzungen bei den Anonymen Alkoholikern, Sie können den Schilderungen aber nicht folgen, da Sie deren Konzept nicht kennen? Sie werden gefragt, welche Einrichtungen Sie zusätzlich zur Therapie empfehlen können, Sie kennen die Angebote aber nur vom Hörensagen? Dann bietet Ihnen dieses Buch eine vollständige Übersicht und mehr noch: Sie verstehen, wie wichtig die Rolle der Selbsthilfe ist und warum sie wirkt. Sowohl im (teil-)stationären als auch im ambulanten Setting fehlt in der Suchttherapie/-beratung meist der Rundumblick. Dießelmann zeigt die möglichen Behandlungswege auf, in die Sie Ihren Patienten oder Ihre Patientin leiten können.

Bernd Dießelmann,

Dipl.-Soz.-Arb., Weiterbildung in Päd. Psychotherapie, Psychotherapie (HPG), 10 Jahre Erfahrung in der Ambulanten Rehabilitation in einer Fachambulanz für Suchtkranke, 20 Jahre Therapeutischer Leiter der Fachklinik für Rehabilitation Suchtkranker »Die Fähre« in Essen, Entwicklung therapievorbereitender Projekte und Nachsorgekonzepte, freiberufliche Tätigkeit für Supervision, Moderation und Beratung, ehrenamtliche Tätigkeit in verschiedenen Selbsthilfeprojekten und seit ca. 10 Jahren als nicht Alkoholabhängiger in beratender Funktion in verschieden Diensten der Anonymen Alkoholiker.

Jens Winkler
Suchttherapie inside
Erfahrungswissen für junge Therapeutinnen und Therapeuten

Reihe *griff*bereit
ca. 144 Seiten, broschiert
ca. € 28,– (D). ISBN 978-3-608-40085-4
Erscheint am 19. März 2022

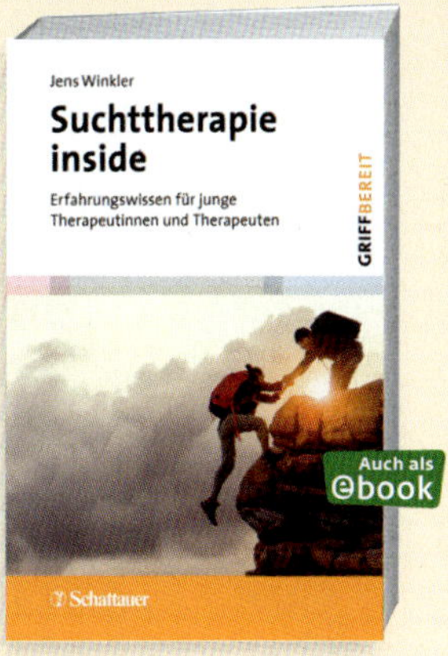

Wissen, das angehenden SuchttherapeutInnen wirklich hilft

Die Arbeit in der Suchttherapie ist anspruchsvoll. Sie bietet einige Besonderheiten, Herausforderungen und Fallstricke besonders für angehende TherapeutInnen in diesem Bereich. Der Psychotherapeut Jens Winkler beschreibt in diesem Buch genau das, was er gerne zu Beginn seiner Laufbahn gelesen hätte – aber nicht gefunden hat.

Nah am therapeutischen Alltag und den emotionalen Herausforderungen gibt dieses Buch eine griffbereite Orientierung, was Sie wissen sollten, wenn Sie mit Suchterkrankten arbeiten bzw. arbeiten wollen. Hierbei scheut sich der Autor nicht, klare Positionen zu beziehen und mit Ihnen seine Gefühle zu teilen. Ziel ist es, Vorurteile abzubauen, Berührungsängste zu lindern, schwierige Situationen und Gefühle einordnen zu können und die Kompetenz und Freude bei der Arbeit zu vergrößern.

Jens Winkler,

Psychologischer Psychotherapeut, Psychologe (M. Sc.), psychotherapeutische Arbeit im Einzel- und Gruppensetting in diversen Kliniken, zuletzt in der »führenden« Klinik für Alkohol- und Medikamentenabhängigkeit in der Schweiz (sowohl auf der Entzugs- als auch auf der Entwöhnungsabteilung) und ambulante Tätigkeit. Dozententätigkeit in der Universität (Methodenschwerpunkt), der Erwachsenenbildung (Psychologie und Gesprächsführung) und im Jung-Institut in Zürich.

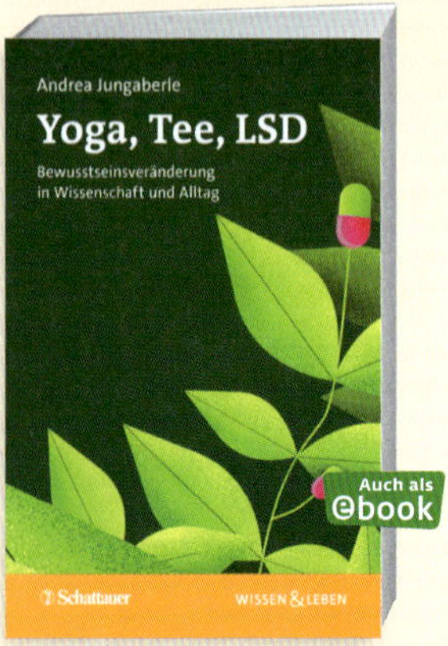

Andrea Jungaberle

Yoga, Tee, LSD

Bewusstseinsveränderung in Wissenschaft und Alltag

Reihe Wissen & Leben
Herausgegeben von Wulf Bertram
ca. 328 Seiten, broschiert
ca. € 20,– (D). ISBN 978-3-608-40139-4
Erscheint am 13. April 2022

Open Your Mind – mit und ohne Chemie!

Zauberpilze gegen Depressionen, Ecstasy für Trauma-PatientInnen: Neben den bekannten Gefahren bergen psychedelische Substanzen auch therapeutisches Potenzial. Die Fachärztin für Anästhesie und Notfallmedizin Jungaberle forscht seit Jahren intensiv im Bereich der Bewusstseinserweiterung. In diesem Buch lädt sie dazu ein, das heiß diskutierte Thema von einem aufgeklärten Standpunkt aus zu betrachten. Denn wer sich auf psychedelische Erfahrungen einlässt, erlebt seine Innenwelt als wandelbarer und wird aufgeschlossener für die Gedanken- und Lebenswelt anderer. Man muss keine Substanzen einnehmen, um hilfreiche veränderte Bewusstseinszustände zu erleben, und im Grunde manipulieren wir alle ständig unseren mentalen Zustand. Dieses Buch ist eine Horizonterweiterung für alle, die das Tor zum Garten ihres Bewusstseins aufstoßen möchten!

Andrea Jungaberle,

Dr. med., Anästhesistin und Notärztin in Berlin. Sie forscht seit Jahren intensiv zum Thema Bewusstseinserweiterung – mit und ohne Chemie. Sie ist Gründerin der MIND Foundation, eine europäische, gemeinnützige Wissenschafts- und Bildungsorganisation, die psychedelische Forschung und Therapie fördert.

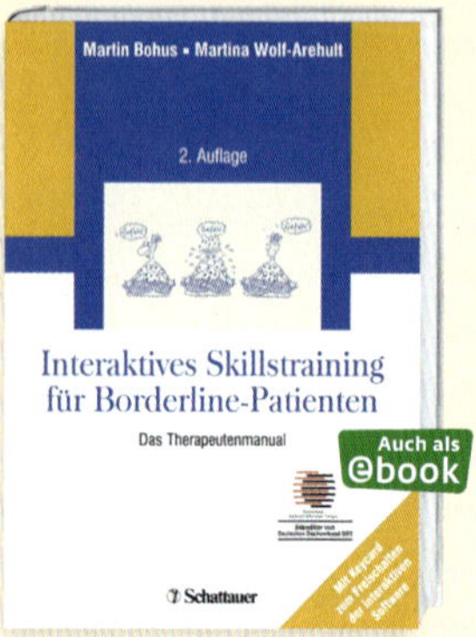

Wolf-Arehult, Bohus

Interaktives Skillstraining für Borderline-Patienten

Das Therapeutenmanual

Inklusive Keycard zur Programmfreischaltung – Akkreditiert vom Deutschen Dachverband DBT
3. Nachdruck 2021 der 2. Aufl. 2017
409 Seiten, gebunden
€ 72,– (D). ISBN 978-3-608-42827-8

Ideales Werkzeug im Bereich der DBT

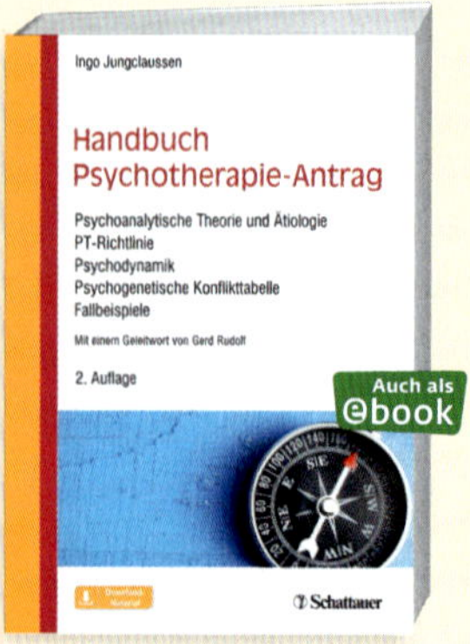

Ingo Jungclaussen

Handbuch Psychotherapie-Antrag

Psychoanalytische Theorie und Ätiologie – PT-Richtlinie – Psychodynamik – Psychogenetische Konflikttabelle – Fallbeispiele

Mit einem Geleitwort von Gerd Rudolf
2. Nachdruck 2021 der 2., aktualisierte und erweiterte Auflage 2018
562 Seiten, broschiert
€ 70,– (D). ISBN 978-3-608-43073-8

Ihr Kompass durch den Theorie- und Antragsdschungel – erweitert und neu aufgelegt!

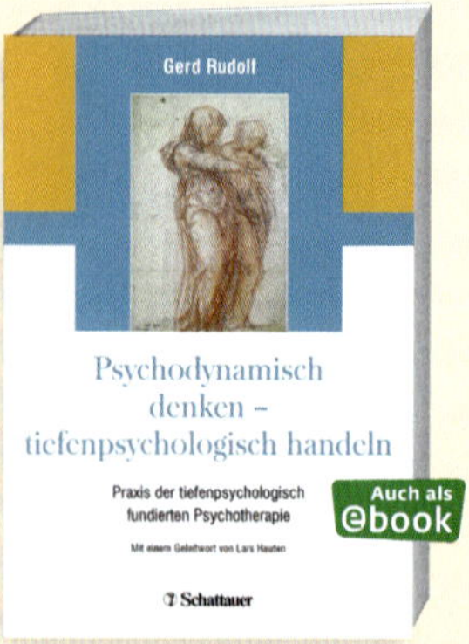

Gerd Rudolf

Psychodynamisch denken – tiefenpsychologisch handeln

Praxis der tiefenpsychologisch fundierten Psychotherapie

Mit einem Geleitwort von Lars Hauten
3. Nachdruck 2020 der 1. Auflage 2019
141 Seiten, broschiert
€ 25,– (D). ISBN 978-3-608-40015-1

Der »neue Rudolf« – ein kurzgefasster Leitfaden für »Meisterschülerinnen und -schüler«

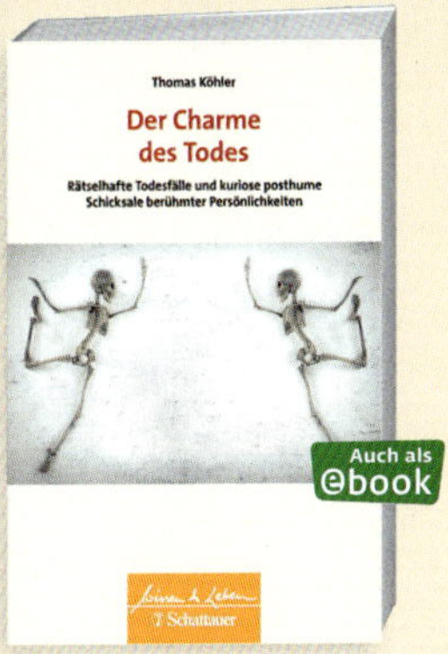

Thomas Köhler
Der Charme des Todes
Rätselhafte Todesfälle und kuriose posthume Schicksale berühmter Persönlichkeiten

Reihe Wissen & Leben
Herausgegeben von Wulf Bertram
2021. 172 Seiten, broschiert
€ 18,– (D). ISBN 978-3-608-40054-0

Berühmt-berüchtigt: Von Schillers verschollenem Schädel, dem dramatischen Ertrinken Ludwigs II. – und vieles mehr!

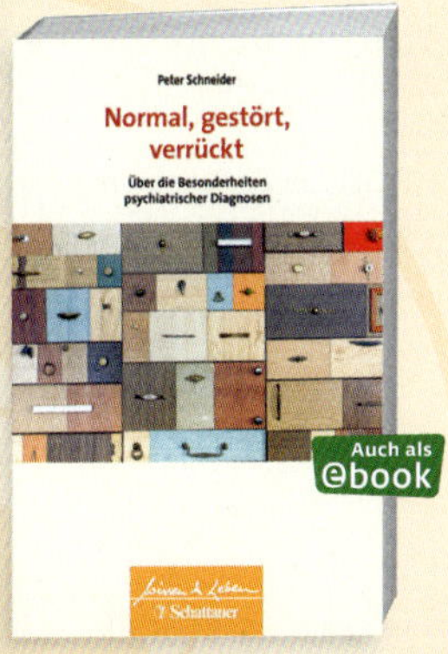

Peter Schneider
Normal, gestört, verrückt
Über die Besonderheiten psychiatrischer Diagnosen

Reihe Wissen & Leben
Herausgegeben von Wulf Bertram
1. Nachdruck 2021 der 1. Auflage 2020
192 Seiten, broschiert
€ 20,– (D). ISBN 978-3-608-40031-1

Psychiatrische Diagnosen verstehen

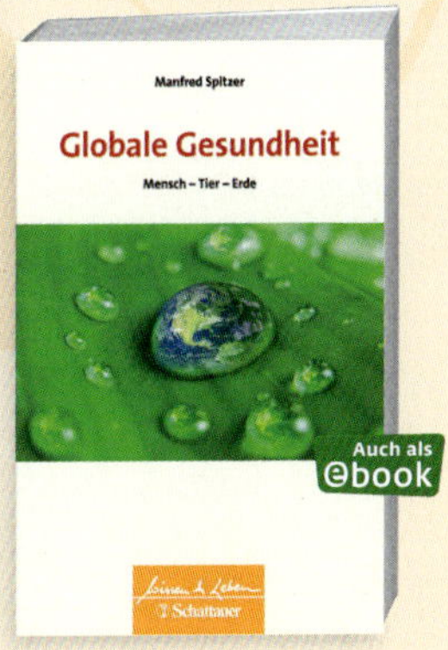

Manfred Spitzer
Globale Gesundheit
Mensch – Tier – Erde

Reihe Wissen & Leben
Herausgegeben von Wulf Bertram
2021. 288 Seiten, broschiert
€ 20,– (D). ISBN 978-3-608-40073-1

»Bleiben Sie gesund!« – und unser Planet am besten gleich mit …

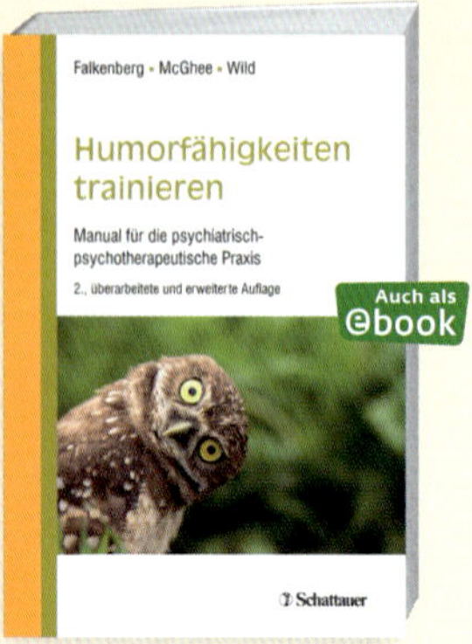

Falkenberg, McGhee, Wild

Humorfähigkeiten trainieren

Manual für die psychiatrisch-psychotherapeutische Praxis

2., überarbeitete und erweiterte Auflage 2021
120 Seiten, broschiert
€ 35,– (D). ISBN 978-3-608-40065-6

Humor in der Therapie wirksam einsetzen

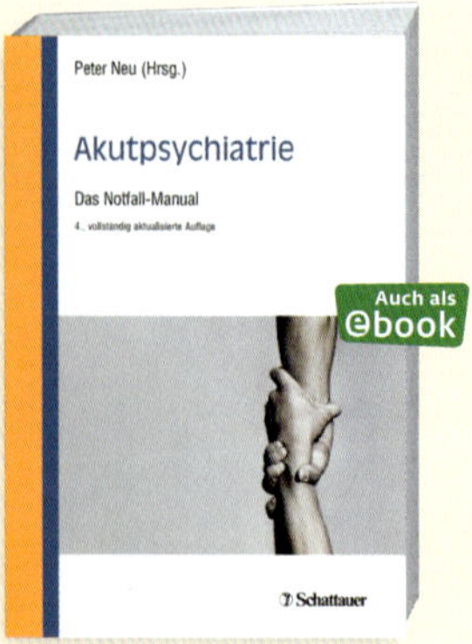

Peter Neu (Hrsg.)

Akutpsychiatrie

Das Notfall-Manual

4., vollständig aktualisierte Auflage 2021
274 Seiten, broschiert
€ 48,– (D). ISBN 978-3-608-40076-2

Psychiatrische Notfälle – Wie reagiere ich richtig?

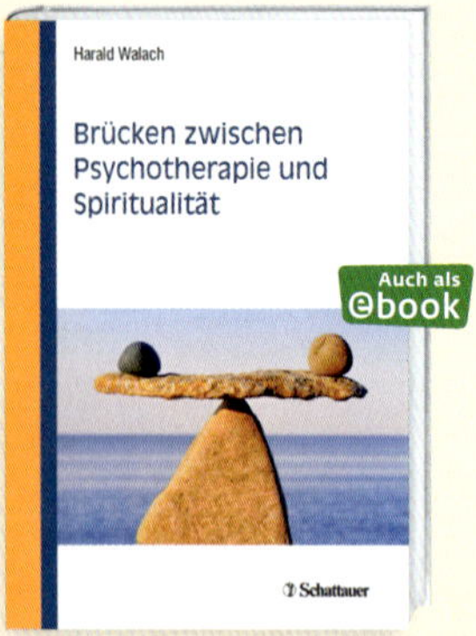

Harald Walach

Brücken zwischen Psychotherapie und Spiritualität

2021. 396 Seiten, gebunden
€ 45,– (D). ISBN 978-3-608-40056-4

Spiritualität als Ressource für uns Menschen

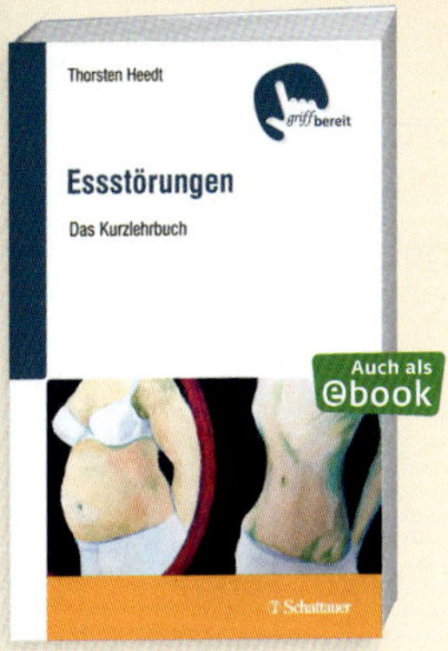

Thorsten Heedt
Essstörungen
Das Kurzlehrbuch

Reihe *griff* bereit
2021. 368 Seiten, broschiert
€ 38,– (D). ISBN 978-3-608-40043-4

Das kompakte Praxisbuch für die Behandlung von Anorexie, Bulimie, Binge-Eating-Disorder und Co.

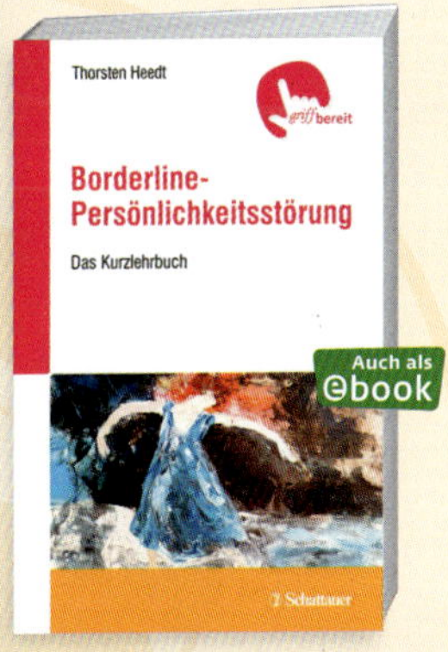

Thorsten Heedt
Borderline-Persönlichkeitsstörung
Das Kurzlehrbuch

Reihe *griff* bereit
2019. 294 Seiten, broschiert
€ 28,– (D). ISBN 978-3-608-40009-0

Das Borderline-Lehrbuch für die Kitteltasche

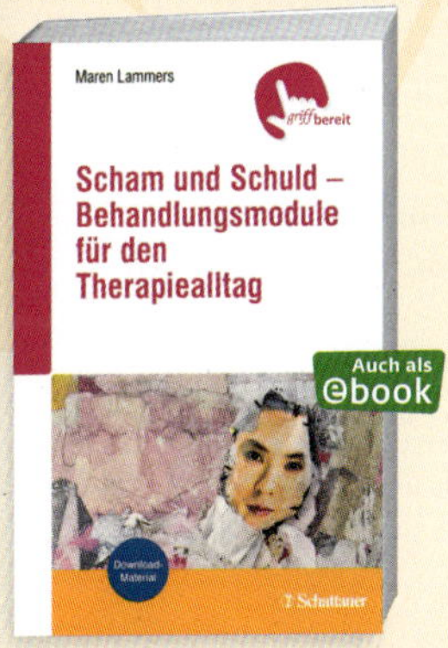

Maren Lammers
Scham und Schuld – Behandlungsmodule für den Therapiealltag

Reihe *griff* bereit
1. Nachdruck 2022. 214 Seiten, broschiert
€ 32,– (D). ISBN 978-3-608-40011-3

Kompakte Orientierung und konkrete Interventionen

Erratum

zum Titel
Kai von Klitzing
»Vernachlässigung«
1. Auflage 2022, ISBN 978-3-608-98089-9

Verlag und Autor bedauern, dass auf Seite 79 unten der folgende Textteil fehlt:

… zusammenhängen. 3.) Studien, die auf expositionssensitive Perioden der Amygdala, des Hippocampus, des visuellen Kortex und präfrontaler Regionen hinweisen, haben gezeigt, dass Kernschaltkreiselemente relativ kurze und einmalige Perioden von Empfänglichkeit (»susceptibility«) gegenüber Misshandlungseinflüssen aufweisen (so z.B. eine vulnerable Periode im Vorschulalter zwischen 3 und 5 Jahren und in der peripubertären Periode zwischen 11 und 13 Jahren« (Teicher & Samson, 2016, S. 657, übersetzt durch den Autor).
Mehrere Studien …

Wir bitten, diesen Fehler zu entschuldigen.

Ihr Klett-Cotta Verlag

Erratum

zum Titel
Kai von Klitzing
»Vernachlässigung«
1. Auflage 2022, ISBN 978-3-608-98089-9

Verlag und Autor bedauern, dass auf Seite 79 unten der folgende Textteil fehlt:

… zusammenhängen. 3.) Studien, die auf expositionssensitive Perioden der Amygdala, des Hippocampus, des visuellen Kortex und präfrontaler Regionen hinweisen, haben gezeigt, dass Kernschaltkreiselemente relativ kurze und einmalige Perioden von Empfänglichkeit (»susceptibility«) gegenüber Misshandlungseinflüssen aufweisen (so z.B. eine vulnerable Periode im Vorschulalter zwischen 3 und 5 Jahren und in der peripubertären Periode zwischen 11 und 13 Jahren« (Teicher & Samson, 2016, S. 657, übersetzt durch den Autor).
Mehrere Studien …

Wir bitten, diesen Fehler zu entschuldigen.

Ihr Klett-Cotta Verlag

Kai von Klitzing

Vernachlässigung

Betreuung und Therapie von emotional vernachlässigten und misshandelten Kindern

Klett-Cotta

Die digitalen Zusatzmaterialien zu diesem Buch haben wir Ihnen zum Download auf www.klett-cotta.de bereitgestellt. Geben Sie im Suchfeld auf unserer Homepage den folgenden Such-Code ein: **OM98089**

MIX
Papier | Fördert gute Waldnutzung
FSC® C014889

Klett-Cotta
www.klett-cotta.de

Cover: Bettina Herrmann, Stuttgart
unter Verwendung einer Abbildung von kallejipp / photocase.de
Gesetzt von Eberl & Koesel Studio, Altusried-Krugzell
Gedruckt und gebunden von Friedrich Pustet GmbH & Co. KG, Regensburg
ISBN 978-3-608-98089-9
E-Book ISBN 978-3-608-11877-3
PDF-E-Book ISBN 978-3-608-20562-6

Bibliografische Information der Deutschen Nationalbibliothek
Die Deutsche Nationalbibliothek verzeichnet diese Publikation in der Deutschen Nationalbibliografie; detaillierte bibliografische Daten sind im Internet über http://dnb.d-nb.de abrufbar.

Inhalt

Vorwort

Zum Zeitpunkt des Verfassens dieses Vorwortes und am Ende des zweiten Corona-Winters 2021/22 wurde die Welt vom völkerrechtswidrigen Überfall der Ukraine durch russische Streitkräfte erschüttert. Wenn man sich die humanitären Folgen eines solchen unbegreiflichen Krieges vor Augen führt, kommen Zweifel auf, ob die in diesem Buch behandelten Probleme von Kindern in unserer seit Jahrzehnten im Frieden lebenden Gesellschaft angesichts des Leides vom Krieg betroffener Bevölkerungen überhaupt der Rede wert sind. Kriegerische Auseinandersetzungen führen vor allem bei Kindern zu erheblicher körperlicher, psychologischer und sozialer Not. Kriege hinterlassen traumatisierte Menschen. Kinder können das Geschehen noch schlechter verarbeiten als Erwachsene. Sie können sich nicht schützen oder wehren. Sie sind in besonderem Maße auf die Hilfe Erwachsener angewiesen, die im Krieg häufig aber selber hilflos sind. In der großen Not, die der Krieg mit sich bringt, und angesichts der von der kriegerischen Bedrohung ausgehenden Ängste sind Kinder noch mehr als in Friedenszeiten auf schützende und fürsorgliche Elternfiguren angewiesen. Anna Freud und Dorothy Burlingham haben eindrucksvoll die psychischen Folgen, die die Bombardierungen Londons durch die deutsche Luftwaffe im Zweiten Weltkrieg für Kinder hatten, beschrieben und auf die psychische Schutzwirkung einer gesunden Eltern-Kind-Beziehung gerade angesichts der Bedrohung hingewiesen (Freud & Burlingham, 1980). Kürzlich wiesen Keren et al. (2019) auf die erheblichen psychischen Folgen bedrohlicher kriegerischer Handlungen für Kinder im Nahostkonflikt hin. Vor allem der Zusammenhalt schützender familialer Bindungen wird durch den Krieg bedroht. Wir sehen die vielen fliehenden Familien, die Familienangehörige, v. a. die Väter, in den umkämpften Gebieten zurücklassen müssen. Ich hoffe zutiefst, dass wir in Europa, aber auch in anderen Regionen der Welt, wieder zu einem friedlichen Umgang mit politischen Konflikten zurückfinden und dass die von einem russischen Autokraten ausgelöste kriegerische Aggression eingedämmt werden kann, gerade in Hinblick auf das körperliche und seelische Wohl der Kinder.

Dieses Buch wäre auch ohne die SARS-CoV-2-Pandemie geschrieben worden, welche uns seit 2020 so stark beschäftigt. In meinen fast 40 Jahre währenden ärztlichen und psychotherapeutischenTätigkeiten als Kinder- und Jugendpsychiater in verschiedenen pädiatrischen und kinderpsychiatrischen Kliniken ist mir kein Phänomen derart anhaltend unter die Haut gegangen wie die Begegnungen mit Tausenden von Kindern, die in unseren wohlhabenden Gesellschaften nicht das Beziehungsumfeld vorfinden, welches für ein gesundes Gedeihen notwendig wäre. Von Chancengleichheit kann unabhängig von der Herkunft von Kindern keine Rede sein. So viele Entwicklungspfade sind schon von Geburt an erheblichen Risiken ausgesetzt. Neben anlagebedingten oder erworbenen biologischen Beeinträchtigungen sind es v. a. ungünstige Beziehungserfahrungen, die manchmal unausweichlich den Pfad der Entwicklung hin zu Lebensgeschichten legen, die von körperlichen und/oder psychischen Krankheiten, immer wiederkehrenden Beziehungskrisen (z. B. erheblich Konflikte mit Gleichaltrigen) und gesellschaftlichen Ausschlusstendenzen (z.B. Schulverweise) geprägt sind.

Die Pandemie hat diese Probleme wie unter einem Brennglas sichtbarer gemacht. Zunächst war ich erleichtert, dass das neue Virus anders als bei vorangegangenen Infektionskrankheiten verhältnismäßig ungefährlich für Kinder und Jugendliche ist. Covid-19 ist keine Kinderkrankheit. Und doch waren Kinder bald die Hauptbetroffenen unserer gesellschaftlichen Reaktionen auf die neue Bedrohung. Im ersten Lockdown 2020 gehörte es zu den ersten Maßnahmen, die Kinderspielplätze abzusperren, bald folgte die Schließung der Schulen. Infizierte Kinder erkranken in der Regel nur milde, können aber den Erreger übertragen. Zwar wurden und werden immer noch mehr Kinder von Erwachsenen angesteckt als umgekehrt, aber bald machte sich das von Wissenschaftlern kreierte

Bild von Kindern als »trojanische Pferde« breit: Sie sehen harmlos aus, sind aber gefährlich für uns Erwachsenen, weil wir uns bei ihnen anstecken können.

Glücklicherweise hat sich im Laufe der Zeit ein differenzierteres gesellschaftliches Bild entwickelt. Wir haben gemerkt, dass die Schließungen von Schulen, Kindergärten und Kitas zwar dazu beitragen können, die Verbreitung des Corona-Virus abzuschwächen, dass sie aber viele unerwünschte Folgen und manchmal große Not für viele Kinder mit sich bringen. Wir neigen aber dazu, all diese Angelegenheiten aus der Erwachsenensicht zu betrachten. Wie können wir ältere vulnerable Bevölkerungsgruppen schützen? Wie selbstverständlich fordern wir von der jungen Generation eine Solidaritätsleistung. Die meisten Kinder und Jugendlichen waren und sind bereit, solidarisch zu sein. Sie trugen Masken, akzeptierten, dass sie sich untereinander nicht mehr unbeschwert treffen konnten, Geburtstagsfeiern fielen aus und der Schulbesuch wurde auf das Nötigste beschränkt. Manche Kinder haben in ihren ersten Schuljahren nie einen funktionierenden Klassenverband erlebt. Glücklicherweise haben im zweiten Corona-Winter Erkenntnisse über die Folgeschäden von Schul- und Kindergartenschließungen dazu geführt, dass solche Schließungen nicht mehr flächendeckend durchgeführt wurden. Zudem wurden Kinder regelmäßig Antigen-Schnelltests unterzogen. Bei positiven Befunden wurden sie und ihre Kontaktpersonen, manchmal ganze Klassenverbände, in Quarantäne geschickt.

Mit Recht wird auf die Beeinträchtigung von Bildungschancen für die betroffenen Kinder hingewiesen. Für mich sind aber die Auswirkungen der Pandemie auf die vielen Kinder besorgniserregender, welche sie in ihrem direkten Umfeld, ihren Familien, ihrem Wohnumfeld oder anderen Betreuungsverhältnissen unter derart prekären Bedingungen erleiden. Nur ein regelmäßiger Kindergarten- und Schulbesuch und die damit verbundenen sozialen Erfahrungen können für einen gewissen Ausgleich sorgen. Fallen diese Erfahrungen über längere Zeit weg, droht die häusliche Vernachlässigung zu einer Falle zu werden, aus der es kein Entrinnen gibt. Plötzlich wird eine Kindeswohlgefährdung gar nicht mehr sichtbar, weil das Kind auf niemanden mehr trifft, der eine solche Gefährdung bemerken könnte. In unseren Ambulanzen wurden während des ersten Lockdowns kaum noch Kinder angemeldet, viele Jugendämter hatten sämtliche Hausbesuche, Helferkonferenzen und Familiengespräche wegen der Infektionsgefahr eingestellt. Das ganze Elend wurde erst nach der Wiederöffnung in Frühjahr und Sommer 2021 sichtbar. Ambulanzen und Kliniken wurden überschwemmt mit Anmeldungen von Kindern in größter Not. Nicht eine breite Zunahme von psychischen Störungen war und ist das Hauptproblem, sondern vielmehr der Umstand, dass die Kinder, die sowieso schon in prekären Verhältnissen lebten, nunmehr immer schwerer beeinträchtigt waren. Ich erinnere mich an ein 13jähriges Mädchen, das völlig vereinsamt im Haushalt überforderter Eltern lebte und im ersten Lockdown nun plötzlich ihrer wichtigen Kontakte in der Schule und mit Lehrer:innen und Gleichaltrigen beraubt war. Sie begann sich in der Einsamkeit um sich selbst zu drehen, machte täglich über Stunden Turnübungen und zählte Kalorien, um ihren Körper mehr dem anzugleichen, was sie als gesellschaftliches Ideal erlebte. Als sie nach der Wiedereröffnung wieder in die Schule ging, war sie lebensbedrohlich abgemagert, ohne dass ihre Eltern irgendetwas bemerkt hatten. Ihre Lehrerin veranlasste sofort ihre Klinikeinweisung. Erschrocken mussten wir feststellen, wie viele Kinder in unseren Gesellschaften vereinsamt, ohne Liebe und menschliche Zuwendung und emotional misshandelt aufwachsen und wie schlimm es für diese ist, wenn sie nicht wenigstens in ihrem Kindergarten- oder Schulalltag altersgerechte und anerkennende soziale Erfahrungen machen können.

Im Rahmen meiner intensiven psychoanalytischen Ausbildung konnte ich mir einen Denk- und Gefühlsrahmen erarbeiten, der mir immer geholfen hat, mit den in diesem Buch geschilderten schwierigen Beziehungssituationen in Familien und im institutionellen Rahmen sowie mit dem Leid der betroffenen Kindern umgehen zu können. Psychoanalytisches Denken und psychoanalytische Modelle haben mir immer geholfen, das Zusammenwirken zwischen dem Individuum mit seinen individuellen Anlagen und den sozialen Beziehungsbedingungen, in welchen es aufwächst und lebt, zu betrachten. Die Gestaltung individueller Entwicklungswege ist ja letztlich das Ergebnis dieses Zusammenspiels. Die Kontroverse, ob psychische Symptome und Störungen primär biologisch zu verstehen sind oder als Folge sozialer Erfahrungen entstehen, ist spätestens seit den bahnbrechenden Erkenntnissen zur Bedeutung der Epigenetik hinfällig. Gerade negative Erfahrungen während der frühen Kindheit haben einen immensen Einfluss nicht nur auf die Gehirnarchitektur, sondern auch auf die Aktivität bestimmter Gene, welche die menschliche Stressregulation steuern. Diese Erkenntnisse stützen die Sicht, dass biologische, psychische und soziale Prozesse intensiv zusammenwirken und nur miteinander verstanden werden können. Die Wirkung, die negative soziale Erfahrungen wie die in diesem Buch vertieft behandelte Kindesvernachlässigung auf das Individuum haben, überträgt sich auch auf die nächsten Generationen. Das bedeutet, dass eine Vernachlässigungserfahrung ebenso transgenerational wirksam sein kann wie eine gute therapeutische Erfahrung. Diese Erkenntnis bedeutet eine große Verantwortung für alle in therapeutischen, pädagogischen und sozialen Feldern tätigen Menschen.

Ich hatte und habe das Glück, in meiner Arbeit an der Leipziger Klinik auf viele Kolleg:innen zu treffen, die mit mir große gestalterische Kraft bei der Bewältigung der vielen psychosozialen Notsituationen, auf die wir täglich treffen, entfaltet haben. Auch im Rahmen des Forschungskonsortiums AMIS[1] hat sich in der Zusammenarbeit zwischen der Leipziger Universitätskinderpsychiatrie und dem Kinderzentrum München eine erstaunliche Kreativität und offene Diskussionskultur entfaltet. In wöchentlichen Fokuskonferenzen besprechen wir unsere Fälle und unser therapeutisches Vorgehen. Diese Konferenzen helfen uns auch in unserem Umgang mit den oft aufkommenden Gefühlen von Hilflosigkeit, Wut und Enttäuschung angesichts von Entwicklungslinien mancher Kinder, die ausweglos erscheinen. Ich habe in diesen Konferenzen sehr viel gelernt. Viele Ergebnisse unserer Diskussionen sind in dieses Buch eingeflossen. Beteiligte Therapeut:innen und Mitglieder der Fokusgruppen sind

1 AMIS – Analyzing pathways from childhood maltreatment to internalizing symptoms and disorders in children and adolescents (https://www.uniklinikum-leipzig.de/einrichtungen/kinderpsychiatrie/forschung)

Maria Licata-Dandel, Andor-Michael Marton, Birgit Schäfer, Jan Schlieter und Margret Ziegler vom kbo-Kinderzentrum München sowie Désiré Brendel, Lena Börgermann, Steffen Elsner, Maria Gaßmann, Anna Maria Gerbig, Theresa Gnadt, Eva Hagemann, Esther Herrmann, Annick Martin, Roma Mähne, Martha Pfuch, Franziska Pollmächer, Elke Rudert, Christiane Saur, Franziska Schlensog-Schuster, Frauke Thiele und Lars White von der kinderpsychiatrischen Klinik der Universität Leipzig. Ihnen gilt mein großer Dank. Bedanken möchte ich mich auch bei Heinz Beyer und Katharina Colagrossi vom Verlag Klett-Cotta, die mich intensiv unterstützt und beraten und mir viel und großes Vertrauen entgegengebracht haben, sowie beim Bundesministerium für Bildung und Forschung (BMBF) sowie den Mitarbeiter:innen des Deutschen Zentrums für Luft- und Raumfahrt (DLR), die nicht nur bereit waren, für ein solch wichtiges Thema großzügig Forschungsmittel zu Verfügung zu stellen, sondern unserer Arbeit auch immer beratend beiseite standen. Nicht zuletzt bedanke ich mich bei den vielen betroffenen Kindern und Jugendlichen sowie ihren Eltern und Betreuungspersonen, die mir einen so tiefen Einblick in ihre psychosoziale Situation und in ihre Innenwelt gewährt haben.

Leipzig, im Mai 2022

Einführung

Kindesmisshandlung ist ein Phänomen, von dem wir immer wieder berührt werden, insbesondere wenn in den Medien von erschütternden körperlichen und sexuellen Übergriffen Erwachsener auf Kinder berichtet wird. In der Medizin lernen wir, Verletzungen von Kindern kritisch zu hinterfragen, um mögliche körperliche Misshandlungen nicht zu übersehen. Berichte über systematische sexuelle Grenzverletzungen in kirchlichen Einrichtungen, Schulen und Familien machen uns sprachlos. Die 2021 in Deutschland gewählte Bundesregierung setzt sich in ihrem Koalitionsvertrag für mehr Prävention im Kinderschutz ein und möchte die Arbeit des »Unabhängigen Beauftragten für Fragen des sexuellen Kindesmissbrauchs« gesetzlich regeln sowie den Nationalen Rat gegen sexuelle Gewalt verstetigen.

Epidemiologische Daten lassen erkennen, dass Kindesmisshandlung weltweit ein häufig vorkommendes Phänomen ist. Sie zeigen aber auch, dass körperliche und sexuelle Übergriffe nur die Spitze eines Eisberges darstellen. Körperliche Übergriffe sind meistens mit einer langanhaltenden Vernachlässigung körperlicher und/oder emotionaler Bedürfnisse sowie emotionalen Grenzverletzungen von Kindern, den bei Weitem am häufigsten vorkommenden Formen von Kindesmisshandlung, verbunden. Vernachlässigungen und emotionale Misshandlungen sind oft weniger offensichtlich und deshalb auch schwerer zu erfassen, aber wahrscheinlich mindestens ebenso schädlich für die Entwicklung von betroffenen Kindern wie körperliche Übergriffe (ausführliche epidemiologische Daten hierzu werden in Kapitel 1 berichtet). Das vorliegende Buch hat sich zur Aufgabe gemacht, auf diese schleichenden, jedoch nicht minder schädlichen Misshandlungsformen aufmerksam zu machen, Ursachen und Folgen aufzudecken und Behandlungsoptionen aufzuzeigen. Dabei sollen vor allem das Kind und seine psychische Entwicklung in den Fokus der Betrachtung gestellt werden.

Die Terminologie bezüglich dieser Phänomene ist manchmal verwirrend. Im allgemeinen Sprachgebrauch wird oft von Misshandlung und Vernachlässigung gesprochen. Tatsächlich überschneiden sich die Phänomene oftmals derartig, dass es häufig Sinn macht, einfach von »Misshandlung« zu sprechen. Dennoch wird im vorliegenden Buch der Schwerpunkt auf die Misshandlungskategorien Vernachlässigung und emotionale Misshandlung gelegt, welche bei Weitem die quantitativ am häufigsten vorkommenden Phänomene sind und in der Fachliteratur sowie in den Medien kaum behandelt werden. Wissenschaftlich ist die Begrifflichkeit eindeutig: Der Oberbegriff ist »Misshandlung«, und es gibt die Subkategorien sexuelle Misshandlung, körperliche Misshandlung, emotionale Misshandlung und Vernachlässigung. In der Forschung wird nicht immer genauer unterschieden. Viele Befunde, z. B. zu den Folgen von Kindesmisshandlung, differenzieren die verschiedenen Misshandlungskategorien nicht oder nicht eindeutig, sind aber trotzdem für unser Thema relevant, weil wir davon ausgehen können, dass die allermeisten misshandelten Kinder relevante Vernachlässigungserfahrungen gemacht haben. Wenn solche Studien dargestellt werden, gebrauchen wir den Oberbegriff »Misshandlung«. Dort, wo Studien aber zwischen den verschiedenen Misshandlungsformen genauer unterscheiden, beschäftigen wir uns v. a. mit den Kategorien »Vernachlässigung« und »emotionale Misshandlung«.

Im ersten Teil dieses Buches werden relevante wissenschaftliche Erkenntnisse aus den Bereichen Entwicklungspsychologie, Entwicklungspsychopathologie, Neurobiologie und klinischer Forschung zu Ursache und Folgen von Kindesmisshandlung im Allgemeinen und Vernachlässigung im Speziellen zusammengestellt und mithilfe einer psychoanalytischen Sicht auf das Kind und seine Beziehungswelt ausgewertet. In unserer täglichen Praxis erleben wir häufig, wie groß die Kluft zwischen empirisch abgesichertem Grundlagenwissen auf der einen und klinischer Erfahrung in der Arbeit mit Kindern und Jugendlichen auf der anderen Seite ist. Hier eine Verbindung zu ziehen ist nicht immer ganz einfach, weil die verschiedenen Bereiche von sehr unterschiedlichen Denkansätzen und Terminologien geprägt sind. Trotzdem lohnt sich der Versuch. Die Bemühungen unserer wissenschaftlichen Arbeitsgruppe an der Universität Leipzig[2] um Verbindung und Integration führten zur Ausarbeitung eines systematischen Leitfadens zur psychotherapeutischen Behandlung vernachlässigter und emotional misshandelter Kinder und ihrer Eltern bzw. ihres Beziehungsumfeldes, den ich im zweiten Teil des vorliegenden Buches in zusammengefasster Form vorstelle. Ebenso wichtig wie die Integration von wissenschaftlicher Grundlagenforschung und täglicher Behandlungspraxis ist das Zusammenwirken von verschiedenen Berufsfeldern wie Medizin, Psychotherapie, Pädagogik und Jugendhilfe. Da wir festgestellt haben, dass es im Umgang mit gefährdeten Kindern oftmals an einer effektiven interdisziplinären Kooperation fehlt, haben wir in unsere Forschungsgruppe nicht nur die Zusammenarbeit mit der Jugendhilfe gesucht. Vielmehr wurden die Jugendämter zweier Großstädte als eigenständige Forschungsgruppe Teil unseres Forschungskonsortiums. Ziel des Buches ist es, interessierten Leser:innen, praktisch tätigen Mediziner:innen, Sozialarbeiter:innen, Psychotherapeut:innen und auch Politiker:innen Werkzeuge für ihre Arbeit in einem schwierigen Feld an die Hand zu geben und eine Systematik des Vorgehens zu entwerfen.

Das vorliegende Buch ist aus einer psychoanalytischen Sicht auf die inneren Vorgänge und Verarbeitungsweisen vernachlässigter und emotional misshandelter Kinder geschrieben worden. Eine zentrale psychoanalytische Erkenntnis ist, dass die vielen bei vernachlässigten Kindern sich entwickelnden schwierigen Verhaltensweisen Ausdruck einer versuchten inneren Bewältigung der in einer widrigen Beziehungsumwelt gemachten Erfahrungen und deshalb nicht als »Fehlverhalten« zu bezeichnen sind. Ich habe deshalb darauf verzichtet, die vielen Trainings- und Verhaltensprogramme darzustellen,

2 Forschungsverbund »Analyzing Pathways from Childhood Maltreatment to Internalizing Symptoms and Disorders in Children and Adolescents« (AMIS), seit 2012 gefördert vom Bundesministerium für Bildung und Forschung im Rahmen des Programmes zur Förderung von Forschungsverbünden zu Verhaltensstörungen im Zusammenhang mit Gewalt, Vernachlässigung, Misshandlung und Missbrauch in Kindheit und Jugend.

welche primär auf Symptomreduktion abzielen. Sie mögen zwar bezüglich einer Anpassung des Kindes an elterliche und schulische Forderungen wirksam sein, sind für mich aber vom Standpunkt des Kindes und seiner psychischen Entwicklung aus gesehen wenig hilfreich, solange sie nicht in eine konsequent auf die Innenwelt des Kindes ausgerichtete, entwicklungsorientierte Behandlungssystematik eingebettet sind. Für eine solche Systematik bieten die Psychoanalyse und v. a. die psychoanalytische Sicht auf die kindliche Entwicklung sowie die vielen Erkenntnisse aus kinderpsychoanalytischen Behandlungen aus meiner Sicht einen sehr hilfreichen Hintergrund, auf welchen ich mich im Folgenden konzentrieren werde.

TEIL 1
Das Problem

KAPITEL 1

Ein Fall aus der Praxis

Fallbeispiel: Sandra, 5 Jahre

Die fünf Jahre alte Sandra umarmt ihre Therapeutin heftig, als sie nach einer längeren Therapieunterbrechung zu ihrer Stunde kommt. Das Mädchen beginnt sogleich, mit dem Puppenhaus zu spielen. »Diese Puppe liegt ja ganz nackig im Bett … Wo sind denn die Decken? Die Puppe hat keine Jacke an. Sie sieht aus wie ein Struwwelpeter. Meine Puppe soll nicht frieren.« Sogleich fängt Sandra an, die Spielkiste zu durchwühlen. Sie ist auf der Suche nach Jacken, Kissen und Decken. »Wo sind die denn? In den Schränken?« Nach einer Weile geschäftiger Aktivität fordert sie die zunächst beobachtende Therapeutin auf, mit zu suchen. Nach und nach richtet sie das Puppenhaus ein mit Badezimmermöbeln, Schränken und einer Küche. Sorgfältig werden die Puppen gekleidet und zugedeckt. Dabei versucht sie, Routinen, die sie aus dem Kinderheim kennt, in welchem sie lebt, nachzuspielen. »Erst geht man aufs Klo und dann wird geduscht und dann gibt es Abendbrot.« Nach einer Weile unterbricht sie ihr Spiel. Sie kramt nun nach einer Reihe von Plüschtieren aus der Spielkiste, mit denen sie aber nicht gerade pfleglich umgeht. Sie nimmt einige der Stofftiere und bewirft damit die Therapeutin. Dann sagt sie: »Los, wirf du die Tiere gegen die Wand.« Die Therapeutin ist erschrocken und im Zwiespalt. Eben noch hatte sie die fürsorglichen Handlungen des Kindes gegenüber den Puppenhausfiguren unterstützend kommentiert und die Mühe sowie Sorge erwähnt, mit der Sandra sich diesen widmete. Nun aber wird das Spiel wild und destruktiv, und die Therapeutin fühlt sich wie ein Gegenstand, mit dem man alles anstellen kann. Soll sie jetzt wirklich die Stofftiere gegen die Wand schmeißen, wie es Sandra ihr befiehlt? Spätestens als das Kind beginnt, Einrichtungsgegenstände im Therapiezimmer zu zerstören, greift die Therapeutin ein und versucht, Grenzen zu setzen. »Kann ich denn alles mit mir geschehen lassen?«, fragt sich die Therapeutin innerlich. Die Therapiestunde ist nicht mehr einfach zu beenden. Zwischendurch rennt Sandra aus dem Zimmer, um zu schauen, ob ihre Heimerzieherin schon zum Abholen gekommen ist. Dann wiederum rast sie ins Zimmer zurück und möchte keinesfalls das mittlerweile angerichtete Chaos aufräumen. Nach einigem Hin und Her verabschiedet sie sich aber von der Therapeutin, und die beiden vereinbaren miteinander, sich in der kommenden Woche wiederzusehen.

Sandra war uns wegen ihres aggressiven Verhaltens überwiesen worden. Bei jeglichem Konflikt mit Gleichaltrigen oder Erwachsenen flippte sie aus. Sie wurde wütend, wenn Anforderungen an sie gestellt oder Wünsche versagt wurden, und sie trug ihre Konflikte vor allem mithilfe von heftigem Schreien und Schlagen aus. Die Betreuer:innen ihres Kindergartens wirkten überfordert, und auch in ihrem Kinderheim kam man an Grenzen. Hinzu kam, dass sie tags und nachts einnässte und häufig auch gerade infolge von Konflikten einkotete. Ihre Konzentrations- und Merkfähigkeit erschienen unterdurchschnittlich, und die Heimbetreuer:innen machten sich Sorgen wegen der bevorstehenden Einschulung. Sie war in vielen Bereichen ihrer Entwicklung verzögert, sprach undeutlich und zog sich manchmal ganz aus sozialen Situationen zurück.

Sandras Mutter war selbst seit ihrem zwölften Lebensjahr in einer Jugendwohngruppe aufgewachsen, weil sie sich mit ihren Eltern völlig überworfen hatte. Sie hatte sich ein Kind gewünscht, aber ihre Partnerschaft mit Sandras Vater war geprägt von heftigsten Konflikten und Gewalt. Beide Eltern konsumierten regelmäßig verschiedene Drogen. Während der Schwangerschaft spielten auch Nikotin und Alkohol eine Rolle. Sandra verbrachte die ersten Monate ihres Lebens unter bedenklichen Bedingungen. Der Vater war viel weg, und wenn er anwesend war, gab es dauernd lauten Streit. Die Mutter war derart belastet, dass sie das Kind nicht stillte. Insbesondere unter Drogen konnte sie sich nur wenig auf die Bedürfnisse ihres Säuglings einlassen.

Als Sandra zu Beginn des zweiten Lebensjahres in eine Kindertagesstätte gebracht wurde, zeigte sie keinerlei Trennungsreaktion und nahm mit allen Betreuer:innen sofort engsten Körperkontakt auf. Ihre Sprachentwicklung war zu dieser Zeit schon verzögert. Ende des zweiten Lebensjahres wurde sie wegen Kindeswohlgefährdung vom örtlichen Jugendamt in Obhut genommen. Dieses war aufgrund mehrerer Polizeieinsätze in der elterlichen Wohnung auf die Familie aufmerksam geworden. Die Wohnung wirkte verwahrlost, und die Eltern waren nur zu ungenügender Betreuung ihres Kindes in der Lage. Das Jugendamt gab Sandra in die Obhut ihrer Großmutter mütterlicherseits. Zwischen der Muttersmutter und der Mutter bestand eine Art Hassliebe, schließlich hatte die Mutter in ihrer eigenen Familie schon Vernachlässigung erfahren. Da das Jugendamt den Umgang der Eltern mit Sandra für bedenklich hielt, erteilte es ein Umgangsverbot, das aber im großmütterlichen Haushalt nicht eingehalten wurde. Nach wenigen Monaten wurde das Kind dann aus dem großmütterlichen Haushalt herausgenommen und in eine Bereitschaftspflegestelle gegeben. Mit drei Jahren kam sie in ein Kinderheim, welches aber angesichts der Verhaltensprobleme des Kindes personell zu schlecht ausgestattet war, so dass Sandra nach ca. neun Monaten in eine andere Wohngruppe »umplatziert« wurde. Da Sandras Eltern mit allen Maßnahmen mehr oder weniger einverstanden waren, wurde ihnen das Personensorgerecht belassen mit der Auflage, dass sie ihre Tochter nur einmal pro Monat sehen dürften.

Sandra war in den ersten Lebensjahren also innerhalb ihrer Familie körperlicher und emotionaler Vernachlässigung sowie Diskontinuität ausgesetzt. Als schließlich der Staat – vertreten durch die Jugendschutzbehörden – Verantwortung für sie übernahm und sie in Obhut nahm, wurde es nicht besser. In den folgenden drei Lebensjahren kam es zu zwei weiteren Wechseln, so dass Sandra nunmehr in der vierten Betreuungs- und Beziehungskonstellation lebte. Immerhin war sie nun schon mehr als ein Jahr am Stück in derselben pädagogischen Einrichtung betreut worden. Wegen des Erziehermangels und häufigen Umstrukturierungen hatte sie aber innerhalb dieses Jahres bereits die dritte pädagogische Bezugsperson im Kinderheim zugeteilt bekommen. Aufgrund des sehr schwierigen Verhaltens des Kindes beschloss die Heimleitung, Sandra in unserer kinderpsychiatrischen Klinik zur Diagnostik und zu weiteren Behandlungsmaßnahmen vorzustellen. Zum Zeitpunkt des Therapiebeginns konnte die Beziehung der Heimerzieher:innen zum Kind als zerrüttet angesehen werden. Die sichtlich überforderten Pädagog:innen waren extrem verunsichert und fühlten sich darüber hinaus gekränkt, weil Sandra sich ihnen gegenüber aggressiv verhielt und ihnen mit ihrem Einkoten auch so viel Arbeit verursachte. Irgendwie brachten sie all diese Schwierigkeiten schon damit in Verbindung, dass Sandra seit ihrer Geburt einem vernachlässigenden und misshandelnden Milieu ausgesetzt gewesen war. Es blieb den Pädagog:innen aber unerklärlich, dass jetzt, wo sie sich der Betreuung Sandras mit all ihrer Professionalität angenommen hatten, das Kind mit einer derartigen Aggressivität reagierte.

Ein vorgezeichneter Entwicklungsweg

Sandras Lebensgeschichte und die sich entwickelnden Probleme stellen keinen Einzelfall dar. Sie war fünf Jahre alt, als sie in psychotherapeutische Behandlung kam. Und trotz dieses jungen Alters hatte die behandelnde Therapeutin das Gefühl, dass das Kind bereits in eine negative Entwicklungsspirale geraten war, die kaum noch aufzuhalten war. Oft hoffen Eltern, die selbst in ihrer Kindheit Deprivation und Misshandlung erfahren haben, dass sie es mit ihrem Kind besser machen und dadurch das eigene erfahrene Leid ausgleichen können. Und doch zeigt sich schon während der Schwangerschaft und in den ersten Lebensmonaten des Kindes, dass sich hier ein transgenerationaler Wiederholungszwang Bahn bricht. Der verzweifelte Versuch, durch Elternschaft eigene psychische Verletzungen auszugleichen, scheitert schon bald. Die oftmals idealisierte Vorstellung vom eigenen Kind trifft auf die eigene Deprivationswut, die sich in Form von mangelnder elterlicher Fürsorge und einer destruktiven Beziehungsgestaltung äußert. Bis die Jugendschutzbehörden auf die negative Entwicklung aufmerksam werden, vergehen meist die ersten wichtigen Lebensmonate des Kindes, die für die weitere Entwicklung prägend sind. Nicht umsonst verweisen Wissenschaftler der verschiedensten Fachgebiete darauf, dass bereits in den ersten Lebensmonaten (wenn nicht schon in der Pränatalzeit) wichtige Weichen für die Architektur des Gehirns und für die psychische Entwicklung gestellt werden (Lyons-Ruth et al., 2017). Oft gerät die eingreifende Jugendschutzbehörde in ein Dilemma zwischen dem Recht des Kindes auf eine gesunde Entwicklung und den Elternrechten. Keinesfalls will man die Praxis der vergangenen Diktaturen in Deutschland wiederholen, Kinder aus der Obhut ihrer Eltern zu nehmen, wenn nicht den gesellschaftlichen Anforderungen und Normen entsprochen wird. Dabei kommt es aber häufig zu einem zögerlichen Eintreten für das Kindeswohl, wodurch die Entwicklung bereits an den Rand einer unumkehrbaren Entgleisung gebracht wird.

Strukturelle Mängel der Jugendhilfesysteme verhindern oft ein konsequentes Handeln zum Wohl des Kindes und führen vielmehr zu einer Chronifizierung von negativen Entwicklungen. Im Fall von Sandra schien es nachvollziehbar, die Betreuung des Kindes erst einmal im Rahmen des erweiterten Familienverbandes zu organisieren. Was gibt es Besseres als eine fürsorgliche Großmutter, die sich anstelle der Eltern um das Kind kümmert? Dabei wurde jedoch übersehen, dass die Großmutter ihrerseits bereits ihre eigene Tochter vernachlässigt hatte, was Ausgangspunkt des transgenerationalen Zyklus war. Warum sollten Eltern, deren Elternschaft mit ihrem eigenen Kind so gründlich misslungen war, nunmehr bei ihrem Enkelkind in der Lage sein, eine ausreichende und darüber hinaus auch reparative Fürsorge zu leisten? Nachvollziehbar besteht vielfach der Wunsch, vergangene Defizite wiedergutzumachen. Aber die Wahrscheinlichkeit ist doch gering, dass dies gelingt. Im Fall von Sandra hatte diese Entscheidung, das Kind in die großmütterliche Pflege zu geben, fatale Folgen. Der negative Zyklus von Gewalt und Vernachlässigung wurde eben gerade nicht durchbrochen. Sandra blieb quasi im gleichen Milieu gefangen. Als dies dem Jugendamt aufgefallen war, wurde die Situation keinesfalls wesentlich besser: Die darauffolgende Betreuung durch eine Bereitschaftspflege implizierte ja von vornherein die Diskontinuität, d.h., dass Sandra nun nach zwei gescheiterten Beelterungsversuchen nicht endlich kontinuierlich liebevolle und fürsorgliche Personen an ihre Seite gestellt bekam, sondern einer erneuten Trennungserfahrung ausgesetzt wurde. Als Sandra schließlich in ein professionell geleitetes Kinderheim kam, war ihr Verhalten schon so schwierig, dass ein weiterer Wechsel unumgänglich war. Die strukturellen Gegebenheiten in Kinderheimen mit dem bekannten Mangel an gut qualifizierten Erzieher:innen und Sozialpädagog:innen und einer daraus erwachsenden chronischen Überforderung führen regelmäßig zu starken Fluktuationen in Kinderheimen und Jugendwohngruppen, so dass Kindern immer wieder ein neuer Beziehungsaufbau zugemutet wird mit der Gewissheit, dass es bald zur nächsten Trennung kommen wird.

Personensorgerecht oder Personensorgepflicht?

Interessant dabei ist auch die rechtliche Situation: Im Alter von fünf Jahren, nachdem das Kind mittlerweile durch die verschiedensten Betreuungsverhältnisse gegangen war und aus Schutzgründen nur in großen zeitlichen Abständen Kontakt zu seinen leiblichen Eltern haben durfte, wurde das Personensorgerecht der leiblichen Eltern weiterhin unberührt gelassen, solange sie der außerhäuslichen Unterbringung ihres Kindes zustimmten. Die rechtliche Bewertung dieser Eltern-Kind-Beziehung bleibt umstritten. Im Grundgesetz der Bundesrepublik Deutschland heißt es: »Pflege und Erziehung der Kinder sind das natürliche Recht der Eltern und die zuvörderst ihnen obliegende Pflicht.« (Artikel 6 (2)). Im allgemeinen Sprachgebrauch und auch im bundesdeutschen Bürgerlichen Gesetzbuch wird dann im Folgenden vom elterlichen Sorgerecht gesprochen. Dass aber das Grundgesetz mit diesem Recht auch eine Pflicht verbindet, gerät aus dem Blickfeld. Man möchte den Eltern so lange wie möglich ihr »natürliches Recht« gewähren; so lange sie mitmachen und kooperativ sind, sollen sie das »Recht auf das Kind« behalten. Aber was ist mit der Pflicht? In unserer beruflichen Praxis erleben wir meist, dass Eltern für ihre Rechte kämpfen, seltener wird von der Sorgepflicht gesprochen. Ist im vorliegenden Fall also das Sorgerecht bereits durch die Auflage der außerhäuslichen Unterbringung eingeschränkt, so ist von der Verwirklichung einer elterlichen Sorgepflicht nichts mehr zu spüren. Über Jahre waren die Eltern – aus eigener Not heraus – ihrer ihnen obliegenden Pflicht nicht nachgekommen. In der aktuellen Situation und unter den gegebenen Auflagen zur Kontakteinschränkung waren sie dazu auch gar nicht mehr in der Lage. Denn wie sollen Eltern, die ihr Kind nur sporadisch sehen, der Pflicht zur Pflege und Erziehung ihres Kindes nachkommen? Von den im Grundgesetz festgeschriebenen elterlichen Rechten und Pflichten ist also im praktischen Leben v.a. der Rechtsgedanke übriggeblieben. Der Pflichtgedanke hat sich nicht durchgesetzt. Hier steht die Praxis in Kontrast zu der von den Vereinten Nationen verabschiedeten Kinderrechtskonvention, in welcher es in § 2 (1) heißt: »Bei allen Maßnahmen, die Kinder betreffen, gleichviel ob sie von öffentlichen oder privaten Einrichtungen der sozialen Fürsorge, Gerichten, Verwaltungsbehörden oder Gesetzgebungsorganen getroffen werden, ist das Wohl des Kindes ein Gesichtspunkt, der vorrangig zu berücksichtigen ist.« (https://www.unicef.de/informieren/ueber-uns/fuer-kinderrechte/un-kinderrechtskonvention). Die Kinderrechtskonvention stellt mit ihrem Fürsorgegebot das Bedürfnis und das Wohl des Kindes an die erste Stelle. Für die Verantwortlichen, gleichgültig ob es die Eltern oder staatliche Organisationen sind, steht also die Pflicht zur Wahrnehmung des Kindeswohls an erster Stelle, deutlich vor den eigenen Rechten.

Von der Erfahrung mangelnder Fürsorge zur individuellen Pathologie

Sandras Entwicklung lädt zur klinischen und wissenschaftlichen Betrachtung ein. Sie ist ein misshandeltes Kind. In Kapitel 2 werden wir noch genauer auf die Definition und Einteilung des Begriffes Kindesmisshandlung eingehen, welcher die Kategorien körperliche Misshandlung, sexuelle Misshandlung, emotionale Misshandlung und Vernachlässigung umfasst. Es ist offensichtlich, dass in ihrem Fall die Misshandlungserfahrung nicht durch aktive Handlungen der für die Fürsorge verantwortlichen Beziehungspersonen zustande kam, sondern durch eine Unterlassung von eigentlich zu erwartendem sensitivem und entwicklungsangemessenem Fürsorgeverhalten. Kinder können sich die Bedingungen, in die sie hineingeboren werden, nicht aussuchen. Finden sie nicht die Beziehungsumwelt vor, die für eine gesunde Entwicklung gedeihlich wäre, so sind sie diesem Mangel ausgesetzt, sie erleiden ihn passiv.

Das Kind wurde aber nicht zu uns in Behandlung gebracht, weil es Opfer widriger Umstände war, sondern weil es mit seinem Verhalten aneckte, z. B. andere Kinder attackierte und den Betreuer:innen im Kinderheim das Leben schwermachte. Die zuweisenden Stellen beschrieben nicht primär eine kranke Beziehungsumwelt, die auf das Kind einwirkte, sondern gingen von einer individuellen Pathologie beim Kind aus, die es mit einem medizinisch psychiatrischen Ansatz zu heilen – oder man könnte auch sagen: zu »reparieren« – gelte. Was war hier also geschehen? Eine für alle sichtbare entgleiste Beziehungsform, nämlich die inadäquate elterliche Fürsorge für ein kleines Kind, hatte sich offensichtlich in der individuellen Psyche des Kindes zu einer Struktur entwickelt, der man Krankheitswert zusprach. Diese zeigte sich darin, dass das Kind nun, obwohl es in einer besseren und fürsorglicheren Umwelt lebte, diese Umwelt attackierte. Sandra präsentierte sich also nicht mehr primär als passive Empfängerin von Beziehungsangeboten, sondern gestaltete ihre zwischenmenschlichen Beziehungen nunmehr aktiv, zum Leidwesen ihrer Betreuer:innen, durch ihr destruktives Verhalten.

Wie wirken sich solche Beziehungserfahrungen nun auf Entwicklung und Ausbildung der psychischen Struktur des Kindes aus? Mit diesem Thema beschäftigen sich ganze Generationen von Entwicklungsforscher:innen, Lerntheoretiker:innen und Psychoanalytiker:innen. Ich werde in diesem Buch noch mehrmals auf die Frage eingehen. Allerdings ist eine Entwicklung klar erkennbar: Das Kind hatte sich aus dem reinen passiven Opferstatus herausentwickelt und sein Schicksal aktiv in die Hand zu nehmen versucht, dies allerdings in einer Entwicklungsphase, in welcher es aufgrund seines jungen Alters noch essenziell auf die Fürsorge seiner Betreuungspersonen angewiesen war. Schon Sigmund Freud (S. Freud, 1920) hat in seinem Konzept des Wiederholungszwanges darauf verwiesen, dass es für das Subjekt aus einer unbewussten Triebdynamik heraus unumgänglich sein kann, sich aktiv in destruktive Beziehungsdynamiken zu manövrieren, anstatt einfach nur passiv und hilflos negativen Umständen ausgeliefert zu sein. Anna Freud (A. Freud, 1936) hat mit ihrer Beschreibung der Identifikation mit dem Aggressor als Abwehrmechanismus eine weitere wichtige Grundlage für das Verständnis solcher Phänomene gelegt. In Sandras Fall wunderten sich die Kinderheimpädagog:innen und waren gekränkt, weil sie, obwohl sie sich mit großem Engagement und viel gutem Willen um das Kind kümmerten, derart zum Objekt von Sandras Wut wurden. Es deutete sich gar eine Tendenz bei ihnen an, ihre Kränkungswut zu agieren, indem sie das Kind ihrerseits abstraften oder gar mit dem Gedanken spielten, sie aus ihrer Einrichtung herauszuschmeißen. Im zweiten Teil der beschriebenen Therapiestunde begann das Kind, ihre Therapeutin zu »misshandeln«, die daraufhin in ihrer Gegenübertragung Ärger spürte und sich aktiv bemühen musste, nicht zu sehr handelnd »dagegenzuhalten«. Sandras Leben und Beziehungswelt drohten von einem sadomasochistischen Kreislauf bestimmt zu werden.

Solche Dynamiken führen dazu, dass Kinderärzt:innen, Kinderpsychiater:innen und Kindertherapeut:innen sehr häufig Kinder vorgestellt werden, deren Entwicklungs- und Beziehungsgeschichten kontinuierlich von Abbrüchen und Trennungen geprägt sind und die mittlerweile aus der Not eine Tugend gemacht haben, indem sie jede Beziehung von sich aus so gestalten, dass ihre Beziehungsumwelt sich schließlich von ihnen zurückzieht. Die Wiederholung von Destruktion und Ausstoßung wird zum Muster. Die Kinder nehmen den Zustand von Vernachlässigung und Trennung quasi in sich hinein und versuchen, ihn zu bewältigen, indem sie ihn von sich aus wiederholen. Und offensichtlich sind Behörden, Sozialpädagog:innen, Jugendhilfeeinrichtungen, Ärzt:innen, Therapeut:innen nicht davor gefeit, ein Bestandteil dieser äußerst destruktiven Wiederholungsdynamik zu werden.

Das Kind Sandra ist eines von vielen Kindern, mit denen ich es in meiner langjährigen Tätigkeit als Kinder- und Jugendpsychiater und

Psychoanalytiker zu tun hatte, bei welchem wir bestürzt feststellen mussten, dass bereits im Alter von fünf Jahren die Voraussetzungen für eine gesunde psychische und körperliche Entwicklung erheblich beeinträchtigt waren. Psychische Beeinträchtigung, unüberwindbare Beziehungsprobleme, schulische und berufliche Misserfolge erschienen vorgezeichnet. In einer Gesellschaft, in der Chancengleichheit als ein wichtiger Wert angelegt ist, ist ein Kind aufgrund der in den ersten Lebensjahren erfahrenen Misshandlungen schon entscheidend benachteiligt. Wir müssen uns eingestehen, dass es sich hier nicht um Einzelfälle handelt, sondern dass ein nicht geringer Prozentsatz der Menschen trotz allen Wohlstandes und aller sozialstaatlichen Bemühungen schon früh durch negative Lebenserfahrungen entscheidend zurückgeworfen wird (vgl. Kapitel 2). Es bedarf eingehender gesellschaftspolitischer Analysen, um aufzuklären, warum wir es soweit kommen lassen. Aus meiner Sicht als Psychoanalytiker werde ich mich in Kapitel 3 dieses Buches v.a. mit unbewussten psychischen Aspekten mangelnden elterlichen Fürsorgeverhaltens beschäftigen, nicht ohne auch einen Ausflug in die Biologie der Elternschaft zu unternehmen. Als Kinderpsychiater werde ich versuchen, die psychischen Folgen von Vernachlässigungserfahrungen aufzuzeigen, und mich um ein Verständnis bemühen, wie die vielfältigen psychopathologischen Symptome, die vernachlässigte Kinder im Laufe ihrer Entwicklung zeigen, mit einem Verständnis der Innenwelt betroffener Kinder verbunden werden können (Kapitel 7).

In dem Bericht von Sandras Therapeutin fällt auf, dass das Mädchen in seinem Spiel auf symbolischer Ebene durchaus um Reparatur und Verarbeitung des erfahrenen Mangels bemüht ist. Sie möchte, dass die Figuren in ihrem Puppenspiel besser versorgt werden, als sie selbst es erlebt hat. Aber dann bricht das Spiel ab und wird quasi von destruktiven Handlungsimpulsen und den mit ihnen verbundenen aggressiven Affekten hinweggefegt, was schließlich zum Zerfall der eigenen Handlungskohärenz und der Zerrüttung der Beziehung zur Therapeutin führt. Dies ist ein typischer Vorgang, den wir in der Arbeit mit vernachlässigten Kindern immer wieder erfahren. Ich werde versuchen, mir die tiefen Einsichten, die uns die psychoanalytische Entwicklungslehre in die Innenwelt von Kindern ermöglicht, zunutze zu machen, um aus einer beobachtenden in eine verstehende Position zu kommen (Kapitel 7). Nur wenn wir die inneren psychischen Bewegungen der Kinder verstehen lernen, zu denen es kommt, wenn sie den erlebten Mangel reparieren wollen, werden wir zu angemessenen psychotherapeutischen Ansätzen gelangen.

Von der Forschung zur Behandlung

Ich werde nicht umhinkommen, auch eine kritische Bilanz zu ziehen, wie unsere Wohlstandsgesellschaft mit der psychischen Verelendung von Kindern umgeht. Dabei wird ein kritischer Blick auf das staatliche System der Jugendhilfe fallen, in deren Rahmen so viele Fachleute sich unter Nutzung nicht geringer ökonomischer Mittel um das Wohl der Kinder kümmern und doch meist an insuffizienten Strukturen scheitern (Kapitel 6).

Ausgehend von der kritischen Analyse der Ursachen und Folgen von Kindesvernachlässigung möchte ich im zweiten Teil dieses Buches auf der Grundlage eines psychoanalytischen Verständnisses der frühen Kindesentwicklung therapeutische Ansätze entwerfen, die dabei helfen, betroffenen Kindern und ihren Familien bzw. Ersatzfamilien Entwicklungsperspektiven zu eröffnen. Was können wir als Therapeut:innen tun? Körperlich und/oder emotional vernachlässigte Kinder werden sehr oft Kliniken, Beratungsstellen und psychotherapeutischen Praxen zugewiesen oder suchen selbst dort Hilfe. Dennoch ist der Anteil vernachlässigter Kinder, die mit einer suffizienten Psychotherapie behandelt werden, letztendlich verschwindend gering. Selbst wenn ein therapeutischer Prozess begonnen wird, wird er oft vorzeitig abgebrochen. Damit reihen sich die psychischen Folgestörungen von Vernachlässigungs- und Misshandlungserfahrungen in die Liste der »Volkskrankheiten« ein (wie mit Adipositas assoziierte Krankheiten, Bluthochdruck, Lungenkrankheiten im Zusammenhang mit Nikotinabusus etc.), für die in Medizin und Psychologie zwar vermehrt wissenschaftliche Daten zur Epidemiologie, Pathophysiologie und Verlaufsformen vorliegen, die aber in der Breite kaum angemessen und effektiv behandelt werden. Es ist meine feste Überzeugung, und ich werde versuchen, sie in den folgenden Kapiteln zu belegen, dass die psychischen Folgen von Vernachlässigung in der Kindheit eine wichtige Herausforderung sind, der sich Ärzt:innen und Psychotherapeut:innen stellen sollten. Sie werden hierfür von manchen liebgewonnenen Regeln ihrer therapeutischen Techniken abweichen müssen. Gerade in der Arbeit mit psychisch kranken Kindern sind dringend innovative Behandlungsansätze erforderlich, die auf unseren psychoanalytischen Erfahrungen und Kenntnissen beruhen, bei denen wir allerdings auch neue Wege gehen müssen, damit wir uns auf die Bedürfnisse der betroffenen Kinder besser einstellen können. Ich bin überzeugt, dass insbesondere wir Psychoanalytiker:innen und psychodynamisch orientierten Therapeut:innen sich diesen Herausforderungen stellen sollten, da es in unserem Ansatz weniger um die Anpassung von Kindern an eine Verhaltensnorm geht, sondern vielmehr um die Eröffnung von emanzipativen Entwicklungsmöglichkeiten im Rahmen einer heilsamen Beziehungserfahrung.

KAPITEL 2

Die vernachlässigte Epidemie: Definitionen, Formen, Prävalenz

Prinz Laios musste als Kind aus Theben fliehen und suchte Schutz bei König Pelops im Norden der Peloponnes. Als er älter geworden war, beauftragte dieser ihn mit der Erziehung seines Sohnes Chrysippos. Aber Laios verliebte sich leidenschaftlich in das Kind und wurde von diesem abgewiesen, worauf er das Kind gewaltsam entführte und sexuell missbrauchte. Schwer traumatisiert erhängte sich das Kind. Der über den Tod seines Sohnes verzweifelte Pelops belegte daraufhin Laios mit dem Fluch, dass er sich niemals über eine männliche Linie werde fortpflanzen können. Sollte er dennoch einen Sohn zeugen, habe er die Tötung durch diesen zu befürchten. Später, nach seiner Flucht in seine Heimatstadt Theben, wurde Laios dort König und heiratete Iokaste. Da er sich aber vor dem Fluch fürchtete, wartete er zunächst und vergnügte sich mit jungen Männern, was ihm ungefährlicher erschien. Als dann Iokaste aber doch von ihm schwanger wurde, befragte er das Orakel in Delphi, welches ihm vorhersagte, dass er einen Sohn bekommen werde, der ihn eines Tages töten und seine Mutter heiraten werde. Aus Furcht übergab Laios den Jungen als Kleinkind einem Hirten mit dem Auftrag, seine Fußknöchel zu zertrümmern und ihn so hilflos in den Bergen den wilden Tieren zum Fraß auszusetzen. Der Hirte aber hatte Mitleid mit dem Baby und bat einen zufällig ihm begegnenden Reisenden, das Kind mitzunehmen, um es vor der Verfolgung durch Laios in Sicherheit zu bringen. So gelangte der Junge in die Obhut von König Polybos von Korinth und seiner Frau Merope, die, beide kinderlos, sich des Jungen annahmen, seine Wunden heilten und ihn Ödipus (»Schwellfuß«) nannten (nacherzählt nach https://www.griechenland-bilder.de/delphi-thermopylen/oedipus.htm).

Der Ausgang der Geschichte ist bekannt, wurde er doch sowohl in der Literatur (z.B. Sophokles) als auch in der Psychoanalyse aufgegriffen und zur Grundlage einer der wesentlichsten psychoanalytischen Konflikttheorien gemacht: Ödipus ermordet nicht wissentlich seinen Vater und heiratet seine Mutter. Als dieses schreckliche inzestuöse Geschehen aufgedeckt wird, sticht sich Ödipus die Augen aus und kommt im weiteren Verlauf auf schreckliche Weise selbst zu Tode.

Die griechische Mythologie führt hier ein tief in der Menschheitsgeschichte verwurzeltes Konfliktthema aus, welches das Verhältnis zwischen Generationen bestimmt. Sie berichtet von dem Hass, welcher die Beziehung zwischen Eltern und ihren Kindern ebenso prägt wie die Liebe. Interessanterweise greifen sowohl die Literaten als auch die psychoanalytischen Entwicklungspsychologen (nicht zuletzt in der Folge von Freud) die Ermordung des Vaters durch seinen Sohn und dessen Inzest mit der Mutter auf. Sie hüllen aber über die Vorgeschichte von dem sexuellen Übergriff, der körperlichen Verstümmelungen, der Vernachlässigung und der Todesabsicht der Elternfiguren gegenüber den ihnen zur Sorge anvertrauten Kindern den Mantel des Schweigens. So hat sich Freud z.B. die Geschichte von Ödipus zum Vorbild genommen und nach ihr den berühmten Ödipus-Komplex benannt, »weil diese Sage die beiden extremen Wünsche, welche sich aus der Sozialisation des Sohnes ergeben, den Vater zu töten und die Mutter zum Weib zu nehmen, mit einer ganz geringfügigen Abschwächung realisiert.« (S. Freud, 1916, S. 211). Diese Schwerpunktsetzung und Weglassung sind Ausdruck einer Sichtweise von Erwachsenen auf das Kind, bei welcher eigene unbewusste Neigungen nicht wahrgenommen, sondern in das Kind projiziert werden. Der Mythos macht deutlich, was evident ist: Selbstverständlich gibt es Wutgefühle kleiner Kinder gegenüber ihren Eltern und sogar manchmal deutliche Mordphantasien. Historisch hat es aber in allen Kulturen und Gesellschaften immer auch Tendenzen von Erwachsenen und Eltern gegeben, Kinder zu misshandeln und zu vernachlässigen. Ein inneres Motiv könnte der Neid sein, nämlich der Neid auf die Nachkommen, denen u.U. ein besseres Leben als den Eltern selbst offensteht. Die Egozentrizität von König Laios ist geradezu paradigmatisch: Es geht ihm um die Befriedigung seiner eigenen Triebe, wenn er sich an dem ihm zur Fürsorge anvertrauten Kind vergeht. Sein Selbsterhaltungstrieb und seine Angst bringen ihn dazu, seinen Sohn auszusetzen. Er ordnet an, das Kind gezielt zu vernachlässigen, es zu verletzen und bewegungsunfähig zu machen und ihm so einen sicheren Tod zu bereiten. Nur der fürsorglichen Haltung des Hirten und schließlich der Pflegeeltern ist es zu verdanken, dass Ödipus überlebt.

Kindesmisshandlung gibt es in Form von körperlichen Übergriffen, sexuellen Misshandlungen, emotionalem Missbrauch und Vernachlässigung. Spätestens seit Verabschiedung der UN-Kinderrechtskonvention im Jahr 1989 gilt die Sicherstellung der körperlichen und psychischen Integrität des Kindes als ein global gültiger Rechtsgrundsatz, der in vielen Ländern auch gesetzlich verankert worden ist. Zuwiderhandlung, nämlich die bewusste Gefährdung und Schädigung der körperlichen, sexuellen, emotionalen und psychischen Integrität von Kindern, wird in den allermeisten Ländern als Straftatbestand angesehen. Der Staat setzt seine gesetzgeberische und exekutive Autorität ein, um über den Schutz der Kinder vor Übergriffen durch Erwachsene zu wachen. Immer wieder erregen teilweise reißerisch aufgemachte Presseberichte über Kindesmorde und schreckliche Kindesmisshandlungen die Aufmerksamkeit der Öffentlichkeit, die aber nur vorsichtig erahnt, dass es sich bei dem Phänomen der Kindesmisshandlung um ein weltweit relativ weit verbreitetes Phänomen handelt.

2.1 Definitionen und Einteilungen

Um sich ein Bild von der Prävalenz von Kindesmisshandlung zu machen, ist es zunächst enorm wichtig, genaue Kriterien zu definieren, die Handlungen und Haltungen als »misshandelnd« beschreiben und von normalem Erziehungsverhalten abgrenzen. Über solche Definitionen ist in den vergangenen Jahrzehnten sehr viel wissenschaftlich gearbeitet worden. Verschiedene Forschungsgruppen (u.a. Barnett et al., 1993; Sierau et al., 2016; Slep & Heyman, 2006) haben aufbauend auf umfassende Auswertungen von Jugendamtsakten sowie Eltern- und Kindbefragungen Definitionskriterien erarbeitet, die sich sowohl bei der praktischen Anwendung in der täglichen Kindesschutzarbeit in Kliniken, Praxen, Beratungsstellen und Jugendämtern als auch in der Forschung bewährt haben. Unsere eigene Arbeitsgruppe verwendet das Maltreatment Classification System (MCS) von Barnett et al. (1993), welches international anerkannt, theoretisch sowie empirisch fundiert und sowohl in der Forschung als auch in der täglichen Kindesschutzarbeit anwendbar ist. In Tabelle 1 werden definitorische Eckpunkte für die wesentlichen vier Misshandlungskategorien zusammengefasst: körperliche Misshandlung, sexuelle Misshandlung, emotionale Misshandlung und Vernachlässigung.

Als *körperliche Misshandlung* wird die nichtakzidentelle Anwendung physischer Gewalt durch erwachsene Bezugspersonen bezeichnet, welche meistens relevante körperliche oder seelische Verletzungen beim Kind zur Folge hat. *Sexuelle Misshandlung* bezeichnet die Vornahme erwachsener sexueller Handlungen und Übergriffe gegenüber dem Kind. Eine sexuelle Misshandlung liegt also bei jeglichem stattgefundenen sexuellen Kontakt oder dem Versuch eines sexuellen Kontaktes zwischen einem Kind und einer Bezugsperson zu deren sexueller Befriedigung oder finanziellem Nutzen vor. Schwieriger zu definieren ist die *emotionale Misshandlung*, welche einerseits die Unterlassung von essenziellen Befriedigungen basaler kindlicher Bedürfnisse nach psychischer Sicherheit und Geborgenheit, Akzeptanz und positiver Aufmerksamkeit sowie altersgemäßer Selbständigkeit bezeichnet, andererseits aber umfasst der Begriff auch aktive Handlungen wie Beschimpfen, Herabwürdigen, Erniedrigen etc. Die American Professional Society on the Abuse of Children (APSAC) verwendet in diesem Zusammenhang den Begriff »Psychologische Misshandlung« und bezeichnet damit ein Muster von elterlichen Verhaltensweisen, welche essenziellen

Tabelle 1: Definitionen (Zusammenfassung) von verschiedenen Formen der Kindesmisshandlung, angelehnt an das Maltreatment Classification System nach Barnett et al. (1993), vgl. auch Schlensog-Schuster et al. (under revision)

Dimensionen	Subtypen	Definitionen	Beispiele (Schweregrad)
Misshandlung	sexuell	(Versuchter) sexueller Kontakt zwischen Betreuungsperson und Kind zur Befriedigung sexueller und/oder finanzieller Bedürfnisse Erwachsener	Konfrontation mit pornographischem Material (1) Erzwungene Penetration (5)
	körperlich	Beabsichtigtes Zufügen von körperlichen Schmerzen oder Verletzungen	Schlagen mit der offenen Hand (1) Zufügen einer Verletzung, die eine Krankenhausaufnahme nötig macht (5)
Vernachlässigung	Mangelnde Versorgung	Nichtbefriedigung physischer Bedürfnisse nach Nahrung, Kleidung, Unterkunft, medizinischer Behandlung, Hygiene	Zu wenig Nahrung im Haushalt (2) Keine medizinische Behandlung einer lebensbedrohlichen Erkrankung (4)
	Mangelnde Beaufsichtigung	Unangemessene Betreuung des Kindes oder Betreuung durch einen nicht geeigneten oder gewaltbereiten Erwachsenen	Kleinkind über Nacht alleine lassen (4)
	Mangelnde moralisch/rechtliche Sicherung und/oder Bildungsförderung	Betreuungsperson setzt das Kind illegalen/kriminellen Aktivitäten aus; Verweigerung von Zugang zu einer angemessenen Schulbildung	Von Sorgeberechtigten zugelassene Schulabsenz (50% der schulpflichtigen Zeit) (3) Anleiten zum Stehlen (4)
Emotionale Misshandlung	-	Fortgesetzte oder extreme Ablehnung; Missachtung basaler emotionaler Bedürfnisse des Kindes (z. B. nach psychologischer Sicherheit, Tröstung, altersangemessener Autonomie und Unabhängigkeit)	Sich lustig machen über das Kind (1) Unterminierung der Beziehung des Kindes zum anderen Elternteil (2) Rollenumkehr (Kind muss sich um Elternteil kümmern) (2) Beleidigung des Kindes (3) Drohung, das Kind zu verlassen (4) Suizidversuch in Anwesenheit des Kindes (5)

psychologischen Entwicklungsbedürfnissen des Kindes (z. B. nach Sicherheit, emotionaler und sozialer Unterstützung, kognitiver Förderung sowie Respekt) zuwiderhandeln und dem Kind vermitteln, dass es wertlos, fehlerhaft, ungeliebt, ungewollt, gefährdet und überflüssig bzw. nur für die Befriedigung anderer zu gebrauchen ist. Es werden dabei verschiedene Formen genannt: Ablehnung, Terrorisieren, Ausbeutung, Isolierung, emotionale Zurückweisung sowie Vernachlässigung medizinischer und Bildungsbedürfnisse (Brassard et al., 2020). *Vernachlässigung* umschreibt wesentliche Versäumnisse oder auch aktives Zuwiderhandeln im Hinblick auf eine altersgemäße Fürsorge gegenüber dem Kind, was einen Mangel an Beaufsichtigung, fehlenden Schutz vor physischen Risiken, Nichtermöglichung angemessener Bildung, Vorenthalten medizinischer Versorgung, Vorenthalten altersangemessener Kleidung, Nahrung und Schutz sowie das Zumuten von Verlassenheit umschreibt. Bei den verschiedenen Misshandlungen werden fünf Schweregrade unterschieden, die von leichten [1] (beispielsweise Schlagen des Kindes ohne Verletzungen) bis hin zu schweren Formen [5] (Verursachen von schweren Verletzungen) reichen.

2.2 Prävalenz

Die **Prävalenz** erlebter Kindesmisshandlung in der Allgemeinbevölkerung ist nicht einfach zu erfassen. Die Häufigkeiten, die verschiedene Studien ermittelt haben, unterscheiden sich je nach Methodik der Untersuchungen erheblich. Wildeman et al. (2014) werteten das Nationale Missbrauchs- und Vernachlässigungs-Datensystem zu allen in den USA von den Kindesschutzbehörden bestätigten Fällen (2004–2011; mehr als 5,5 Millionen Kinder) aus. 12,5 % aller US-amerikanischer Kinder hatten bis zur Vollendung des 18. Lebensjahres laut der amtlichen Statistik eine Misshandlung gesichert erlebt. Der Anteil der Mädchen war mit 13 % etwas höher als der der Jungen, ebenso wie der Anteil afroamerikanischer und hispanischer im Vergleich zu weißen und asiatischen Kindern. Das Risiko, misshandelt zu werden, war in den ersten fünf Lebensjahren um 5,8 % höher als im späteren Alter. Berechnungen auf Grundlage von bei Kindesschutzbehörden gemeldeten Fällen gelten im deutschen Sprachraum wegen der im Vergleich zu den USA nicht existierenden Meldepflicht bei Kindesmisshandlung und wegen der angenommen hohen Dunkelziffer gerade in Bezug auf Vernachlässigung und emotionale Misshandlung als wenig aussagekräftig. Befragungen von Eltern und/oder Kindern können zu einem realistischeren Bild führen, wobei ein Informanten-Bias nie ganz auszuschließen ist. Unsere eigene Forschungsgruppe hat einen Multi-Informanten-Ansatz zur Diskussion gestellt, in dem Elterninterviews, Kinderinterviews und die Berichte in den Jugendamtsakten zusammen zu einem einheitlichen Datensatz zusammengefügt werden, um Prävalenzen zu schätzen, aber auch unterschiedliche Einschätzungen der verschiedenen Informationsquellen zu ermitteln (Haque et al., 2021; White et al., 2021). Eine vielfach genutzte Möglichkeit, Informationen über Prävalenzraten von Kindesmisshandlung in der Allgemeinbevölkerung zu sammeln, besteht in der retrospektiven Befragung von Jugendlichen oder Erwachsenen zu ihren eigenen Erfahrungen in der Kindheit. Solche Studien können jedoch mit einer Überschätzung der Fallzahlen einhergehen, da es gerade im Zusammenhang mit depressiven Symptomen u. U. zu einer negativen Verzerrung erlebter Erfahrungen kommen kann. In diesem Kontext wiesen Mathews et al. (2020) in ihrem systematischen Review von 30 nationalen Prävalenzstudien in 22 Ländern (u. a. in Europa, Saudi-Arabien, USA, Japan und Südafrika) darauf hin, dass die zugrunde liegenden Methoden in ihrer Art und Robustheit stark variierten. Viele verwendete Befragungsinstrumente waren dennoch sehr reliabel und erbrachten sehr detaillierte und nützliche Informationen über die Charakteristika von Misshandlungen sowie über die Frequenz und die Beziehung der Kinder zu den misshandelnden Personen. Aber fast alle Studien hatten auch Limitationen, insbesondere im Hinblick auf die detaillierte Beschreibung der Misshandlung sowie ihre Zuordnung zu den Subtypen. So wird in der wissenschaftlichen Literatur häufig von Misshandlung und Vernachlässigung gesprochen, wobei eigentlich Einigkeit darüber besteht, dass Vernachlässigung eine Form bzw. ein Subtyp von Misshandlung darstellt.

Ergebnisse retrospektiver Untersuchungen zur Prävalenz von Kindesmisshandlung

Häuser et al. (2011) befragten im Rahmen einer repräsentativen Stichprobe 2504 erwachsene Personen mithilfe der deutschen Version des Childhood Trauma Questionnaire nach erlebter Misshandlung in der Kindheit. Dabei fanden die Autoren Prävalenzraten von 2,8 % für schwere körperliche Misshandlung, von 1,9 % für schwere sexuelle Misshandlung, von 1,6 % für schwere emotionale Misshandlung (z. B. »*Ich wurde von Familienmitgliedern als ›dumm‹, ›faul‹ oder ›hässlich‹ bezeichnet*«), 6,6 % für schwere emotionale Vernachlässigung (z. B. »*Ich hatte nicht das Gefühl, geliebt zu werden*«) und 10,8 % für schwere körperliche Vernachlässigung (z. B. »*Ich hatte nicht genug zu essen*« oder »*ich musste schäbige oder dreckige Kleidung tragen*«). Das weibliche Geschlecht war ein Prädiktor für schwere sexuelle Misshandlung, wogegen die Zugehörigkeit zu niedriger und mittlerer sozialer Schicht ein Prädiktor für schwerere körperliche Misshandlung und Vernachlässigung war. Alle Misshandlungsformen waren untereinander stark korreliert. 34,7 % der Befragten berichteten über mehr als eine Art von Misshandlung. Witt et al. (2017) untersuchten 2510 Teilnehmer zwischen 14 und 94 Jahren mit dem gleichen Fragebogen. 3,3 % aller Beteiligten berichten von erlebten schweren körperlichen Misshandlungen, 2,3 % von schweren sexuellen Misshandlungen, 2,6 % von emotionalen Misshandlungen, 7,1 % von schwerer emotionaler und 9 % von schwerer körperlicher Vernachlässigung. Auch in dieser Untersuchungsgruppe waren Mädchen häufiger von sexuellen und emotionalen Misshandlungen betroffen. Über 70 Jahre alte Befragte sprachen überzufällig häufig über körperliche Misshandlung, was wahrscheinlich mit den in ihrer Kindheit während der Kriegs- und Nachkriegsjahre herrschenden Erziehungsidealen zusammenhing. Insgesamt gaben 43,7 % der Befragten mindestens ein belastendes Kindheitserlebnis an. Vier oder mehr solcher Erlebnisse wurden von 8,9 % der Befragten berichtet. Häufigste negative Kindheitserlebnisse waren die elterliche Scheidung/Trennung (19,4 %), Alkoholkonsum und Drogenmissbrauch in der Familie (16,7 %), emotionale Vernachlässigung (13,4 %) und emotionale Misshandlung (12,5 %). In einer kumulativen Modellrechnung zeigte sich, dass die Hochrisikogruppen mit vier oder mehr solcher Erlebnisse signifikant erhöhte Risiken für Depressivität, Ängstlichkeit, körperliche Aggressivität und eingeschränkte Lebenszufriedenheit aufwiesen (Witt et al., 2019). Schick et al. (2016) befragten 6787 Jugendliche im Alter zwischen 13 und 20 Jahren in der Schweiz mit dem Child Self-Report Version des Juvenile Victimization Questionnaire und fanden eine Lebenszeitprävalenz erlebter Kindesmisshandlung von 39,5 % (22,3 % körperliche, 26,5 % emotionale und 2,8 sexuelle Misshandlungen sowie 6,4 % Vernachlässigung). Dabei waren die Raten bei Kindern aus Migrantenfamilien signifikant höher, was z. T. durch die in diesen Populationen höheren Risikofaktoren wie niedriger Bildungsstand oder ein Nichtzusammenleben mit beiden biologischen Eltern erklärt wurde. Außerdem waren die Raten emotionaler und sexueller Misshandlung bei Mädchen signifikant höher als bei Jungen.

Die *Überschneidungen der verschiedenen Misshandlungsformen* werden in den allermeisten epidemiologischen Untersuchungen betont. Nur in Ausnahmefällen sehen sich Kinder nur mit einer Form der Misshandlung konfrontiert. In der pädagogischen und psychotherapeutischen Arbeit mit misshandelten Kindern wird immer wieder deutlich, dass es für die weitere Entwicklung von Kindern einen wesentlichen Unterschied bedeutet, ob ein Kind in Ausnahmesituationen vereinzelt körperliche Übergriffe, aber ansonsten eine liebe- und respektvolle Eltern-Kind-Beziehung erlebt, oder ob solche Übergriffe in ein Klima von Vernachlässigung, Abwertung und Zurückweisung eingebettet sind. Ein wesentlicher Risikofaktor ist die Dauer (»Chronizität«) von Misshandlungserfahrungen, die innerhalb von vernachlässigenden und emotional misshandelnden Beziehungen meistens deutlich höher ist als bei ausschließlich körperlichen Formen von Übergriffen. Sexuelle Misshandlungen werden nicht selten in besonderen Beziehungsdynamiken vollzogen. In manchen Fällen kommt es zum sexuellen Übergriff im Rahmen ausgesprochen liebevoller und zugewandter Beziehungsangebote seitens Erwachsener, die diese allerdings mit ihren sexuellen Bedürfnissen vermischen, was zu extrem schädlichen Übergriffen führt.

In unserer eigenen Untersuchung (Schlensog-Schuster et al.) an

778 Kindern zwischen drei und 16 Jahren (Mittelwert 8,6 Jahre) mit erhöhten psychosozialen Risikofaktoren, welche uns von Jugendämtern, kinderpsychiatrischen Kliniken und verschiedenen anderen medizinischen und sozialpädagogischen Fachstellen zugewiesen wurden, konnten wir bei 306 (39,3 %) Kindern und Jugendlichen feststellen, dass sie Misshandlungen erfahren hatten. Bei allen Kindern wurde mittels einer eingehenden Abklärung (Analyse der Jugendamtsakten und/oder Befragung der Eltern und/oder der Kinder selbst mit standardisierten Interviews) genauestens erfasst, mit welchen Formen der Misshandlung sie in ihrer bisherigen Lebensgeschichte konfrontiert waren.

In Abbildung 1 sind die verschiedenen Formen der Misshandlungen und die Art und Weise ihrer Überschneidungen graphisch dargestellt.

In der Abbildung ist graphisch wiedergegeben, dass nur 5 % aller misshandelten Kinder ausschließlich körperlich misshandelt worden sind, ohne dass sie gleichzeitig Vernachlässigung und/oder

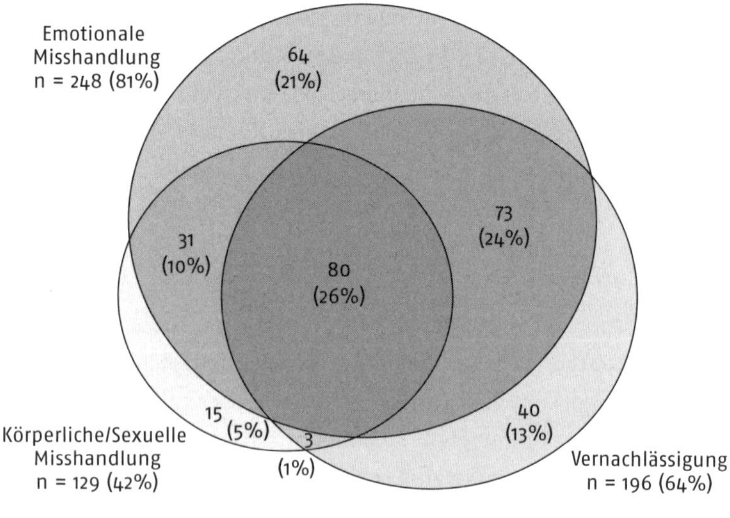

Abbildung 2-1: Venn-Diagramm zum Ausmaß von Überschneidungen verschiedener Misshandlungstypen: emotionale Misshandlung, körperliche/sexuelle Misshandlung und Vernachlässigung bei 306 Kindern aus einer Risikostichprobe mit gesicherten Misshandlungserfahrungen (Schlensog-Schuster et al.).

emotionale Misshandlung erlebt hatten. Die größte Gruppe von Kindern (26 %) hatte alle drei Misshandlungsformen erlebt (körperliche, emotionale, Vernachlässigung). 24 % waren emotional misshandelt und vernachlässigt, aber nicht körperlich misshandelt worden. Zusätzlich wiesen noch 21 % ausschließlich emotionale Misshandlungserfahrungen und 13 % ausschließlich Vernachlässigungserfahrungen auf.

Unsere Ergebnisse verdeutlichen, dass Kinder am häufigsten emotionalen Misshandlungs- und Vernachlässigungserfahrungen ausgesetzt sind, die zudem von den Kindesschutzbehörden oftmals nur ungenau erfasst und von der Öffentlichkeit am wenigsten beachtet werden. Außerdem zeigt unsere klinische Erfahrung im Umgang mit den Kindern, dass für die langfristige psychische Entwicklung gerade die Vernachlässigung und die emotionale Misshandlung bei Weitem die schwerwiegendsten Folgen hatten. McSherry (2007) wies in diesem Zusammenhang darauf hin, dass sowohl in der Wissenschaft als auch in der Kinderschutzarbeit gerade die Vernachlässigung »vernachlässigt« wird (»neglect of neglect«). Sie überschrieb ihren Artikel mit: »Warum machen wir aus einem Berg einen Maulwurfshügel?« Damit wollte sie ausdrücken, dass Vernachlässigungen und emotionale Misshandlungen außerordentlich häufige Phänomene mit schwerwiegenden negativen Folgen für die Kindesentwicklung darstellen und dass ihnen in der Öffentlichkeit sowie den medizinischen und Jugendhilfeeinrichtungen zu wenig Bedeutung beigemessen wird. Diese Minderbeachtung mag mit definitorischen Unsicherheiten bei der Erfassung und Diagnostik dieser Misshandlungsformen zusammenhängen. Eine Vernachlässigung kann nicht an klar umschriebenen und operationalisierbaren Handlungsweisen (wie z. B. Schlagen oder Treten) festgemacht werden. Es müsste vielmehr ein Fehlen von Handlungen und Haltungen (Zuwendung, Fürsorge, Förderung etc.) erkannt werden, welche im Rahmen eines gesunden Umganges mit Kindern eigentlich zu erwarten wären. Etwas, das fehlt, ist schwerer zu definieren als etwas, was sichtbar und präsent ist. Aus dieser Diskrepanz heraus will ich mich in diesem Buch gerade mit den zu wenig berücksichtigten Themen der Vernachlässigung und emotionalen Misshandlung beschäftigen, die eben nicht einen Maulwurfshügel, sondern einen riesigen Berg, wie McSherry schreibt, repräsentieren.

Kindesmisshandlung, ein weltweites Problem

Beim internationalen Vergleich fällt auf, dass z. T. exorbitant hohe Raten von Misshandlung und v. a. auch Vernachlässigung in nichtindustriellen ärmeren Ländern berichtet werden. So haben beispielsweise Haque et al. (2021) 1416 Kinder in Bangladesch im Alter von elf bis 17 Jahren mithilfe eines Kindesmisshandlungs-Screening-Fragebogens der Society for the Prevention of Child Abuse and Neglect befragt. 58 % der Kinder hatten im vergangenen Jahr und 78 % in ihrem bisherigen Leben mindestens eine Form der Vernachlässigung erlebt. Insbesondere wenn die Kinder von ihren Eltern aufgrund deren Arbeitsmigration getrennt waren, war ihr Risiko, vernachlässigt oder psychisch misshandelt zu werden, besonders hoch. Ahad et al. (2021) fassten in ihrem Review die Misshandlungssituation von minderjährigen Arbeiter:innen in südasiatischen Ländern (Bangladesch, Indien, Pakistan und Nepal) zusammen. Insgesamt fanden die Autoren eine Prävalenz von 15,14 % körperlicher Misshandlung von arbeitenden Kindern mit einer hohen Heterogenität in den Studien (von 2,3 % bis 73,27 %). Die Prävalenz emotionaler Misshandlung war mehr als dreimal höher als die von körperlicher Misshandlung. Die sexuellen Misshandlungsraten betrugen 16,82 %, gefolgt von Vernachlässigung mit 12,9 %. Als Kinderarbeit wurde definiert, wenn Kinder zwischen fünf und elf Jahren mindestens 14 Stunden pro Woche einkommensorientiert arbeiteten und/oder 28 Stunden Hausarbeit oder nichtökonomische Arbeit ausführten oder wenn Kinder zwischen 15 und 17 Jahren 43 Stunden pro Woche Arbeit leisten mussten. Schätzungen gehen davon aus, dass es heutzutage 152 Millionen Kinderarbeiter:innen auf der Welt gibt; 71 % davon sind in der Landwirtschaft beschäftigt, 17 % im Servicebereich und 12 % im industriellen Sektor. Diese Kinder sind verschiedenen Risiken wie dysfunktionalen unmittelbaren Umgebungen (ungenügende Wohnsituation, gewaltbereite Nachbarschaft, gefährliches Wohnquartier, Mangel an Hygiene und Nahrung etc.), ökonomischer Armut und patriarchalischen sozialen Systemen mit Machtgefällen ausgesetzt. Alle diese Faktoren laufen in den Misshandlungserfahrungen dieser Kinder zusammen. Insgesamt wird geschätzt, dass es in südasiatischen Ländern mehr als 17 Millionen Kinderarbeiter:innen gibt mit dem höchsten Vorkommen in Indien (5,8 Millionen), Bang-

ladesch (5 Millionen), Pakistan (3,5 Millionen) und Nepal (2 Millionen).
In einer Befragung von 2508 kuwaitischen Universitätsstudent:innen mittels eines Screening-Fragebogens zeigte sich, dass eine Mehrheit der Studierenden in ihrer Kindheit mindestens eine Form von körperlicher (35,6 %), emotionaler (53,5 %) und/oder sexueller (19,8 %) Misshandlung erfahren hatten. Körperliche Misshandlung kam bei Jungen häufiger vor, bei der emotionalen und sexuellen Misshandlung gab es keinen Geschlechtsunterschied (Almazeedi et al., 2020). Wang et al. (2020) führten eine Metaanalyse (aus 19 methodisch auswertbaren Studien) zur Häufigkeit von erlebter Kindesmisshandlung bei chinesischen Primar- und Mittelschülern durch. Sie errechneten eine Prävalenz von 20 % bei körperlicher, 30 % bei emotionaler und 12 % bei sexueller Misshandlung sowie 47 % bei körperlicher und 44 % bei emotionaler Vernachlässigung, wobei die Prävalenzraten in ländlichen Regionen signifikant höher lagen als in den Städten.
Zusammenfassend können wir also davon ausgehen, dass die Misshandlung von Kindern ein weltweit außerordentlich großes Problem darstellt und dass in der Wahrnehmung der Öffentlichkeit und der meisten nationalen Behörden die emotionale Misshandlung sowie die Vernachlässigung gemessen an der Häufigkeit ihres Vorkommens nicht genügend Beachtung finden.

2.3 Interkulturelle Sicht

Die meisten Untersuchungen haben gezeigt, dass Prävalenzen berichteter Kindesmisshandlung in bildungsfernen sozialen Schichten und unterprivilegierten durch Armut geprägten Bevölkerungsgruppen und Ländern deutlich höher sind als in sozial privilegierteren Schichten westlicher Industrieländer. Dies kann zum einen daran liegen, dass Armut und soziale Notlage Stress- und damit Risikofaktoren für die Entwicklungsmöglichkeiten von Kindern, einen kindgerechten Umgang mit ihnen und somit auch für Kindesmisshandlung darstellen. Zum anderen ist aber kritisch zu überlegen, ob nicht unsere angewandten und in Wissenschaftlerkreisen als gültig angenommenen Definitionen von Kindesmisshandlung gar nicht universell angenommene Normen elterlichen Verhaltens widerspiegeln, sondern vielmehr Ausdruck einer kultur- und schichtspezifischen Verzerrung sind. In den vergangenen Jahren ist zunehmend der WEIRD-Bias in den Sozial- und Kulturwissenschaften inkl. der Psychologie kritisch diskutiert worden, wobei das Akronym WEIRD für »*Western, Educated, Industrialized, Rich and Democratic*« (westlich, gebildet, industrialisiert, reich und demokratisch) steht. Weit über 90% aller psychologischen Studien über die Entwicklung von Kindern weltweit sind von WEIRD-Wissenschaftlern an WEIRD-Populationen durchgeführt und die Ergebnisse sind oft allzu rasch auf andere Gesellschaften und Kulturen übertragen worden. Gaskins et al. (2017) vermuten dadurch einen Wissenschaftler-Bias, welcher die Validität von angeblich wissenschaftlich begründeten Vorgaben und Empfehlungen limitieren und auch die Wahrscheinlichkeit herabsetzen könnte, dass die definierten Normen zum Umgang mit Kindern in nichtwestlichen Gesellschaften anerkannt werden.

Die Autoren weisen darauf hin, dass beispielsweise die bei uns erst in den vergangenen Jahrzehnten durchgesetzte Norm von Gewaltlosigkeit in der Erziehung von Kindern von Menschen aus anderen Kulturen als eine Gefahr angesehen werden könnte, die dazu führt, dass die Autorität und Autonomie von Eltern in ihrer Art, für Kinder zu sorgen und sie anzuleiten, beeinträchtigt werden. Die Berechtigung zur körperlichen Strafe könnte in Gesellschaften, in welchen eine starke Verpflichtung zur elterlichen Autorität besteht, ein wesentlicher normativer Bestandteil der Kindererziehung sein. Wenn solchermaßen kulturell geprägte Eltern, die ja ihre Kinder lieben und das Beste für sie wollen, aber einfach anders mit ihnen umgehen, im Rahmen von Migration mit westlichen Normen konfrontiert werden, könnte diese Diskrepanz die Familien zu einer schädlichen Verunsicherung und Abschottung führen. Die Autoren listen einige solcher Verhaltensweisen, die kulturell sehr unterschiedlich betrachtet werden, auf:

- der Gebrauch körperlicher Strafen und disziplinarischer Maßnahmen;
- das Kind allein zu Hause lassen unter der Aufsicht anderer präadoleszenter Kinder;

- Formen des Zusammenschlafens zwischen älteren Kindern und ihren Eltern;
- Eltern-Kind-Trennungen, z. B. wenn Kinder in ihrem Heimatland zurückgelassen oder dorthin zurückgeschickt werden, um von Verwandten betreut zu werden;
- die Rolle von Vätern, z. B. wenn Vätern angemessene Besuche ihrer Kinder verwehrt werden, damit die enge Beziehung zu ihren Müttern nicht beeinträchtigt wird.

Für Wissenschaftler:innen, Sozialarbeiter.innen und Psychotherapeut:innen in westlichen Ländern ist es zweifelsohne wichtig, eine kulturell sensitive Haltung anzunehmen, wenn sie mit Menschen mit diversen kulturellen Hintergründen zu tun haben. Bei der Beschreibung des weltweiten Problems der Kindesmisshandlung und -vernachlässigung und v. a. bei der Konzeptualisierung von Beratungs- und Psychotherapieangeboten ist ein kultursensitiver Ansatz von größter Wichtigkeit. Gleichzeitig ist vor einem Kulturrelativismus in der Beurteilung von Haltungen und Verhaltensweisen gegenüber Kindern zu warnen (von Klitzing, 2019). Manche zentralen Bedürfnisse von Kindern sind derart entwicklungsrelevant, dass sie nicht durch kulturelle Normen relativiert werden können, so etwa das Bedürfnis nach einer kontinuierlichen Fürsorge möglichst durch kontinuierlich anwesende Bezugspersonen. Ebenso ist kaum anzuzweifeln, dass die Anwendung von Gewalt, welche die Integrität des kindlichen Körpers bedroht, wie auch die Befriedigung sexueller Bedürfnisse von Erwachsenen im Umgang mit Kindern sowohl für die individuelle Entwicklung von Kindern als auch für ihr gesellschaftliches Zusammenleben erhebliche Risiken bergen. Kulturelle Sensitivität ist wahrscheinlich ebenso angebracht wie eine interkulturelle Verständigung, will man dem weltweiten Phänomen der Kindesmisshandlung gerecht werden.

KAPITEL 3

Psychische, soziale und biologische Aspekte des elterlichen Fürsorgeverhaltens

Fallbeispiel: Laura, 12 Monate

Laura ist ein zwölf Monate altes Mädchen, das uns aus einer anderen Universitätsklinik überweisen wurde, weil sie in Zusammenhang mit Fütterproblemen seit ihrer Geburt nicht ausreichend wuchs und an Gewicht zunahm. Ihre Mutter hatte sie nur eine Woche lang stillen können. Sie sagte: »Meine Tochter wollte nicht von meiner Brust trinken, ich musste sie zwingen.« Das Mädchen war kindermedizinisch mit einer Reihe von sehr invasiven Methoden untersucht worden, ohne dass sich ein Organbefund ergab. Auch wurden verschiedene hypoallergene Diäten durchgeführt, die aber zu keinem Erfolg führten, weil das Kind auch diese Nahrung verweigerte. Nun erwogen die Pädiater:innen, das Mädchen mittels einer dauerhaft gelegten Sonde zu ernähren, um ihr Überleben zu sichern. Im Rahmen des breit angelegten Behandlungsansatzes unserer psychosomatischen Station wurde auch eine psychoanalytisch orientierte Eltern-Kind-Therapie durchgeführt.

Im Folgenden werden Ausschnitte aus einem diagnostischen Interview wiedergegeben, das ich mit Kind und Mutter durchführte und auf Video aufgenommen habe.

Die Mutter war ganz auf mich fokussiert und erzählte: »Mir gefällt es sehr gut im Krankenhaus. Endlich erhalte ich die Unterstützung, die ich brauche. Und Laura hat sogar zu essen angefangen, es ist wie ein Wunder!«

Therapeut: »Ihre Tochter erhält jetzt die Unterstützung, die Sie als Kind nicht hatten?«

Mutter: »Meine Kindheit war ein einziges Desaster! Es gab nichts anderes als Kämpfe in der Familie. Meine eigene Mutter war von ihren Problemen so absorbiert, dass sie sich nicht viel um mich kümmern konnte. Ich kann mich an nichts vor meinem achten Geburtstag erinnern. Ich habe immer gehofft, dass ich mit meiner Tochter besser umgehen könnte. Aber das hat nicht geklappt. Ich kann sie nicht nähren und sie isst nicht die Nahrung, die ich ihr gab.«

Das Kind schaute immer wieder zu mir und näherte sich mir. Ihr Spiel war noch ganz sensomotorisch gestaltet. Während ich mit der Mutter sprach, baute ich kleine Türme aus Spielzeugklötzchen, und Laura kam immer wieder angekrabbelt, um diese umzustoßen. Dabei hatte sie einen großen Spaß. Die Mutter wirkte äußerst unsicher im Umgang mit ihr, nahm sie plötzlich auf ihren Schoß und unterbrach dabei Lauras explorierende Bewegungen. Es gelang ihr nicht, ihre Aufmerksamkeit zwischen ihrem Kind und mir zu teilen. Dabei schien sie das Interesse an Laura zu verlieren, wenn diese von ihr wegkrabbelte. Es gab kein Spiel zwischen Mutter und Tochter und auch keinen Augenkontakt.

Therapeut: »Was sind Ihre Gedanken, warum Ihre Tochter solche Ess- und Trinkprobleme hat?«

Mutter: »Ich denke, es ist wegen mir, wegen meiner Angst. Ich fühle mich bedroht, dass sie mich beißen könnte. Ich habe aber auch Angst, dass sie nicht überlebt. Meine eigene Angst hat zu einer Anspannung in ihren Organen geführt. Dadurch haben sich ihre Organe zusammengezogen und deswegen kann sie keine Nahrung aufnehmen.«

Therapeut: »Oh je, da müssen Sie sich aber sehr schuldig fühlen, wenn Sie für alle Schwierigkeiten sich selber die Schuld geben.«

> **Mutter (lächelnd):** »Ja, ich fühle mich wirklich schlecht.«
>
> **Therapeut:** »Es ist schwierig für Sie, sich als Mutter so schuldig zu fühlen, obwohl sie doch Ihr Bestes für Ihre Tochter geben. Schauen Sie mal, sie hat doch Spaß zu spielen und zu entdecken! Spielen Sie manchmal mit ihr?«
>
> **Mutter:** »Oh ja, das mache ich sehr gerne.«
>
> Sie nahm nun die Klötzchen und begann auch Türme zu bauen, genauso wie ich es vorher getan hatte. Aber das Kind zeigte keinerlei Interesse an ihr und ihrem Spielangebot. Darüber wirkte die Mutter enttäuscht.
>
> Am Ende der Sitzung sprach ich mit der Mutter über ihre Bemühungen als Mutter, ihre Unsicherheit, wie man eine Mutter sein kann, und über ihre Enttäuschung darüber, so wenig Erfolg bei ihrem Kind zu haben und keinen wirklichen Zugang zu ihrer Tochter zu finden.
>
> (Falldarstellung erstmals veröffentlicht in und zitiert aus von Klitzing & Schlensog-Schuster, 2021)

Aus der Fallschilderung wird deutlich, dass die körperliche Problematik (»Failure to thrive«, Schwierigkeit zu gedeihen) mit einer emotionalen Vernachlässigung des Kindes durch die überforderte Mutter zusammenhing. Zu dieser Vernachlässigung kam es nicht aus einem Mangel an Motivation und Einstellung vonseiten der Mutter. Im Gegenteil, diese wünschte sich nichts mehr, als dass sie für ihre Tochter eine gute Mutter sein könnte. Offensichtlich fehlte der Mutter einfach eine innere Intuition, wie man mit einem kleinen Kind im ersten Lebensjahr umgehen kann. Das, was der Mutter fehlte, wird in der Fachsprache »intuitives Elternverhalten« genannt.

3.1 Intuitive Elternkompetenz

Intuitive Elternkompetenz ist ein biologisch angelegtes Erlebens- und Verhaltensmuster, »welches es Eltern ermöglicht, entwicklungsgerecht und angemessen auf die biologischen, sozialen und emotionalen Bedürfnisse ihrer Kinder einzugehen« (von Klitzing, 2009, S. 24).

Papousek und Papousek (1983) beschrieben ausgehend von Mikroanalysen gefilmter Eltern-Säuglings-Interaktionen früh vorhandene integrative Kompetenzen des Babys und initiale Formen des elterlichen Fürsorgeverhaltens. Beide Fähigkeiten, sowohl die des Säuglings als auch die der Eltern, sahen Papousek und Papousek als tief biologisch verwurzelte menschliche Verhaltensdispositionen.

Dabei beobachteten sie eine Anzahl von spezifischen Verhaltensweisen von Eltern in Reaktion auf ihren Säugling, welche es ihnen ermöglicht, den Säugling schon ganz früh zu »führen« und »anzuleiten«. Die Autoren betonten dabei, dass diese elterlichen Verhaltensweisen unterhalb der bewussten Wahrnehmung ablaufen. Sie bezeichneten dieses elterliche Antwortverhalten als »intuitiv parenting« (intuitives Elternverhalten oder intuitive elterliche Kompetenz) und grenzten es von rationalen und bewusst kontrollierten Verhaltensweisen ab (S. 121). Nach ihren Beobachtungen reagieren Eltern, und zwar sowohl Mütter als auch Väter, schneller auf den Säugling, als dies bei bewusst kontrollierten Verhaltensweisen möglich wäre. Außerdem gab es in diesem intuitiven Verhalten keine Ermüdungserscheinungen. Elternfiguren (es können Mütter, Väter, aber auch andere erwachsene Bezugspersonen sein) tendieren dazu, ihre Sprachform, ihren Gesichtsausdruck und andere Bewegungen in simple und repetitive Muster zu gießen, die von außen betrachtet oft übertrieben wirken, aber offensichtlich den Bedürfnissen der Babys entsprechen. Diese Verhaltensmuster stellen passende Reaktionen auf die Verhaltensweisen von Säuglingen dar, die dabei wie unmittelbare Antworten auf spezifische Stimuli des Säuglings wirken. Zwei Modalitäten sind dabei zentral:

1. Das auf den Säugling bezogene »Sprechen« ist langsamer und verständlicher, die Tonlage ist höher und variabler als in Kommunikation zwischen Erwachsenen üblich. Mit einfachen Mitteln werden wichtige Botschaften ausgedrückt, wie einfache Ankündigungen, Zeichen der elterlichen Anwesenheit, Einladung zu gegenseitigem Vergnügen, Fragen oder Warnungen.

2. Der visuelle Kontakt scheint ebenfalls ein zentrales Kommunikationsinstrument zu sein. Eltern lesen aus dem Blickverhalten des Säuglings ab, wie aufmerksam der Säugling ist, was ihn interessiert und was er lieber vermeidet. Eltern sind in der Lage, je nach Verarbeitungsmöglichkeit, beim Säugling die Menge ihres Informationsinputs der Verarbeitungsmöglichkeit des Säuglings anzupassen. Sie versuchen, intensiv ins Zentrum des visuellen Blickfeldes des Babys zu kommen mit einer Distanz von 20 bis 25 Zentimetern, obwohl diese Entfernung viel größer ist als beispielsweise die übliche Leseentfernung. Genau dieser Abstand entspricht aber dem noch wenig anpassungsfähigen visuellen Scharfsehen des Säuglings. Bei jedem visuellen Kontakt scheinen Eltern ihr neugeborenes Kind mit einer typischen Grußantwort zu »belohnen«, wobei bei der Kontaktaufnahme meist ein verbaler Gruß und ein Lächeln folgen.

Als ein anderes Beispiel für das kontingente Antwortverhalten im Rahmen der intuitiven Elternkompetenz wird das Imitationsverhalten von Erwachsenen angesehen. Die Eltern tendieren dazu, vom ersten Kontakt an den Gesichtsausdruck und die Lautbildungen (Vokalisationen) ihres Kindes zu imitieren. Dabei übertreiben Eltern oft ihren imitierenden Ausdruck, als ob sie eindrücklich demonstrieren wollten, was der Säugling evtl. noch nicht deutlich genug ausdrücken kann.

Das Konzept der intuitiven Elternkompetenz greift auch, wenn man im weiteren Entwicklungsverlauf die Beziehung zu ihren Kindern beschreiben will. Viele elterlichen Handlungen, ihr Erziehungsverhalten und ihre Einstellungen scheinen nicht unmittelbar bewusst und rational begründet, sondern intuitiv gestaltet und von nicht bewussten Aspekten bestimmt zu sein. Die allermeisten Menschen verfügen über solche intuitiven Fähigkeiten des fürsorgenden Umgangs mit Kindern, so z. B. die Fähigkeit, das eigene Verhalten an die Entwicklungsbedürfnisse des Kindes anzupassen. Die Vernachlässigung von Kindern scheint in Situationen aufzutreten, in welchen Eltern über diese intuitiven Fähigkeiten nicht oder zu wenig verfügen. Das Fallbeispiel zu Beginn dieses Kapitels zeigt, dass die Mutter selbst diesbezüglich bei sich einen Mangel wahrnahm.

Geschichte und Kultur des Elternverhaltens

Unter Historiker:innen ist umstritten, ob eine spezifische Einstellung von Erwachsenen gegenüber ihren Kindern schon immer ein wichtiger Bestandteil von Elternschaft war. Ariès (1978) stellt in seinem umfassenden Werk zur Geschichte der Kindheit dar, dass das Konzept Kindheit sich erst Ende des 19. Jahrhunderts entwickelt hat. Aber immerhin führt er aus: »Die Dauer der Kindheit war (zuvor) auf das zarteste Kindesalter beschränkt, d. h. auf die Periode, wo das kleine Wesen nicht ohne fremde Hilfe auskommen kann; das Kind wurde also kaum, daß es sich physisch zurechtfinden konnte, übergangslos zu den Erwachsenen gezählt, es teilte ihre Arbeit und ihre Spiele.« (S. 46). Ariès ging also davon aus, dass es in der frühesten Phase der totalen Hilflosigkeit des Säuglings und Kleinkindes so etwas wie eine spezifische fürsorgliche Einstellung von Eltern oder anderen Beziehungspersonen gegenüber dem Kind gab. Spezifische Gefühle zwischen Eltern und ihren Kindern (ebenso wie die zwischen den Eltern) wurden in traditionellen Gesellschaften nicht als unabdingbare Voraussetzungen für die Existenz des Individuums und der Familie angesehen. Erst seit dem Ende des 19. Jahrhunderts habe sich diesbezüglich ein bemerkenswerter Wandel in den Lebensformen ergeben. Lloyd deMause (1980) verwies darauf, dass die Evolution der Eltern-Kind-Beziehungen eine unabhängige Quelle historischen Wandels bilde. »Der Ursprung dieser Evolution liegt in der Fähigkeit der jeweils nachfolgenden Elterngeneration, sich in das psychische Alter ihrer Kinder zurück zu versetzen und die Ängste dieses Alters, wenn sie ihnen zum zweiten Mal begegnen, besser zu bewältigen, als es ihnen in der eigenen Kindheit gelungen ist.« (S. 14). Die Geschichte der Kindheit sei eine Kette von immer engeren Beziehungen zwischen Erwachsenen und ihren Kindern, wobei die Verringerung der emotionalen Distanz zwischen den Generationen neue Ängste hervorrufe. Weil die psychische Struktur von Generation zu Generation durch den Engpass der Kindheit weitergegeben werden müsse, seien die Praktiken der Kindererziehung in einer Gesellschaft mehr als ein beliebiges kulturelles Merkmal neben anderen. »Sie stellen vielmehr die entscheidende Bedingung für die Überlieferung und Entwicklung aller anderen Merkmale der Kultur dar.« (S. 15). Es bedürfe spezifischer Kindheitserfahrungen, um spezifische Merkmale einer Kultur aufrechtzuerhalten. Jede Generation werde in eine Welt bedeutungsloser Objekte hineingeboren. Diesen Objekten werde nur dann Bedeutung verliehen, wenn das Kind eine bestimmte Art der Fürsorge erhalte. »Die Evolution der Kindheit geht in verschiedenen Ländern, Klassen und Familien in unterschiedlichen Geschwindigkeiten vonstatten.« (S. 86).

Aus historischer Sicht hat es also in jeder Epoche ganz spezifische Einstellungen von Eltern bzw. Fürsorgebeauftragten gegenüber ihren Kindern gegeben. Im Laufe der Zeit wurde aber die Phase der Kindheit immer mehr ausgedehnt. Einig scheinen sich die Historiker:innen aber darüber zu sein, dass es in der allerfrühsten Säuglingszeit immer schon so etwas wie ein intuitives elterliches Verhalten gab, wobei die affektive Besetzung von kleinen Kindern angesichts der hohen Säuglingssterblichkeit meistens anfänglich nicht so hoch war, so dass der Tod und Verlust des Kindes für Eltern auch nicht ein derart schmerzhaftes Erlebnis darstellte, wie das heute der Fall ist.

Kärtner et al. (2008) verglichen Kontingenzerfahrungen zwischen Säuglingen und Elternfiguren in sechs verschiedenen kulturellen Kontexten (Berlin, Los Angeles, Peking, Delhi, städtisches Nso-Gebiet und ländliches Nso-Gebiet in Kamerun (Volksstamm im Nordwesten Kameruns). Sie beobachteten in allen Gesellschaften ein vergleichbares Kontingenzverhalten von Fürsorgepersonen gegenüber drei Monate alten Kindern, wobei die Vokalisation die dominante Ebene des Antwortgebens darstellte. Die Kinder erhielten in allen untersuchten Gruppen Antworten, die sich auf ihren Hör- und in zweiter Linie auf ihren Berührungssinn ausrichteten und auch die visuelle Ebene einbezogen. Die auf die visuelle Ebene bezogenen Kontingenzbewegungen zwischen Säuglingen und Elternfiguren waren v. a. in industrialisierten Kulturen (Berlin, Los Angeles) vorrangig. Dagegen überwogen in ländlichen, unterentwickelteren Gebieten Interaktionsebenen in Verbindung mit Berührungen. Die Resultate weisen darauf hin, dass es kontingentes Responsivitätsverhalten zwischen Säuglingen und Fürsorgepersonen als Teil intuitiver Elternschaft in allen Kulturen gibt. Dieses drückt sich aber teilweise unterschiedlich und kulturspezifisch entlang der Achse distal (visuelle Ebene in auf Autonomie und Distanz ausgerichteten Kulturen) zu proximal (Ebene der Berührung in auf Interdependenz und Nähe ausgerichteten Kulturen) aus. D. h., dass in vorwiegend westlich und/oder städtisch geprägten Kulturen Eltern-Kleinkind-Interaktionen am ehesten über Blickkontakt sowie Nähe-Distanz-Bewegungen zwischen den Interaktionspartnern und in eher ländlichen, weniger von der westlichen Zivilisation geprägten Kulturen eher über Berührung und Körperkontakt geprägt werden.

Aus entwicklungspsychologischer und neurobiologischer Sicht legen Elternfiguren zweifelsohne eine Reihe von intuitiven Verhaltensweisen an den Tag, mit welchen sie die kommunikative Entwicklung ihrer Säuglinge und Kleinkinder unterstützen. Diese Verhaltensweisen umfassen eine veränderte Sprachweise, die Etablierung von Augenkontakt und einem spiegelnden Verhalten gegenüber den Ausdrucksweisen des Kindes. Zu diesem Elternverhalten kommt es ohne bewussten Vorsatz. Bestimmte Hirnstrukturen und -funktionen scheinen die Grundlage dafür zu sein, dass Elternfiguren sehr schnell Signale des Säuglings von anderen sozialen Signalen unterscheiden können und auf diese spezifisch reagieren. Besonders der orbital frontale Kortex scheint für solche schnellen Reaktionen bedeutsam zu sein. Parsons et al. (2017) verwiesen dabei besonders auf die olfaktorischen Schlüsselreize, v. a. den Geruch des Säuglings, die offensichtlich eine intuitive elterliche Haltung fördern. Während der Geruchssinn beim Menschen keine dominante sensorische Modalität darstellt wie bei anderen Säugetieren, haben doch auch menschliche Mütter einen besonderen Bezug zum Geruch ihrer Säuglinge. Einige Studien haben gezeigt, dass Mütter bereits zehn Minuten nach der Geburt den Geruch ihres Säuglings unabhängig von Berührung und visuellen Kontrollen wiedererkennen können (Lonstein et al., 2015). Interessant ist v. a. die Schnelligkeit elterlicher Reaktionen. Ein schnelles Erkennen der kommunikativen Säuglingssignale kann in subkortikalen Strukturen nachgewiesen werden und führt zu einer physiologischen Erregung, die dann die weitergehenden kortikalen Reaktionen bahnen. Ergebnisse von MEG-Untersuchungen (MEG = Magnetenzephalographie – eine Messung der magnetischen Aktivität des Gehirns) haben gezeigt, dass visuelle und akustische Reize bereits 130 Millisekunden nach Auftreten im orbital frontalen Kortex verarbeitet werden. Nur wenig später folgt das Engagement des kortikalen motorischen Systems. Ferner hat sich gezeigt, dass in elterlichen Gehirnen ein hohes Maß an erfahrungsbasierter Plastizität vorherrscht, welche es den Erwachsenen ermöglicht, ihr interaktives Verhalten auf die Wahrnehmungs- und Kommunikationsentwicklung ihres Säuglings abzustimmen. Gegenstand zukünftiger Forschung sind die Reaktionsweisen des Gehirns auf Geruch und Berührung als wesentliche Teile des intuitiven elterlichen Systems.

Exkurs: Die Rolle des Oxytocins

Veränderungen in den Hormonen Oxytocin, Vasopressin, Prolaktin, Testosteron und Kortisol beeinflussen das elterliche Verhalten und werden umgekehrt wieder von der Eltern-Kind-Interaktion beeinflusst. Dabei haben v.a. Feldman und Bakermans-Kranenburg (2017) das Oxytocin als ein Schlüsselhormon des menschlichen Elternverhaltens identifiziert. Oxytocin ist ein Neuropeptid, das in bestimmten Kernregionen des Hypothalamus gebildet und in der Hypophyse ausgeschüttet wird. Dieses Hormon spielt offensichtlich bei Säugetieren eine große Rolle bei der Geburt, der Milchbildung und der mütterlichen Fürsorge. Umfangreiche korrelative Studien deuten darauf hin, dass die Ausschüttung von Oxytocin die Synchronizität zwischen Eltern und ihrem Kleinkind erhöht sowie sensitives elterliches Verhalten und Elternkontakt ermöglicht. Es scheint mit anderen Hormonen wie Vasopressin, Kortisol oder Testosteron zusammenzuwirken und elternspezifische Effekte herbeizuführen. Die Ausschüttung von Oxytocin ist offensichtlich mit Schlüsselreizen im elterlichen Gehirn verbunden. Das Muster der Hormonausschüttung verändert sich in Hochrisikosituationen beispielsweise bei elterlicher Psychopathologie. Manche Forscher regen an, Oxytocin auch therapeutisch einzusetzen. Umgekehrt kann wiederum die Förderung der Hautberührung zwischen Mutter und Kind, z.B. unmittelbar nach der Geburt, die Produktion und Ausschüttung von Oxytocin in Gang bringen und fördern.

Die Neurobiologie väterlichen Verhaltens ist noch wenig beforscht im Gegensatz zu einer Fülle von wissenschaftlichen Erkenntnissen zu mütterlichem Verhalten. Feldman et al. (2019) haben gezeigt, dass väterliches Verhalten von einer starken neuronalen Plastizität begleitet und durch vorangehende und gegenwärtige Erfahrungen von Fürsorgehandlungen gegenüber kleinen Kindern geformt wird. Väter sind davon abhängig, dass sie nicht zu viel Umweltstress ausgesetzt sind und von ihren Partnerinnen unterstützt werden. Neben der Sensitivität elterlichen Verhaltens ist auch der Rhythmus im Verhalten gegenüber Säuglingen und Kleinkindern von Belang. Mütter tendieren dazu, sich stärker auf die Bedürfnisse des Kindes einzulassen, seine Fähigkeiten zur Affektregulation nicht zu überfordern und in ihrem Verhalten nur langsam zwischen Stimulationen und Beruhigungen zu wechseln. Väter bringen dagegen herausfordernde Elemente mit hohen Frequenzen und Amplituden von Stimuli ein, regen also die Kinder eher an, als dass sie sie beruhigen. Die Unterschiede zwischen den Geschlechtern sind diesbezüglich aber nicht starr. Auch Mütter verhalten sich zuweilen »väterlich« und Väter »mütterlich«. Wie von Klitzing und White (2020a) dargelegt haben, ist es für die Entwicklung der Autonomie und der Denkfähigkeit von Kleinkindern günstig, wenn sie in ausgewogener Form mit beiden Verhaltensstilen konfrontiert werden.

3.2 Störungen der intuitiven elterlichen Kompetenz

Die Ergebnisse neurobiologischer Forschung zeigen, dass intuitives Elternverhalten und die Beziehung zwischen Kindern und ihren Eltern in höchstem Maße störanfällig sind. Yirmiya et al. (2018) untersuchten beispielsweise Mütter und ihre Kleinkinder, die in Israel und Palästina traumatischen Kriegssituationen ausgesetzt waren, und verglichen sie mit Mutter-Kind-Dyaden, die solche Erfahrungen nicht gemacht hatten. Beim Betrachten biologischer Parameter fiel auf, dass beide, Mütter und Kinder, nach Kriegserlebnissen erhöhte Konzentrationen des Stresshormons Kortisol im Speichel und erhöhte Entzündungsparameter (vermehrt Immunglobuline-(s-IGA)-Ausschüttung) aufwiesen. Mütter mit einem solchen Sekretionsmuster zeigten in Stresssituation weniger unterstützendes Verhalten gegenüber ihren Kindern. Waren also die Kinder selbst potenziell traumatischen Erlebnissen ausgesetzt, was sich bei ihnen offensichtlich schon auf ihr endokrinologisches Gleichgewicht auswirkte, so waren sie zusätzlich mit Müttern konfrontiert, die durch eigene traumatische Erfahrungen weniger gut auf sie eingehen und sie beruhigen konnten.

Man kann solche Ergebnisse dahingehend interpretieren, dass die intuitive Elternkompetenz eine biologisch angelegte Verhaltensdisposition beim Menschen darstellt, welche durch verschiedene Risikofaktoren gestört werden kann. Man kann sich aber auch vorstellen, dass die intuitive Elternkompetenz sich wie manch andere biologisch angelegten Verhaltensdispositionen erst durch Erfahrungen in einer günstigen Umwelt (meist die Erfahrung, als Kind selbst positiv »beeltert« worden zu sein) entwickeln kann. Wie im Fallbeispiel dargelegt, wirken sich eigene erlebte Vernachlässigungen und auch Traumatisierungen in der eigenen Kindheit oft hemmend oder sogar zerstörerisch auf die Entwicklung der eigenen intuitiven Elternschaft aus. Schechter et al. (2015) verglichen in ihrer Studie 34 Mütter, die infolge von erfahrener Gewalt in ihrer Partnerschaft posttraumatische Stresssymptome aufwiesen, mit 22 Müttern ohne solche Erfahrungen. Die belasteten Mütter hatten größere Mühe, ihre Emotionen und die Emotionen ihrer im Schnitt zwei Jahre alten Kinder angemessen zu beschreiben. In einer standardisierten Interaktionssituation wurde deutlich, dass diese Beeinträchtigung in Kombination mit einem niedrigen sozioökonomischen Status assoziiert war mit einem verminderten sensitiven Verhalten, einem erhöhten Kontrollverhalten und einer mangelnden Responsivität gegenüber ihren Kindern. Juul et al. (2016) zeigten in einer Untersuchung an 255 Müttern mit ihren sechs Monate alten Kindern, dass in der eigenen Kindheit erlebte Traumata mit einem niedrigen Kortisolspiegel im Speichel verbunden waren, was offensichtlich zu einer verminderten affektiven Resonanz in der mütterlichen Interaktion mit ihren Säuglingen führte. In einer Untersuchung von Muzik et al. (2013) bewerteten 97 Mütter, die aufgrund selbst in ihrer Kindheit erlebter Misshandlung und Vernachlässigung psychische Symptome aufwiesen, ihre Bindungsqualität zu ihren Kindern geringer als die 53 unbeeinträchtigten Mütter einer Vergleichsgruppe. Verbunden mit dieser negativeren Selbsteinschätzung konnten dann auch Beeinträchtigungen in der Qualität der belasteten Mütter im Umgang mit ihren Kleinkindern beobachtet werden.

Postpartale Depressionen der Mütter beeinträchtigen das Interaktionsverhalten gegenüber den Kindern besonders stark. Das ist ein relevanter Faktor für die psychische Säuglingsgesundheit, da 10–15 %

aller Mütter hiervon betroffen sind, manche Schätzungen gehen gar von 30 % aus (Brummelte & Galea, 2016). So führten beispielsweise Muzik et al. (2017) bei 164 Müttern und ihren Kleinkindern Hausbesuche durch und werteten ihre Beobachtungen von gefilmten freien Spielsituation zwischen Mutter und Kind aus. Die Mütter, die unter postpartaler Depression litten, schätzten ihre Fähigkeiten im Umgang mit ihren Kindern als gering ein und zeigten im Vergleich zu nichtdepressiven Müttern weniger Sensitivität, weniger positive und mehr negative Affekte in der Interaktion mit ihren Kindern. In den Monaten nach der Geburt tendieren depressive Mütter zu verstärkt negativem und unengagiertem Verhalten gegen über ihren Babys (Lovejoy et al., 2000), sie berühren ihre Kinder weniger und mit weniger emotionaler Beteiligung (Goldstein Ferber et al., 2008) und sie lassen sich weniger auf vokale und visuelle Kommunikationen, wie Lächeln, Gesicht-zu-Gesicht-Interaktion und Geschichten erzählen, ein (Field, 2010). Oft wird unterstellt, dass Wissenschaftler:innen, die auf die Risiken postpartaler Depressionen für die psychische Entwicklung von Kindern hinweisen, den psychisch kranken Müttern zusätzlich zu ihrem Leid noch Schuldgefühle machen. Dabei geht es eher darum, auf die klinische Bedeutung der oft übersehenen postpartalen Erkrankung bei Müttern aufmerksam zu machen und die Relevanz einer angemessenen Diagnostik und frühzeitigen Behandlung unter Einbezug des Kindes zu betonen.

Zusammenfassend kann gesagt werden, dass eine Geschichte von Vernachlässigung und Traumatisierung in der eigenen Kindheit, wie im Fallbeispiel beschrieben, insbesondere dann zu einer Beeinträchtigung der eigenen elterlichen Haltung mit kleinen Kindern führt, wenn Mütter zum Schutz ihres affektiven Gleichgewichts ihre eigenen Gefühle abwehren müssen, in diesem Zusammenhang auch die Emotionen ihrer Babys schlechter wahrnehmen und dann möglicherweise depressive oder posttraumatische Stresssymptome entwickeln. Solche Konstellationen sind oftmals verbunden mit einer Dysregulation des biologischen Stresssystems und einer Veränderung im Immunsystem der Mutter. Kleine Kinder reagieren auf die beeinträchtigten Interaktionsangebote schon sehr früh mit Dysregulationen des eigenen biologischen Stresssystems. Im weiteren Verlauf weisen sie dann ein erhöhtes Risiko für psychische Erkrankungen auf (Murray et al., 2011).Unter diesen Fragestellungen sind Väter mit erlebten Kindheitsvernachlässigungen bzw. -traumata und die Folgen für ihre Elternschaft sowie die Vater-Kind-Interaktion bisher kaum untersucht worden.

Bowers und Yehuda (2016) sprechen angesichts der vielen Daten, die den Einfluss elterlicher Traumata und des damit verbundenen Stresserlebens auf die Nachkommen belegen, von einer »transgenerationalen Übertragung« (»Intergenerational Transmission«) (S. 232). Mehrere »Übertragungswege« wirken nach Auffassung dieser Autoren dabei zusammen:

- eine direkte beeinträchtigende Wirkung von elterlichen pathologischen Stresserfahrungen auf die Ei- und Samenzellen,
- hormonelle Übertragungen von Stresserleben im Uterus bzw. im pränatalen Milieu des Fetus und
- nachteiliger Einfluss auf das elterliche Fürsorgeverhalten im postpartalen Leben.

In Tierversuchen an Ratten konnte gezeigt werden, dass beeinträchtigendes elterliches Verhalten der Muttertiere nicht nur zu Verhaltensstörungen, sondern auch zu messbaren epigenetischen Veränderungen bei den Nachkommen führen kann, die dann u. U. Ausgangspunkt für eine weitere Übertragung auf die folgende Generation sein können (Meaney et al., 2013; Meaney, 2016).

3.3 Psychoanalytische Überlegungen zum Elternsein

Für die Eltern kommt es darauf an, Kindern im Säuglings- und Kleinkindalter einen sicheren Halt zu geben, auf Unlustsignale zu reagieren und körperliche Bedürfnisse zu befriedigen (Winnicott, 1960). Für den Säugling ist es entwicklungsstimulierend und persönlichkeitsbildend, wenn auf sein Interaktionsangebot eine emotional angemessene Reaktion der Eltern erfolgt, d. h., wenn er gespiegelt wird und wenn seine Fürsorgeperson sich auf seinen Affekt einstimmt (Stern, 1984, 1985). Dies sind Voraussetzungen dafür, dass Eltern bzw. andere primären Bezugspersonen und ihre Säuglinge und Kleinkinder in lustvolle emotionale Austauschprozesse treten können, denen schon Spitz (1963) eine zentrale Ich-bildende Funktion zusprach.

Die Psychoanalyse beschäftigt sich mit den unbewussten Motiven für die elterliche Zuwendung zum Kind und die mit diesen verbundenen elterlichen Konflikte. S. Freud (1914) verknüpfte die »Einstellung zärtlicher Eltern gegen ihre Kinder« mit dem »Wiederaufleben und (der) Reproduktion des eigenen längst aufgegebenen Narzissmus.« (S. 157). Die Überschätzung der eigenen Person, die die infantile narzisstische Position gekennzeichnet hatte, richtet sich nun auf das eigene Kind.

»So besteht ein Zwang, dem Kinde alle Vollkommenheit zuzusprechen, wozu nüchterne Beobachtung keinen Anlaß fände, und alle seine Mängel zu verdecken und zu vergessen, womit ja die Verleugnung der kindlichen Sexualität im Zusammenhang steht. (…) Das Kind soll es besser haben als seine Eltern, es soll den Notwendigkeiten, die man als im Leben herrschend erkannt hat, nicht unterworfen sein. (…) Der heikelste Punkt des narzißtischen Systems, die von der Realität hart bedrängte Unsterblichkeit des Ichs, hat ihre Sicherung in der Zuflucht zum Kinde gewonnen. Die rührende, im Grunde so kindliche Elternliebe ist nichts anderes als der wiedergeborene Narzißmus der Eltern, der in seiner Umwandlung zur Objektliebe sein einstiges Wesen unverkennbar offenbart.« (S. Freud, 1914, S. 157–158).

In diesem Zusammenhang sprach Freud von »His Majesty the Baby, wie man sich einst selbst dünkte.« (S. 158). Die unmittelbare sich im Kinderwunsch bereits andeutende, sich während der Schwangerschaft entwickelnde und dann in der Neonatalzeit sich zu einem fast psychotischen Zustand (Winnicott, 1956) entfaltende Liebe zum Kind und die mit ihr verbundene Zurückstellung, teilweise sogar Aufgabe vieler eigener Bedürfnisse haben also etwas mit der Liebe zum eigenen Selbst, welche auf das Kind projiziert wird, zu tun. Doch wir lieben ja nicht das Kind primär, weil es uns selbst ähnelt, sondern weil es dem nahekommt, wie wir selbst gern gewesen wären. »Als Eltern versuchen die meisten von uns, die Beelterung zu reaktivieren und wieder zu erzeugen, die wir selbst gerne erfahren hätten, und das Kind zu kreieren, das wir gerne gewesen wären. Neben der Befriedung physischer Bedürfnisse des Säuglings machen wir uns für das Kind als Rollenmodelle verfügbar; wir versuchen, dem Kind Führung, Richtung, Rat und Fürsorge zur Verfügung zu stellen; dabei bringen wir bewusste und unbewusste Werte ein. Unsere Kinder eröffnen uns die Möglichkeit, den Schmerz, die Vernachlässigungen und die Begrenzungen unserer eigenen Vergangenheit durchzuarbeiten. In der Elternschaft erfährt unser Unbewusstes ein Recycling.« (Offerman-Zuckerberg, 1992, S.205, Übersetzung durch den Autor); deMause (1980) spricht in diesem Zusammenhang von einer Evolution der Eltern-Kind-Beziehungen, die verbunden ist mit »der Fähigkeit der jeweils nachfolgenden Elterngeneration (…), sich in das psychische Alter ihrer Kinder zurückzuversetzen und die Ängste dieses Alters, wenn sie ihnen zum zweiten Mal begegnen, besser zu bewältigen, als es ihnen in der eigentlichen Kindheit gelungen ist.« (S.14). Die Möglichkeit zur Regression in die Elternschaft und das Eingehen auf die kindlichen Bedürfnisse auf eine altersangemessene Weise geben Eltern also auch die Möglichkeit, eigene erlebte Konflikte und Widersprüche zu verarbeiten. Dies mag ein Motiv für den dringenden Kinderwunsch vieler Ehepaare sein.

Doch die Elternschaft gerade mit sehr kleinen Kindern ist keine »Wellnesskur« zur Befriedigung eigener narzisstischer Bedürfnisse und Verarbeitung früher Konflikte. Lassen wir uns einmal an Laura denken, das Kind aus unserem Fallbeispiel. Denken wir an die Zeit, als Lauras Mutter, die so viel Hoffnung mit der Geburt ihrer Tochter verknüpfte, sie zu stillen versuchte. In den ersten Monaten war Lauras kindliche Persönlichkeit von dem Wunsch nach unmittelbarer Bedürfnisbefriedigung im Sinne des Primärprozesses geleitet. Die Emotionen des Säuglings waren basaler Art. Es gab globale Gefühle von Liebe immer dann, wenn sie sich gesättigt und versorgt fühlte, und Hass, wenn sie hungrig war und sich unbefriedigt oder von negativen Körpergefühlen überwältigt fühlte.

Das Bestreben des Babys besteht ja auf ganz einfache Art darin, negative Gefühle loszuwerden. Es schreit, bewegt sich, strampelt und verhält sich auf eine Weise, dass Eltern besorgt reagieren. Man kann das von den Gesichtern von Müttern und Vätern ablesen. Mit ihrer Mimik spiegeln Eltern nicht nur positive, sondern auch negative Gefühle. In einem erfolgreichen Interaktionsprozess werden Mütter oder Väter angesichts von Unlustzeichen bei ihrem Säugling beunruhigt, traurig, vielleicht auch ärgerlich. Auf diese Weise drücken sie ihre Sorge über den Zustand des Kindes aus, aber vielfach gelingt es ihnen, das Baby zu beruhigen. Es wirkt so, als werde das Baby seine negativen Gefühle los, indem es sie in die Mutter oder in den Vater transferiert. Diesen Prozess auf interpersonalen und intrapsychischen Ebenen nennen wir in Anlehnung an Melanie Klein »Projektion« (Klein, 1946). Etwas, was im eigenen Erleben unerträglich erscheint, wird in das Gegenüber (»das Objekt«) projiziert. Wenn sich das Objekt mit diesen Elementen identifiziert (das bedeutet, dass die inneren Welten der Eltern von den Emotionen des Kindes geprägt werden), sprechen wir von »projektiver Identifikation«. Wenn nun die Eltern die problematischen unintegrierten Emotionen des Kleinkindes psychisch »verdauen«, wie schaffen sie es dann, diese verdauten Gefühle als tragbare Zustände wieder in das Kind zurückzubringen? Das geschieht, so scheint es auf jeden Fall, über das Handeln im Sinne einer Beruhigung des Babys. Wenn wir aber in die intrapsychischen Welten der zwei Individuen, Elternteil und Baby, schauen, können wir sagen, dass das Baby die ursprünglich unerträglichen Zustände nun in transformierter und damit erträglicher Form zurück in sich selbst hineinnimmt (»re-introjiziert«). Der britische Psychoanalytiker Bion (1962b) hat die untragbaren unintegrierten »undenkbaren« und unmentalisierten Zustände im Baby »Beta-Elemente« genannt. Diese sind somatische und unreife emotionale Sinneseindrücke, die nicht »mentalisiert« bzw. in Gedanken gefasst werden können. Dagegen sind »Alpha-Elemente« in unserer psychischen Welt bewältig- und denkbare Gedanken, Emotionen, Impressionen und Phantasien oder Wahrnehmungen. Mittels der »Alpha-Funktion« können die Beta-Elemente verdaut und für den Gedankenprozess, den Sekundärprozess und die Mentalisierung verfügbar gemacht werden. Diese sich in täglichen Interaktionen abspielenden interpersonalen und intrapsychischen Prozesse erfordern Eltern, die ihr Kind lieben (also langsam einen Transfer von der narzisstischen zur Objektliebe durchmachen), die aber auch mit unverdauten negativen Emotionen umgehen können. Verbleiben Eltern auf der rein narzisstischen Stufe der Elternliebe, könnten sie einen solchen Transferprozess nicht vollziehen.

Der vielfach in Entwicklungspsychologie und Psychoanalyse verwendete Begriff der **Mentalisierung** beschreibt einen tiefen inneren Prozess der psychischen Verarbeitung und Integration primärprozesshafter psychischer Funktionen. Fonagy et al. (2004) haben diesen Begriff so operationalisiert, dass Mentalisierungsprozesse in der elterlichen reflektiven Funktion (»reflective function«) beobachtund messbar werden, was die Möglichkeit zu empirischer psychologischer Forschung in Hinblick auf solche Prozesse eröffnete. Angelehnt an die Theory of Mind wird in diesem Zusammenhang die reflektive Funktion als eine Fähigkeit definiert, eigenes Verhalten oder das Verhalten anderer Menschen durch die Zuschreibung mentaler Zustände zu interpretieren. Es geht darum, dass ein Subjekt in der Beziehung zu einem Objekt versucht, Handlungen und Einstellungen des Objekts dadurch zu verstehen, dass es sich eine Theorie darüber macht, wie dessen Verhaltensweisen motiviert sein könnten, und diese Theorie auf sein Verständnis vom eigenen mentalen Funktionieren ausrichtet. Dabei geht es aber nicht nur darum, andere Menschen aus der Sicht der eigenen mentalen Funktionen zu verstehen, sondern auch darum, die Sicht anderer Menschen auf sich selbst zu konzeptualisieren. Es ist naheliegend, dass die reflektive Funktion eine wichtige Fähigkeit darstellt, die Eltern im Umgang mit ihren kleinen Kindern sehr hilft (auf ihre therapeutische Bedeutung wird in Kapitel 3.2 ausführlich eingegangen). Suardi et al. (2020) haben gezeigt, dass die reflektive Funktion die unmittelbare Einwirkung eigener traumatischer Erfahrungen auf das eigene Interaktionsverhalten gegenüber dem Kind »abpuffern« kann. Es ist aber zu betonen, dass mit dem sehr gebräuchlichen Begriff »Mentalisierung« nicht deckungsgleich das beschrieben wird, was Bion in seiner psychoanalytischen Vorstellung von der Alpha-Funktion ausdrücken wollte. Denn ihm ging es nicht um kognitive, sondern um tief unbewusste psychische Prozesse, die bereits weit im Vorfeld von bewussten Denkabläufen das Verhalten von Eltern gegenüber ihren Kindern bestimmen. Dafür, dass schon jenseits der reflektive Funktion innerseelische Prozess im Umgang mit Kleinkindern stattfinden, sprechen die erwähnten neurobiologischen Befunde, die belegen, dass Eltern extrem schnell und unmittelbar auf die Signale des Kindes reagieren, lange bevor bewusste Denk- und Vorstellungsvorgänge einsetzen (zur genaueren Verwendung des Mentalisierungsbegriffes in der Psychotherapie vgl. Kapitel 10.2.2).

Zwei Formen von elterlicher Reaktion auf kindliche Beunruhigungs- und Hassgefühle können für das Kind katastrophal sein:

1. Es kann sein, dass eine Elternfigur vielleicht aus eigener Problematik heraus die Gefühle des Kindes gar nicht an sich heranlässt. So sind postpartal depressive Mütter oder Väter oft gar nicht in der Lage, die Emotionen von Beziehungspersonen zu erkennen und in sich aufzunehmen. Green (1993) sprach in diesem Zusammenhang von der »toten Mutter«, die zwar körperlich anwesend, aber psychisch nicht erreichbar ist.
2. Es kann sein, dass die Elternfigur zwar die negativen Affekte, die Alpha-Elemente, in sich aufnimmt, diese aber dort auf eine eigene von katastrophalen Gefühlen geprägte Innenwelt treffen, wie das oft bei selbst in der Kindheit traumatisierten Eltern der Fall ist. Es besteht dann die Gefahr, dass die Affekte des Kindes zusätzlich »aufgeladen« werden mit den eigenen aus der Kindheit übriggebliebenen unverdauten Inhalten der Elternfigur, so dass schließlich das Kind Affekte in noch viel schlimmerer Form zurückgespiegelt erhält. Es ist nachvollziehbar, dass durch einen solchen Prozess von Projektion und Introjektion im kleinen Kind eine unfassbare Angst entstehen kann.

Im Fall von Laura und ihrer Mutter können wir uns das so vorstellen: Die Mutter wünschte sich nichts mehr, als eine liebevolle Mutter gegenüber dem Kind zu sein, eine Mutter, wie sie sie wahrscheinlich selbst nie ausreichend erfahren hatte. Aber gleichzeitig weckten Lauras wütende und fordernde Schreie in der

Mutter unbewusst Erinnerungen an eigene erlebte Traumatisierungen. Auf der einen Seite wünschte sich die Mutter, selbst negativ Erlebtes quasi stellvertretend an ihrem eigenen Kind wiedergutzumachen, um in Identifikation mit ihrem Kind doch noch eine schöne Kindheit zu erleben. Auf der anderen Seite ängstigt sie das schreiende und gierige Kind (sie hatte Angst, von Laura beim Stillen gebissen zu werden). Hinzu kam der Neid auf ihr Kind, dem es möglicherweise besser gehen könnte, als sie es selbst erlebt hatte. So sah sie unbewusst in Laura nicht nur das Kind, auf das sie sich so gefreut hatte, sondern auch das Kind, von dem sie sich bedroht fühlte. Laura dagegen spürte die Angst und auch die aggressiven Gefühle in der Mutter, die aber aus dem bewussten Erleben ferngehalten (»abgespalten«) wurden und deshalb nicht in die Gesamtheit der mütterlichen Haltung integriert waren. In einer Art Selbstschutz sträubte das Mädchen sich dagegen, die von den unintegrierten traumatischen Erfahrungen vergifteten Gefühle und parallel dazu auch die vergiftet wirkende Nahrung der Mutter in sich aufzunehmen. In solch frühen Beziehungsprozessen sind Projektions- und Introjektionsprozesse, die die innerpsychische und interpersonelle Welt verbinden, auch eng an ganz basale physiologische Prozesse wie die Nahrungsaufnahme gekoppelt. Laura verweigerte die Milch der Mutter, sie spuckte sie wieder aus, was die Mutter letztendlich noch wütender machte.

Insofern hatte die Mutter schon mit ihrer Intuition recht, wenn sie sagte, dass die Grundlage für die Nahrungsverweigerung des Kindes ihre eigene Angst sein könnte. Sie fühlte sich bedroht und sie hatte Angst, dass Laura die mütterlichen aggressiven Affekte nicht überlebt. Dass dieser Prozess und die Rückwirkung auf das Kind sehr körpernah sind, drückte die Mutter mit der Vorstellung aus, dass ihre Angst zur Anspannung der Organe des Kindes geführt hat und dass diese sich deshalb zusammengezogen haben und die Nahrung nicht aufnehmen können. Dies war eine sehr konkrete körperbezogene Vorstellung, die aber im Grunde genommen die Schwierigkeit ihrer eigenen von schweren, unlösbar wirkenden inneren Konflikten geprägten Elternhaltung, die sich so auf die Interaktion mit ihrem Kind auswirkte, gut umschrieb. Dass solch eine Sichtweise die eigene Elternschaft dann aber mit massiven Schuldgefühlen verband, ist nachvollziehbar.

Sowohl im Fallbericht als auch in der Darstellung der empirischen Befunde zur intuitiven elterlichen Kompetenz war vorwiegend von Müttern und deren Beziehung zu ihren Kindern die Rede. Das liegt daran, dass es in der Forschung nach wie vor ein erhebliches Übergewicht an Studien gibt, die sich mit der Mutter-Kind-Beziehung beschäftigen. Dabei können und müssen Väter sich genauso wie Mütter auf die Beziehung zum Kind einlassen. Bei Vätern laufen ganz ähnliche Prozesse ab wie bei Müttern, und auch die Interaktionen zwischen Vätern und Kindern sind von ähnlich tiefgehenden Dynamiken geprägt. Es ist auf jeden Fall für das Überleben des Kindes ein erheblicher Vorteil, neben der biologisch aufgrund von Schwangerschaft und Stillprozess zunächst am nächsten stehenden Mutter auch noch den Vater und/oder weitere Bezugspersonen zu haben (von Klitzing & White, 2020a; Winnicott, 1964). In eigenen Studien konnten wir zeigen, dass auch in dyadischen Prozessen das Hinzutreten eines Dritten, die/der mit beiden, Mutter und Kind, in Beziehung tritt, ohne dass es zu gegenseitigen Ausschlusstendenzen kommt, für das Kind einen erheblichen Entwicklungsvorteil mit sich bringt. (Emde, 1999; von Klitzing et al., 1999)

In unserer psychotherapeutischen Arbeit mit Laura und ihrer Mutter während des stationären Aufenthaltes wurde der Therapeut zu einer bedeutungsvollen dritten Person, die die verklammerte und von negativen Affekten geprägte Mutter-Kind-Beziehung entlastete und öffnete. Darüber hinaus bestand eine ganz wichtige Intervention darin, weitere Personen zur Unterstützung zu mobilisieren. Es gelang schließlich, den zunächst desinteressiert wirkenden Vater in die Behandlung einzubeziehen. Er übernahm die Betreuung des Kindes über längere Zeiten und entlastete so die Mutter. Auch das weitere soziale Umfeld (Großeltern, Nachbarn, Ärzte etc.) konnte dazu bewegt werden, das Kind und die Familie zu unterstützen. Von der Mutter wurde das

Hinzutreten eines Dritten zunächst bedrohlich erlebt, fürchtete sie doch, dass dieser dann der bessere Partner für das Kind sein könnte, was bei ihr starke Ängste, selbst ausgeschlossen zu werden, bewirkt. Solange die Elternliebe vorwiegend narzisstisch ausgerichtet ist, d. h. im Kind nur das verherrlichte eigene Selbst geliebt wird, ist es unerträglich, sich vorzustellen, dass das Kind noch einen anderen Elternteil hat und mit diesem/dieser auch eine gute Beziehung haben könnte. Hier gilt es an der triadischen Kompetenz der Eltern zu arbeiten (von Klitzing & Stadelmann, 2011), nämlich der Fähigkeit, zu einem Kind eine tiefgehende Beziehung zu entwickeln, ohne den Dritten auszuschließen und ohne sich durch die Beziehung eines Dritten zum Kind bedroht zu fühlen. Nicht selten gelingt das gerade Müttern dann nicht, wenn sie eine enge Beziehung zu ihrem Kind wünschen, um die eigene erlebte Vernachlässigung in der Beziehung zu den eigenen Eltern auszugleichen.

Zusammenfassend können wir aus der ausführlichen Analyse von Einzelfällen und aus vielen empirischen Studien ableiten, dass es sich bei der intuitiven elterlichen Kompetenz und dem mit ihr verbundenen beobachtbaren intuitiven elterlichen Fürsorgeverhalten um eine biologisch angelegte Verhaltensdisposition handelt, die sich durch ausreichend gute Erfahrungen in der eigenen Kindheit, welche Identifikationsprozesse mit der in der Herkunftsfamilie erlebten elterlichen Haltung anstoßen, entfalten und entwickeln kann. Das intuitive elterliche Fürsorgeverhalten ermöglicht, dass Eltern und andere Fürsorgepersonen die rein narzisstische Besetzung ihrer Kinder überwinden und mit ihren Kindern eine Beziehung entwickeln können, in welcher positive und negative Affekte, Liebes- und Hassgefühle, integriert werden und die den Rahmen für eine positive Entwicklung bilden kann. Ist die eigene innere Welt dagegen geprägt von erfahrener Vernachlässigung und/oder Traumatisierung in der Kindheit, kann dieser Prozess so gestört sein, dass die Fähigkeit zur intuitiven elterlichen Fürsorge sich problematisch oder gar nicht entfaltet. Diese Zusammenhänge tragen zum Verständnis der bereits angesprochenen transgenerationalen Übertragung sowohl von positivem als auch negativem Elternverhalten bei. Eltern, die in ihrer eigenen Kindheit vorwiegend positive Beziehungserfahrungen gemacht haben, fällt es meist leicht, selbst eine entwicklungsförderliche Haltung gegenüber ihren eigenen Nachkommen zu entwickeln. Eltern dagegen, die in ihrer eigenen Kindheit vernachlässigt wurden, haben es diesbezüglich ungleich schwerer und laufen Gefahr, ebenfalls vernachlässigende Eltern zu werden.

KAPITEL 4

Folgen für die psychische und körperliche Entwicklung

Misshandlungserfahrungen während der Kindheit werden als wesentliche Risikofaktoren für psychiatrische Störungen und eine Vielzahl von körperlichen Symptomen im Erwachsenenleben angesehen (Arnow, 2004). Gilbert et al. (2009) wiesen in der renommierten medizinischen Fachzeitschrift *Lancet* darauf hin, dass Kindheitsmisshandlungen in hoch entwickelten westlichen Ländern mit einer hohen Krankheitslast verbunden sind und schwerwiegende Folgen für die psychische und körperliche Entwicklung von Kindern haben. Die Erfahrung von körperlicher und sexueller Misshandlung trägt aus der Sicht der Autoren wesentlich zur Morbidität und Mortalität im Kindesalter bei und hat langandauernde Auswirkungen auf die psychische Gesundheit durch Drogen- und Alkoholmissbrauch, riskantes sexuelles Verhalten, Adipositas und kriminelles Verhalten bis weit ins Erwachsenenalter hinein. Vernachlässigungen, so sahen es die Autoren, sind langfristig mindestens ebenso schädlich wie körperliche oder sexuelle Misshandlungen, haben aber zu Unrecht weniger wissenschaftliche und öffentliche Aufmerksamkeit erhalten.

4.1 Psychische Folgen

Am besten untersucht ist der Zusammenhang zwischen Misshandlungserfahrungen in der Kindheit und **depressiven** Erkrankungen im weiteren Lebensverlauf. Um das Ausmaß des mit Kindesmisshandlungen verbundenen Risikos abzuschätzen, führten Widom et al. (2007; 2009) eine prospektive Untersuchung in einer US-amerikanischen Großstadtregion durch, in welcher sie 676 Kinder mit vor dem elften Lebensjahr nachgewiesenen körperlichen oder sexuellen Misshandlungs- und/oder Vernachlässigungserfahrungen mit 520 Kindern selben Alters sowie ähnlicher sozialer Schichtzugehörigkeit verglichen, die nicht misshandelt oder vernachlässigt worden waren. Die Anzahl der in der Gruppe misshandelter Kinder diagnostizierten schweren (»majoren«) Depressionen war um etwa 50 % höher als in der Vergleichsgruppe, wobei die Vernachlässigung sich als wichtigster Risikofaktor herausstellte. Ungefähr ein Viertel der vernachlässigten Kinder wies die diagnostischen Kriterien auf, die für eine majore Depression typisch sind. Außerdem hatten die depressiven Erkrankungen in der Gruppe vernachlässigter Kinder in einem jüngeren Alter begonnen. Da die Vernachlässigungserfahrungen ungefähr zwei Drittel der nachgewiesenen Kindesmisshandlungen darstellten, kommen die Autoren zu dem Schluss, dass vernachlässigten Kindern mehr Aufmerksamkeit zugewendet werden muss, um die Häufigkeit von Depressionserkrankungen in der Bevölkerung zu verringern. Weiterhin kam bei der Studie heraus, dass die misshandelten und vernachlässigten Kinder in der Folge zu einem höheren Prozentsatz als die Vergleichskinder eine Borderline-Persönlichkeitsstörung entwickelten. Nanni et al. (2012) bestätigten diese Zusammenhänge in einer Metaanalyse unter Einbezug von 16 epidemiologischen Studien zu Entstehungsbedingungen und Verlaufsformen von depressiven Erkrankungen. Es zeigte sich klar, dass Erfahrungen von Misshandlung in der Kindheit zu einem erhöhten Risiko führen, wiederkehrende und/oder anhaltende depressive Störungen im Lebenslauf zu entwickeln, und dass vor solch einem lebensgeschichtlichen Hintergrund die Behandlungen der Depression weniger erfolgreich waren und es mehr zu Rezidiven kam. Ebenfalls in einer Metaanalyse konnten Agnew-Blais und Danese (2016) zeigen, dass die Erfahrung von Kindesmisshandlung auch ein Risiko für ungünstige Verläufe von bipolaren Störungen darstellt. Melzen et al. (2017) kamen ausgehend von ihrer metaanalytischen Auswertung von 184 methodisch hochrangigen Studien zu dem klaren Ergebnis, dass das Erlebnis insbesondere von emotionaler Misshandlung und Vernachlässigung in der Kindheit ein erheblicher

Risikofaktor für schwere, früh beginnende, behandlungsresistente Depressionen und für einen chronischen Erkrankungsverlauf ist. Bei misshandelten Individuen war die Wahrscheinlichkeit, im Erwachsenenalter eine Depression zu entwickeln, 2,66- bis 3,73-mal höher als bei Individuen ohne Kindheitsmisshandlung, sie hatten einen früheren Krankheitsbeginn und bei ihnen bestand eine doppelt so große Wahrscheinlichkeit, eine chronische oder behandlungsresistente Depression zu entwickeln. Auch die Schwere der depressiven Erkrankungen war v. a. mit der Erfahrung emotionaler Misshandlung assoziiert. Li et al. (2016) errechneten anhand einer große Anzahl von Kohortenstudien zu Depressions- und Angststörungen in den USA, Australien und Neuseeland, dass etwa die Hälfte aller Depressions- und Angststörungen auf die von den Patienten berichteten Erlebnisse von Kindesmisshandlung zurückzuführen sei. Daraus schlossen die Forscher:innen, dass eine Reduktion von 10 bis 25 % aller Misshandlungsfälle weltweit dazu führen könnte, dass 31,4 bis 80,3 Millionen Menschen weniger an Depressionen oder Angststörungen erkranken würden. Kindesmisshandlungen und insbesondere emotionale Vernachlässigungen in der Kindheit stellen also den wesentlichsten ätiologischen Faktor für eine viel individuelles Leid und gesellschaftliche Belastung verursachende Volkskrankheit dar. Die Reduktion der Anzahl und Schwere von Vernachlässigung kleiner Kinder wäre also höchst relevant für unser Gesundheitswesen und unsere Gesellschaft.

Enoch (2011) wies in einem Übersichtsartikel auf ein bei Kindern mit Vernachlässigungserfahrungen deutlich erhöhtes Risiko für späteren Substanzmissbrauch hin. Ein wichtiger Risikofaktor für Alkoholismus und Drogenabhängigkeit besteht darin, selbst Eltern zu haben, die ebenfalls substanzabhängig waren. Da Eltern mit Abhängigkeitsproblemen auch einem höheren Risiko unterliegen, ihre Nachkommen zu vernachlässigen, entsteht das erhöhte Risiko für die Kinder wohl aus einem Zusammenwirken genetischer und psychosozialer Wirkfaktoren. Mehrere Studien haben dabei gezeigt, dass durch Misshandlungserfahrungen ausgelöste Stressoren in der Kindheit einen Einfluss auf das Risiko für Alkohol- und Drogenmissbrauch im Erwachsenenalter haben, der über das genetische

Risiko hinausgeht (Verona & Sachs-Ericsson, 2005). Dabei scheint das aufgezeigte Risiko besonders hoch für die Entwicklung von Drogenabhängigkeit bei Mädchen zu sein.

Der spezifische Einfluss von Vernachlässigung und emotionaler Misshandlung

Vachon et al. (2015) untersuchten in den USA 2292 Kinder, die an »Forschungssommercamps« für Kinder aus Familien mit niedrigen Einkommen teilnahmen. Die Kinder waren fünf bis 13 Jahre alt. 52,1 % von ihnen hatten eine gründlich dokumentierte Geschichte von Misshandlungserfahrungen. Zielvariablen waren verschiedene Formen von Verhaltens- und Emotionsproblemen (nach den Angaben der Lehrer:innen und Betreuer:innen, der Peergruppe und der Selbsteinschätzung). Vernachlässigung und emotionale Misshandlung zeigten sich bei Weitem als am häufigsten vorkommende Misshandlungsformen, körperliche und sexuelle Misshandlungen waren seltener vorgekommen und praktisch immer begleitet von emotionaler Misshandlung und Vernachlässigung. Die Ergebnisse der mittels Strukturgleichungsmodellen erzeugten Pfadanalysen zeigten, dass verschiedene Formen der erfahrenen Kindesmisshandlung äquivalente psychiatrische und Verhaltenseffekte aufwiesen, welche von Angst und Depression bis hin zu grenzverletzendem und aggressivem Verhalten reichten. Die Autoren identifizierten zwei globale Vulnerabilitätsfaktoren, nämlich Internalisierungsstörungen und Externalisierungsstörungen, welche den verschiedenen psychiatrischen Problemen zugrunde lagen. Kindesmisshandlungen hatten darüber hinaus vergleichbare Effekte sowohl für Jungen als auch für Mädchen, und viele Probleme zeichneten sich durch ein gleichzeitiges Auftauchen verschiedenster Symptome aus. Die Autoren folgerten, dass breiter angelegte Präventions- und Interventionsmodelle sich auf die Verhinderung oder zumindest Reduzierung von Vernachlässigung und emotionaler Misshandlung ausrichten sollten, welche zwar bei Weitem am häufigsten vorkommen, aber juristisch weniger verfolgt werden als andere Misshandlungsformen.

Humphreys und Zeanah (2015) regten in einer breit angelegten Übersichtsarbeit an, im Kontext von Kindesmisshandlungen zwischen zwei verschiedenen Inputs zu unterscheiden, nämlich dem

»unangemessenen Input« (Vernachlässigung und Deprivation) und dem »verletzenden Input« (Misshandlung, Trauma). Die momentane Befundlage beantwortet dabei die Frage nicht eindeutig, ob es in der Folge von diesen unterschiedlichen Formen von abweichenden Umwelteinflüssen bei Kindern zu unterschiedlichen Gehirnprozessen und Störungsbildern kommt. Als relevante Störungen in der Folge von Kindesmisshandlung führten die Autoren v.a. mögliche posttraumatische Störungen, Aufmerksamkeits-Defizit/Hyperaktivitätsstörungen, Verhaltensprobleme und indiskriminierendes Verhalten an, wie es klassischerweise für Bindungsstörungen beschrieben wird. Auch Miller et al. (2018) verfolgten das Konzept, dass Deprivation und Bedrohung zwei unterschiedliche Formen averser Kindheitserfahrungen mit verschiedenen Pfaden hin zur Pathologie darstellen. Deprivation involviere die Abwesenheit von erwarteten Inputs durch die Beziehungsumwelt, wie z.B. kognitive und soziale Stimulation. Bedrohung umfasse dagegen Erfahrungen von Verletzungen und Schrecken, welche Disruptionen in sozial-emotionalen Prozessen mit sich bringen. In einer longitudinalen Studie an 585 Kindern (Erhebungen in den Altersstufen 5, 6, 14 und 17 Jahren) fanden die Autoren Pfade, die zeigten, dass Deprivation eher mit dem Risiko von Externalisierungsstörungen und verbalen Einschränkungen verbunden waren, wogegen Bedrohungen longitudinal sowohl mit Internalisierungs- als auch mit Externalisierungsproblemen korrelierten.

Zu einem ähnlichen Ergebnis kam unsere eigene Studie an 778 Kindern im Alter von drei bis 16 Jahren, von denen 306 gemäß verlässlicher Informationen (Auswertung Jugendamtsakten, Befragung der Eltern und der Kinder selbst) in ihrer Kindheit Misshandlungen erfahren haben und bei denen wir mittels standardisierter diagnostischer Interviews psychiatrische Diagnosen erfasst haben (Schlensog-Schuster et al., under review). Auch wir fanden, dass die Erfahrung von körperlichen Misshandlungen in der Kindheit sowohl Externalisierungs- (v.a. aggressive Verhaltensstörungen) als Internalisierungsstörungen (v.a. Depressions- und Angststörungen) vorhersagten, wogegen Vernachlässigung v.a. das Auftreten von Externalisierungsstörungen prognostizierte. Eine spezielle Rolle nahmen dabei die von uns sehr sorgfältig erfassten emotionalen Misshandlungen ein. Sie waren direkt und unmittelbar mit Internalisierungs-, d. h. Angst- und Depressionssymptomen der Kinder assoziiert, wogegen sie statistisch einen moderierenden Einfluss auf den Zusammenhang von anderen Misshandlungsformen mit Externalisierungssymptome hatten. Kindesmisshandlungen führten v. a. dann zu Externalisierungssymptomen (v. a. aggressive Verhaltensprobleme), wenn die Kinder zusätzlich zur körperlichen Misshandlung und/oder Vernachlässigung noch emotionalen Misshandlungen ausgesetzt waren. Unsere Ergebnisse bestätigten also die von anderen Wissenschaftlern berichteten Zusammenhänge zwischen Kindesmisshandlung und Psychopathologie bei Kindern und Jugendlichen; sie zeigten aber auch – und das ist neu –, dass die emotionale Misshandlung ein Kernrisikofaktor für ein breites Spektrum von psychischen Störungen darstellt, ganz unabhängig von den oftmals gleichzeitig auftretenden körperlichen Misshandlungen und den Vernachlässigungen. Dieses Ergebnis kam für uns nicht unerwartet, da wir bei den von uns behandelten Kindern schon oft beobachtet hatten, dass körperliche Übergriffe oder körperliche Vernachlässigungen sich primär dann negativ auf die Entwicklung des Kindes auswirken, wenn sie auf der Ebene der emotionalen Beziehung in negative Interaktions- oder Beziehungsformen eingebettet sind. Ein Kind, das beispielsweise geschlagen wird, weil die Eltern ihre Impulse nicht steuern können, empfindet dieses Geschlagenwerden als besonders bedrohlich und beeinträchtigend, wenn diese Form des Übergriffs eingebettet ist in einer emotional missbräuchlichen Beziehung, wenn es also gleichzeitig keinerlei emotionale Nähe erfährt und/oder fortwährend abgewertet wird. Auch Kinder, die manchmal nicht angemessen gekleidet werden oder gar unter einem Mangel an Nahrungsmitteln leiden, sind in ihrer psychischen Entwicklung dann besonders betroffen, wenn sich dieses vernachlässigende Geschehen vor dem Hintergrund eines innerlichen Vernachlässigungsmechanismus abspielt, in der Form nämlich, dass Eltern als emotionale Bezugspersonen ausfallen oder gar die emotionale Beziehung zu den Kindern quälend gestalten.

Reaktive Bindungsstörungen

Sie beschreiben Störungsbilder, die sich per Definition als Folge der Erfahrung von insuffizienter Fürsorge während der frühen Kindheit entwickeln. Dabei kann es einerseits zu einem gehemmten Beziehungsverhalten kommen, d.h. den betroffenen Kindern fehlt es an bindungstypischen Verhaltensweisen (Suchen von Nähe zu Bindungspersonen, Trostsuche in Stresssituationen etc.). Im Gegensatz dazu zeigen Kinder bei der enthemmten Form der Bindungsstörung keine entwicklungsangemessene Scheu vor unbekannten Erwachsenen und überschreiten in ihrem Beziehungsverhalten soziale Grenzen. Diese Beschreibung und Klassifikation von Bindungsstörungen in den gültigen psychiatrischen Klassifikationssystemen bauen auf Untersuchungen auf, in welchen Kinder beobachtet wurden, die schon unmittelbar nach der Geburt von ihren Eltern verlassen worden waren und während ihrer ersten vier Lebensjahre in rumänischen Waisenhäusern heranwuchsen (Rutter et al., 2012; Smyke et al., 2002; Smyke et al., 2012). Einige dieser Kinder wirkten emotional zurückgezogen, andere zeigten eine diffuse Aufmerksamkeitssuche und klammerten sich an ihnen wenig bekannte Beziehungspersonen. Im neuen DSM-5-Klassifikationssystem (Diagnostic and Statistical Manual of Mental Disorders) werden die beiden Symptomcluster in zwei unabhängigen Störungskategorien klassifiziert, wobei der enthemmte Typ (Disinhibited social engagement disorder) auch nomenklatorisch nicht mehr den Bindungsstörungen im eigentlichen Sinn zugeordnet wird. In unseren eigenen Übersichtsarbeiten (von Klitzing, 2009; von Klitzing & White, 2020b) haben wir diese Krankheitsidentitäten mit biologischen Dysregulationen (z.B. toxischer Stress, Dysregulation der biologischen Stressachse etc.) und psychologischen Dysregulationen (Tendenz, Beziehungsabbrüche aktiv herbeizuführen, statt diesen passiv ausgeliefert zu sein) in Verbindung gebracht, die multifinal sind, d.h. zu verschiedenen im bisherigen Kapitel bereits beschriebenen Störungsbildern (z.B. Externalisierungs- und Internalisierungsstörungsbilder), aber auch zu den charakteristischen reaktiven Bindungsstörungen bzw. Bindungsstörungen mit Enthemmung führen können. Dabei darf nicht vergessen werden, dass eine nicht beträchtliche Anzahl von in der frühen Kindheit vernachlässigten Kindern auch symptomfrei bleibt. Wichtig bei der Verwendung des Begriffs Bindungsstörung ist, dass man diese Störungsbilder, die ja durch die beschriebenen charakteristischen Symptomcluster definiert sind, klar abgrenzt von den Bindungstypen nach Bowlby (1969) und Ainsworth et al. (1978)

(sicher, unsicher ambivalent, unsicher vermeidend), welche Variationen des Normalverhaltens und keine Pathologie darstellen. Einzig der desintegrierte Typ der Bindungsstörung scheint langfristig eine pathogene Bedeutung zu haben und im Laufe der Entwicklung am ehesten mit emotional instabilen Persönlichkeitsstörungen (Borderline Type) assoziiert zu sein (Lyons-Ruth et al., 2013).

4.2 Körperliche Folgen

Im vorangegangenen Kapitel wurden v.a. allem Folgen von erlebter Kindesmisshandlung für die weitere psychische Entwicklung von Kindern, Jugendlichen und Erwachsenen beschrieben, weil es hierzu viele überzeugende Untersuchungen gibt, die zeigen, dass viele psychische Erkrankungen ganz zentral durch Vernachlässigungserfahrungen in der Kindesentwicklung mit verursacht werden. Darüber hinaus liegt auch eine umfangreiche wissenschaftliche Literatur über den Einfluss erlebter Kindesmisshandlung, insbesondere Vernachlässigung und emotionaler Misshandlung, auf körperliche Störungen vor. So untersuchten beispielsweise Scott et al. (2011) in einer repräsentativen Stichprobe von über 18000 Erwachsenen die Korrelation zwischen Erinnerungen an in der Kindheit erlebte adverse Erfahrungen und dem Beginn chronischer körperlicher Krankheitszustände. Dabei zeigte sich, dass eine Geschichte von drei oder mehr Risikofaktoren aus dem Bereich der Kindesmisshandlung deutlich mit der Entstehung von Herzkrankheiten, Asthma, Diabetes mellitus, Arthritis, chronischen spinalen Schmerzen und chronischen Kopfschmerzen assoziiert war und dass diese Verbindung unabhängig davon war, ob die Patient:innen auch psychiatrische Störungen entwickelt hatten. Die Autor:innen sahen ihre Vermutung bestätigt, dass frühe widrige Umstände in der Entwicklung von Kindern nicht nur ein Risikofaktor für Störungen in der psychischen Entwicklung, sondern auch für eine breite Palette von körperlichen Krankheiten darstellen. Unter den »Kindheitsadversitäten« wurden am häufigsten körperliche und sexuelle Misshandlungen, Vernachlässigung, Trennung von den Eltern, aber auch elterliche psychiatrische Erkrankungen und Substanzmittelmissbrauch bei den Eltern sowie Gewalt in den Familien aufgeführt. Eine methodische Limitation der Untersuchungen bestand darin, dass die negativen Kindheitserfahrungen retrospektiv erfasst wurden, so dass Erinnerungsverzerrungen eine Rolle spielen können. Weitere umfangreiche methodisch teilweise sehr ausgefeilte Studien zeigen den Zusammenhang von Misshandlungserfahrungen in der Kindheit mit Veränderungen im Immunsystem (erfasst anhand von Entzündungsparametern; Danese et al., 2007; Danese et al., 2011; Slopen et al., 2015; Wegman & Stetler, 2009), kardiovaskulären Störungen (Pierce et al., 2020; Suglia et al., 2015; Suglia et al., 2020) sowie Migräne (Tietjen et al., 2010a, 2010b).

Zusammenfassend kann man sagen, dass es eine überwältigende Evidenz dafür gibt, dass die Erfahrung von misshandelnden und/oder vernachlässigenden Beziehungen in der Kindheit einen ganz erheblichen Risikofaktor für eine Fülle von Krankheitsbildern im weiteren Verlauf der Entwicklung des Individuums darstellen, v. a. für eine ganz breite Palette von psychiatrischen Störungen, aber auch viele schwerwiegende körperliche Erkrankungen. Die Studien sind in ihrer Breite sehr überzeugend, auch wenn sie mit methodischen Schwächen behaftet sind, weil viele Erhebungen retrospektiver Art sind. Dringend sind weitere prospektive Longitudinalstudien nötig, um diesen Zusammenhang noch weiter zu fundieren. In unserer eigenen Arbeit konnten wir zeigen, dass nicht nur die körperliche Misshandlung und die Vernachlässigung ein ganz wesentlicher Faktor bei der Entstehung von Krankheiten sind, sondern auch die oft vernachlässigte, weil schwerer mess- und erfassbare emotionale Misshandlung. Die Gesamtheit der Studien allerdings legt trotz aller methodischer Begrenzungen nahe, dass bei vielen der dargelegten Erkrankungen die Erfahrung von Misshandlung in der Kindheit der mit höchster Evidenz und größter Bedeutung erfasste Risikofaktor ist und in seiner Bedeutung weit über andere Risikofaktoren, wie beispielsweise genetische Disposition, hinausragt. Hinzu kommt, dass die Erfahrung adäquater Fürsorgebeziehungen in der Kindheit ein wesentlicher Faktor für die Heranbildung von empathischen Fähigkeiten, Moralvorstellungen und Gerechtigkeitssinn im Individuum ist. Deshalb wären die Verminderung und Begrenzung von

Misshandlungs- und Vernachlässigungserfahrungen auch für den gesellschaftlichen Zusammenhalt von größter Bedeutung. Bedenkt man, dass die Kindesmisshandlung und -vernachlässigung ein zwar oft mit dem Mantel des Schweigens umhüllter, aber doch letztendlich beeinflussbarer Risikofaktor ist, erstaunt es, wie wenig Forschung und wie wenig Präventions- und Interventionsprogramme es in unseren reichen Ländern gibt, die diesen wesentlichen Krankheitsfaktor zu beeinflussen versuchen. Wenn wir beispielsweise Gesundheitskampagnen in Bezug auf andere Risikofaktoren (z.B. Ernährung, Infektionen etc.) anschauen, scheint es so, als mäßen unser Gesundheitssystem, die Politik und auch die Öffentlichkeit diesen Zusammenhängen keine angemessene Bedeutung bei. Auch in den kürzlich vom Deutschen Ministerium für Bildung und Forschung initiierten Zentren für Kindergesundheit spielen die Erforschung der Folgen und die versuchte Verminderung von Kindesmisshandlung kaum eine Rolle. Die große Ausbreitung der Kindesmisshandlung, insbesondere der Kindesvernachlässigung und der emotionalen Misshandlung, in unserer Gesellschaft und auch weltweit stellt eine besorgniserregende Epidemie dar, deren Ausmaß und Auswirkungen im öffentlichen Bewusstsein weitgehend vernachlässigt werden.

KAPITEL 5

Neuro- und verhaltensbiologische Aspekte

Vielfältige Forschung hat belegt, dass die Erfahrung von Misshandlung und Vernachlässigung während der Kindheit einen einschneidenden Einfluss auf die Entwicklung des Gehirns und die Architektur unseres Nervensystems hat. Die beobachteten Veränderungen können als Versuch des zentralen Nervensystems verstanden werden, sich an die ungünstigen Umweltbedingungen anzupassen, welche vernachlässigende und missbräuchliche Beziehungen in der Familie mit sich bringen.

Ergebnisse von Bildgebungsstudien

Grundlage für die Erforschung solcher Veränderungen sind bildgebende Untersuchungen, bei denen mittels Magnetresonanztomographien (MRI) nicht nur Gehirnstrukturen (mittels vergleichender Volumenbestimmungen, Diffusionsmessungen etc.), sondern auch Funktionen anhand der Messung des Blutsauerstoffgehalts in bestimmten Hirnregionen sichtbar gemacht werden können (BOLD = Blood-Oxygen-Level-Dependent). Dabei werden die Messungen zwischen betroffenen Personen (misshandelte Kinder) und Kontrollpersonen (nicht misshandelte Kinder gleichen Alters) kontrastiert, so dass spezifische Funktionsweisen als Misshandlungsfolgen errechnet werden können. Im Folgenden werden einige markante Ergebnisse zu den langfristigen neurobiologischen Effekten von Kindesmisshandlung und -vernachlässigung dargestellt, wie sie von Wissenschaftlern des Psychiatriedepartments der Harvard Medical School umfassend zusammengestellt wurden (Teicher et al., 2016; Teicher & Samson, 2016):

Sensorische Systeme, welche die ersten Filter des Gehirns für eingehende Informationen aus der Außenwelt darstellen, zeigen deutliche erfahrungsabhängige Veränderungen. Die größten Veränderungen bei

Menschen mit Misshandlungserfahrungen im Vergleich zu nichtmisshandelten Personen wurden in der grauen Substanzdichte des primären auditorischen Kortex innerhalb des linken superioren temporalen Gyrus gefunden. Haben Menschen in ihrer Kindheit viel Gewalt mit ansehen müssen, zeigten sich bei ihnen eine verringerte Dichte der grauen Substanz im rechten lingualen Gyrus und eine reduzierte Dicke anderer Teile des visuellen Kortex. Spezifische Auswertungen von MRI-Scans zeigten weitere Veränderungen sensorischer Bahnen im visuellen Kortex. Die vielfältig berichteten Unterschiede, welche in bildgebenden Untersuchungen gefunden wurden, können als spezifische Veränderung des sensorischen Systems und der sensorischen Pfade angesehen werden, welche die aversiven Erfahrungen im Misshandlungsgeschehen ins Bewusstsein übermitteln. Die Veränderungen sind wahrscheinlich als Maßnahme des Gehirns zu verstehen, die Effekte wiederholter negativer Einflüsse zu vermindern und so auch den Stress zu reduzieren. Weitere Einflüsse wirken auf die Systeme, die die Bedrohungswahrnehmung und Antworten auf Bedrohungen zentralnervös vermitteln. Personen mit Misshandlungserfahrungen in der Kindheit wiesen eine erhöhte neuronale Aktivität der Amygdala bei der experimentellen Reaktion auf emotionale Gesichter, insbesondere solche mit Bedrohungspotenzial, auf. Dieses Phänomen konnte sogar bei Individuen beobachtet werden, die Erfahrungen von Misshandlungen in ihrer Kindheit gemacht haben, aber im Erwachsenenalter keine psychopathologischen Symptome aufwiesen. Die Studien zeigten auch morphologische Unterschiede zwischen misshandelten und nicht misshandelten Personen in Regionen auf, welche die Amygdalaantworten auf auditorische und visuelle Stimuli regulieren. »Mehrere Schlussfolgerungen können aus diesen und weiteren Ergebnissen gezogen werden: 1.) die größten Unterschiede zwischen misshandelten und nicht misshandelten Personen drücken sich in Hirnregionen und Schaltkreisen aus, die für die Bedrohungswahrnehmung und -reaktion zuständig sind. Die gefundenen Veränderungen resultieren wahrscheinlich aus einem Anpassungseffekt an die Wahrnehmung einer bedrohlichen Umwelt. 2.) Die verstärkte Reaktion auf emotionale Gesichtsausdrücke in der Amygdala zeigt sich in den Untersuchungen deutlicher als eine Veränderung des Amygdalavolumens. Diese Inkonsistenz kann mit Altersunterschieden zum Zeitpunkt der Misshandlungserfahrung, molekularen Veränderungen in der Amygdala, die nicht mit einer Volumenveränderung einhergehen oder mit Veränderungen in anderen Bereichen des beteiligten Schaltkreises (…) zusammenhängen. 3.) Studien, die auf expositionssensitive Perioden

Mehrere Studien an misshandelten Kindern und Erwachsenen, die als Kinder misshandelt wurden, fanden eindeutige Hinweise auf eine reduzierte Ausdehnung oder Integrität des Corpus Callosum. Verminderte Größen wurden in verschiedenen Segmenten dieser Struktur gefunden. Es wird davon ausgegangen, dass das Corpus Callosum die Kapazität für die interhemisphärische Kommunikation insbesondere zwischen den kontralateralen kortikalen Regionen widerspiegelt. Eine verminderte Dicke dieser Struktur könnte also zu einer verminderten Integration der Aktivitäten der beiden Gehirnhemisphären führen. Teicher und Samson (2016) vermuten, dass auch diese »Desintegration« als ein Anpassungsprozess misshandelter Menschen verstanden werden kann, nämlich als Basis für einen psychologischen Abwehrvorgang der rigiden Spaltung in der Beurteilung von Beziehungspersonen in Gut und Böse, wie dies bei Menschen mit Borderline-Störungen häufig der Fall ist.

Das Gehirn ist in Netzwerken organisiert, und Veränderungen in der Architektur dieser Netzwerke liegen meistens psychopathologischen Phänomenen zugrunde. Bereiche, wie z. B. der präfrontale Kortex, die bei misshandelten Personen eine geringere Zentralität (Korrelationen in der kortikalen Dicke zwischen verschiedenen Hirnregionen als Maß für deren Verschaltetheit) im Vergleich zu gesunden Personen aus den Kontrollgruppen aufweisen, scheinen bei der Emotionsregulation, der Aufmerksamkeit und der sozialen Kognition eine besondere Rolle zu spielen.

Bildgebungsstudien haben einen bemerkenswerten Blick auf mögliche Effekte von Kindesmisshandlung auf die Gehirnstrukturen und -funktionen sowie auf die neuronale Konnektivität ermöglicht. Veränderungen im sensorischen System und in Pfaden, die negative Erfahrungen in der Kindheit ins Bewusstsein übermitteln, wurden bei Personen gezeigt, die spezifische Formen von Kindheitsmisshandlungen erfuhren. Die neuere Forschung beschäftigt sich v. a. auch mit neurobiologischen Folgen von Vernachlässigungserfahrungen, d. h. vom Fehlen eigentlich zu erwartender positiver Umweltreizen in der Kindheit. Ein Mangel an kognitiver Stimulation sowie an sensorischen, sprachlichen, motorischen und sozialen Erfahrungen, die oft mit deprivierenden Umweltbedingungen verbunden sind, begrenzt die Möglichkeit zum sozialen Lernen und ruft langanhaltende Defizite in vielen kognitiven und emotionalen Funktionen hervor. McLaughlin et al. (2019) leiteten aus Studien anhand von Tiermodellen ab, dass Erfahrungen von Vernachlässigung den Prozess der Synapsenreduktion in der Entwicklung des Gehirns (»pruning«) beschleunigen und die für die Funktion der Signalübertragung wichtige Myelinisierung der Nervenbahnen beschneiden könnten. Dies führt bei Kindern, die unter vernachlässigenden Bedingungen aufgewachsen sind, im Laufe der Zeit zu einer Reduzierung der Dichte, Breite und Integrität von Gehirnrindenarealen im zentralen Nervensystem. Ausgehend von solchen Erkenntnissen ist in den vergangenen Jahren vermehrt untersucht worden, ob sich neurobiologische Folgeprozesse grundsätzlich unterscheiden, je nachdem, ob Kinder die Erfahrung von Bedrohung durch Gewalt oder von Vernachlässigung gemacht haben, wobei in einer Vielzahl von Fällen beides zusammenkommt. Johnson et al. (2021) konnten in einem systematischen Review zeigen, dass die Erfahrung sowohl von Bedrohung als auch von Vernachlässigung eine reduzierte exekutive Funktion (Fähigkeit zu kontrolliertem, geplantem und an die Umwelt angepasstem Handeln) zur Folge hatte, wobei diese Konsequenz bei vernachlässigten Kindern deutlich ausgeprägter zutage trat.

McLaughlin et al. (2021) schlagen für die zukünftige Forschung vor, statt des kategorialen Modells, welches zwischen verschiedenen Formen von Kindesmisshandlung unterscheidet, ein dimensionales Modell zu verwenden, in welchem jeweils das Ausmaß von erlebten Kindheitsbeeinträchtigungen in den Dimensionen Bedrohung, Deprivation und Unvorhersehbarkeit eingeschätzt wird. Es ist durchaus möglich, dass ein solches Modell die Wirklichkeit besser wiedergibt, weil, wie schon mehrfach ausgeführt, Kinder oft mehreren Misshandlungsformen ausgesetzt sind (s. Abb. 1) und es neben der erlebten Gewalt und der Vernachlässigung für ein Kind besonders beeinträchtigend ist, wenn es sich mit immer wechselnden und unvorhersagbaren Zuständen und Verhaltensweisen seiner Bezugspersonen konfrontiert sieht. Die Verletzlichkeit von Gehirnstrukturen durch Effekte von frühen Erfahrungen ist wahrscheinlich durch genetische Einflüsse bestimmt. Belsky et al. (2007) haben die Hypothese aufgestellt, dass bestimmte genetische Dispositionen Auswirkungen darauf haben, wie stark einzelne Personen empfänglich

(»susceptible«) für negative Kindheitserfahrungen sind. Dabei können die durch Misshandlung und Vernachlässigung induzierten epigenetischen Veränderungen die Gehirnentwicklung stark beeinflussen. In vielen Fällen stellen solche Veränderungen einen Ausgangspunkt für eine fortlaufende Kette von Ereignissen und Erfahrungen, die zur psychischen Erkrankung und zu einem erhöhten Risiko von Substanzmissbrauch führen, dar.

Die geschilderten neurobiologischen Befunde zeigen, dass der menschliche Organismus, insbesondere das Nervensystem, Anpassungen als Reaktion auf die das Individuum umgebende Umwelt und den von dieser verursachten Stress vornimmt. Die Gesamtheit dieser Anpassungs- und Reaktionsleistungen hat der Neurowissenschaflter McEwen (2017) Allostase genannt. Allostase umfasst ganz allgemein alle biologischen, psychologischen und verhaltensmäßigen Anpassungsleistungen in Reaktion auf stressbedingte Herausforderungen, die das Ziel haben, ein bio-psychologisches Gleichgewicht (Homöostase) aufrechtzuhalten. Wird dieses System durch wiederholten übermäßigen Stress und/oder durch Dysregulation im Stress-Antwort-System überfordert, kann es zu einer allostatischen Belastung oder gar Überbelastung kommen (»allostatic overload«), welche letztendlich pathophysiologische Prozesse in Gang setzt.

Allostase

Allostase bezeichnet die Fähigkeit des Organismus, mittels psychischer, biologischer und Verhaltenssysteme Stabilität durch Veränderung zu erreichen und so das Überleben des Individuums zu sichern. Das autonome Nervensystem, repräsentiert durch den Hypothalamus, die Hypophyse, die Nebennierenrinde (HPA-Achse), aber auch durch kardiovaskuläre, metabolische und Immunsysteme, schützt den Körper durch Anpassungen und Antworten auf inneren und äußeren Stress. Für diese Anpassung zahlt der Organismus jedoch auch einen Preis in Form der allostatischen Last (»allostatic load«), welche die Risse und Abnutzungen umfasst, die von einer chronischen Überaktivität oder Unteraktivität des allostatischen (Stressregulations-)Systems stammen. Das Gehirn nimmt wahr und entscheidet, welche Reize aus der Umwelt als bedrohlich erlebt werden, und bahnt die behavioralen und physiologischen Antworten auf solche Stressoren. Im positiven Fall erzeugen diese Antworten Anpassung (»Allostasis«) und im ungünstigen Fall pathologische Abläufe (allostatische Belastung/»allostatische Überbelastung«), wenn die normalen physiologischen Antworten überfordert und dysreguliert werden.

Die Erfahrungen von Misshandlung gerade in der Kindheit gehören zu den erheblichsten Stressfaktoren beim Aufwachsen von Kindern. Verschiedene Individuen sind unterschiedlich empfänglich für solche Stressreize. Wahrscheinlich wird die Empfänglichkeit einerseits durch Gene, andererseits aber auch durch frühe, vielleicht auch pränatale Erfahrungen bestimmt. Ein Übermaß an Stresserfahrung kann zu epigenetischen Veränderungen wichtiger, die Stresshormonregulation bestimmender Gene führen, die auch auf die nächste Generation »vererbt« werden können. Ein gewisses Maß an wahrgenommenem Stress erhöht die Vigilanz des Körpers (gesteuert durch das autonome Nervensystem). Ein Übermaß kann zu Prozessen von Dysregulation und Hilflosigkeit führen. Das Individuum reagiert auf solche Stressreize einerseits auf der Ebene des Verhaltens (Fluchtreaktionen, soziale Vermeidung, Üben der Anpassung etc.), andererseits aber auch mittels biologischer Veränderungen auf der Ebene des Nervensystems, der Hormone, des Immunsystems und des metabolischen Systems.

Diese theoretischen Konzepte helfen uns, neurobiologische und verhaltensmäßige Muster, die wir bei misshandelten Kindern beobachten, einzuordnen. So untersuchten wir in unserem Forschungsprojekt AMIS das Verhalten von insgesamt 329 Kinder zwischen neun und 16 Jahren, von denen 99 eine gesicherte Geschichte von Misshandlung in der Kindheit aufwiesen, während eines computerisierten spieltheoretisch gestalteten Spiels, dem sogenannten Pizza-Spiel (Keil et al., 2018). In diesem Spiel geht es darum, durch die Verteilung von Pizza-Stücken in mehr oder weniger kooperativer Weise und im Zusammenspiel mit anderen Mitspieler:innen am Ende die aufgeteilten Portionen und damit auch den eigenen Gewinn zu vermehren. In solchen Experimenten gibt es immer Kinder, die sich sehr sozial verhalten und die dann die Erfahrung machen, dass sie – wenn andere Kinder dies auch tun – insgesamt von der Kooperation profitieren. Manche Kinder dagegen verhalten sich eher egozentrisch, indem sie die aufzuteilenden Stückchen gierig an sich nehmen und damit wenig zur gemeinsamen Vermehrung beitragen. Am Ende müssen sie dann u. U. erfahren, dass das kurzfristige Mehr zu einem langfristigen Nachteil wird. Interessanterweise fanden wir, dass vernachlässigte Kinder grundsätzlich mehr Ressourcen zur gemeinsamen Menge beitrugen als nicht misshandelte Kinder. Dieser Unterschied war nicht allein durch die psychiatrischen Symptome, die diese Kinder aufwiesen, oder durch sozioökonomische Unterschiede der Familien, aus denen sie stammten, zu erklären. Wir sahen, dass es bei Kindern mit Misshandlungserfahrung eher zu einer »hyperkooperativen Strategie« kam, die wahrscheinlich ein Bemühen darstellte, die Widrigkeiten von Konkurrenz zu minimieren und in ersten Begegnungen mit unbekannten Mitspielern die Interaktion möglichst positiv zu gestalten. Diese Ergebnisse widersprechen den häufigen Beobachtungen, dass misshandelte Kinder zu antisozialem Verhalten neigen. Auch bezüglich der von uns untersuchten Kinder wurden solche dissozialen Verhaltensweisen durchaus bei der Befragung von Eltern und Lehrern beschrieben. Aber der Kontrast zum alltäglichen Verhalten der Kinder besteht nur auf dem ersten Blick. In der Spielsituation ging es ja um das anfängliche Verhalten der Kinder, bei dem sich dann initiale Versuche zeigten, die Interaktion mit ihren Mitspielern positiv zu gestalten, selbst wenn sie eigentlich zu viel vom eigenen Besitz in das Spiel einbrachten. Es handelt sich also um eine behaviorale Anpassungsstrategie, die man als eine allostatische Ausgleichsbewegung verstehen könnte mit der Intention, feindliche und stressvolle Reaktionen der Beziehungsumwelt zu minimieren. Ein solches hyperkooperatives Verhalten kann aber dazu führen, dass die Kinder Enttäuschungen erfahren, für ihr kooperatives Angebot weniger belohnt werden, als sie das erwartet haben, so dass sie mit der Zeit das Kooperationsangebot nicht mehr aufrechthalten können. In zweiter Linie scheint dann ihr Verhalten regelrecht zu kippen, von der Hyperkooperation zu einem antisozialen Verhalten. Solche Abläufe sind in der Arbeit mit misshandelten Kindern durchaus häufig zu beobachten, nämlich ein zunächst fast zwanghaftes Anpassungs- und Kooperationsverhalten, das dann aber langfristig in negative Verhaltensmuster kippt.

Im Rahmen desselben Forschungsschwerpunktes untersuchten wir 537 Kinder im Alter von drei bis 16 Jahren, von denen 245 Misshandlungserfahrung in der Kindheit aufwiesen (erfasst mittels Interviews mit Eltern und Kindern sowie anhand von Berichten des Jugendamtes), und verglichen diese mit 292 Kindern, die in vergleichbaren ökonomischen und sozialen Verhältnissen lebten, aber keine Misshandlung erfahren hatten (White et al., 2017). Die allermeisten Kinder hatten Erfahrungen von Vernachlässigung und emotionaler Misshandlung gemacht (78/63%), wogegen ein geringer Anteil (33%) zusätzlich körperlich misshandelt worden war. Wir nahmen bei diesen Kindern Haarproben und analysierten die Konzentration des Stresshormons Kortisol in den Haaren, welche ein gutes Maß für die akkumulierten biologischen Stressreaktionen während der vergangenen drei Monaten ist. Wir hatten erwartet, dass die Kinder mit Misshandlungserfahrungen deutlich gestresster sind als solche ohne derartige Erfahrungen. Es zeigte sich aber nur bei den Kindern unter neun Jahren eine leichte, wenn auch nicht signifikante höhere Kortisolkonzentration, wogegen Kinder über neun Jahre (9 bis 16) einen niedrigeren Kortisolspiegel aufwiesen, und dies, obwohl wir davon ausgehen können, dass alle diese Kinder in einer deutlich stressvolleren Umwelt lebten als die nicht misshandelten Kinder. Mittels Pfadanalysen konnten wir zudem zeigen, dass der mittels Haarkortisol gemessene chronische Stresslevel teilweise den Zusammenhang zwischen den erlebten Misshandlungserfahrungen und aggressiven Verhaltensstörungen mediierte. Statistisch gesehen, bewirkte die chronische Erfahrung v.a. von Vernachlässigung und emotionaler Misshandlung langfristig ein Absenken der biologischen Stressanpassung, was wiederum zu aggressivem Verhalten führte. Anscheinend ging die chronische Vernachlässigungserfahrung damit einher, dass das biologische Stresssystem (HPA-Achse) sich an die negative Umwelt anpasst und in der Folge weniger stark reagiert, als dies bei Kindern ohne Misshandlungserfahrung der Fall ist. Dieses Absinken der Reaktion auf der biologischen Stressverarbeitungsebene wiederum prädisponiert für aggressive Verhaltensstörungen. Dies passt zu Erfahrungen in der therapeutischen Arbeit, dass Kinder mit Misshandlungserfahrungen oftmals emotional weniger reagibel erscheinen, in ihrem Verhalten dann aber heftige aggressive Reaktionen zeigen können, ohne dass sie in das Beziehungsgeschehen emotional involviert wirken. Unsere Ergebnisse weisen darauf hin, dass tatsächlich gerade die Vernachlässigung und der emotionale Missbrauch bei Kindern auf die Dauer zu einer Überlastung des auf Anpassung ausgerichteten Stressregulationssystems führen, was dann den pathophysiologischen Weg ebnet zu den vielfältigen Verhaltensstörungen, die wir bei diesen Kindern beobachten (vgl. Kapitel 4).

Die Entwicklung von einer Unterregulation des biologischen Stresssystems, insbesondere bei chronisch vernachlässigten Kindern, wurde auch von anderen Forschungsgruppen berichtet. So fanden Bruce et al. (2009) bei Kindern, die wegen chronischer körperlicher Vernachlässigung in Pflegefamilien untergebracht worden waren, eine besonders niedrige Kortisolkonzentration am Morgen. Fisher (2017) vom Department of Psychology der Universität Oregon hat in einem Kommentar zu unseren Ergebnissen die Schlussfolgerung gezogen, dass die chronische Unterregulation des biologischen Stresssystems der HPA-Achse einen Mechanismus darstellen könnte, der den Zusammenhang zwischen frühen Misshandlungserfahrungen und schwer zu begrenzenden aggressiven Verhaltensweisen im späteren Verlauf der Kindheitsentwicklung, wie wir sie ja in der praktischen Arbeit oft erleben, auf neurobiologischer Ebene erklären kann. Dabei wies er v. a. auf die Bedeutung der Vernachlässigung hin, welche er als die Abwesenheit einer eigentlich vom Kind zu erwartenden sensitiven, entwicklungsgerechten und responsiven Fürsorgeumwelt umschreibt. Die Absenkung der Ausschüttung von Stresshormonen könnte auf eine Gegenregulation im Organismus vernachlässigter und misshandelter Kinder hindeuten, die das Ziel hat, trotz schädigender Beziehungseinflüsse eine einigermaßen erträgliche Gefühlslage zu erreichen, wenn auch auf Kosten erheblicher Verhaltensprobleme.

KAPITEL 6

Vernachlässigte Kinder in der Jugendhilfe

Fallbeispiel: Kevin, 16 Jahre

Vor einigen Jahren sprach mich der 16-jährige Kevin, ein langjähriger Patient unserer Klinik, am Hauptbahnhof an. »Hey, Sie sind doch der Chef von der Uniklinik?« Ich erkannte ihn sofort als einen ehemaligen Patienten unserer Klinik, der uns sehr beschäftigt hatte. Er erzählte mir, dass er nicht mehr in seine Jugendwohngemeinschaft zurückgehe, weil er sich dort schlecht behandelt fühle. Auf meine entsprechende Frage hin machte er deutlich, dass er offensichtlich mittlerweile wohnsitzlos sei und in einem Abbruchhaus lebe. Am Bahnhof »schnorrte« er Passanten an, bat um Nahrungsmittel und Geld. Er hatte sich einer Jugendbande angeschlossen und konsumierte regelmäßig die unterschiedlichsten Drogen. Trotzdem war er mir gegenüber kommunikativ aufgeschlossen, berichtete über einige gesundheitliche Probleme und versprach, sich noch einmal in unserer Klinik vorzustellen.

Die Geschichte dieses Jungen zeigt wie im Brennglas die Schwierigkeit unserer Gesellschaft im Umgang mit Kindern, die im Rahmen ihrer Familien nicht die notwendige emotionale Zuwendung und Fürsorge erhalten und misshandelt werden. Kevin war als erstes Kind seiner damals noch sehr jungen Eltern zur Welt gekommen. Die Eltern lebten im Drogenmilieu am Rande der Gesellschaft. Da Kevin schon während der Schwangerschaft mindestens Nikotin, wahrscheinlich aber weitere Substanzen über die mütterliche Plazenta in sich aufgenommen hatte, war er als Säugling äußerst irritabel, schrie viel und wäre wahrscheinlich auch für gesunde Eltern schwierig zu betreuen gewesen. In der hoch belasteten Herkunftsfamilie aber führten diese Schwierigkeiten zu körperlichen Übergriffen auf der einen und einer psychoemotionalen Vernachlässigung auf der anderen Seite. Er wurde geschlagen, geschüttelt und viel sich selbst überlassen. Erst im dritten Lebensjahr wurde das örtliche Jugendamt aufgrund von Hinweisen seitens der Nachbarn auf die Missstände in seiner Familie aufmerksam. Er wurde in Obhut genommen und kam in eine Pflegefamilie. Auch diese war mit dem Verhalten des Jungen bald überfordert, holte sich aber keine Hilfe, sondern versuchte, den Jungen mit körperlichen Züchtigungen im Zaume zu halten. Schließlich wurde das mittlerweile chronisch vernachlässigte und körperlich misshandelte Kind im Alter von fünf Jahren wegen »fremdaggressiven Verhaltens« und Überforderungssituationen in ein Kinderheim gegeben. Im Alter von sieben Jahren kam es dann aufgrund seines schwierigen Verhaltens zu einer ersten Aufnahme in einer kinderpsychiatrischen Klinik, nachdem der Junge in einem Heim weitab von seinem Heimatort untergebracht worden war. Hier stellte man die Diagnose »Bindungsstörung«. Nun kam er in eine weitere intensivpädagogische Einrichtung, deren Mitarbeiter:innen aber ebenfalls unter seinen Impulsdurchbrüchen litten und v.a. seinen Hang zu körperlicher Gewalt beklagten. In dieser Einrichtung beging er einen ersten ernst zu nehmenden Suizidversuch. Nachdem er in dem Heim etwas mehr als zwei Jahre »durchgetragen« worden war, wurde er erstmalig im Alter von zehn Jahren in unsere Klinik eingewiesen. Eine erste psychopharmakologische Behandlung wurde begonnen. Die zuweisende WG gab bald zu erkennen, dass die Betreuer:innen sich so überfordert fühlten, dass sie den Jungen nicht mehr zu sich zurücknahmen. Das Betreuungsverhältnis wurde also »gekündigt«. Daraufhin wurde er in eine familienpädagogische Wohngruppe gebracht, aus der er aber mehrmals wegen aggressiver Anfälle per Notarzt wieder in unsere Klinik überwiesen wurde. Nun gab es keine Einrichtung mehr, die ihn nach der Klinikentlassung hätte aufnehmen können. Deshalb wurde er zunächst in den örtlichen Kinder- und Jugendnotdienst entlassen und dann in den Haushalt seiner mittlerweile mit einem anderen Partner lebenden Mutter, zu der er über sieben Jahre keinen Kontakt mehr gehabt hatte und die ja seinerzeit wegen Kindesmisshandlung sogar angezeigt worden war. In der Zwischenzeit hatte niemand mit ihr gearbeitet, um ihre elterlichen/pädagogischen Fähigkeiten zu verbessern. Der Aufenthalt bei der Kindesmutter dauerte dann auch noch nicht einmal ein Jahr, bis sie signalisierte, ihn nicht mehr bei sich halten zu können. Erneut kam er in eine Kinder-WG, die aber bereits nach vier Monaten aufgab, nachdem Kevin auch hier gewalttätig geworden war. Um rasch eine Lösung zu finden, wurde er von der zuständigen Mitarbeiterin des Jugendamtes ohne eine genauere Reflexion wieder in einer anderen Einrichtung platziert, die weiter weg vom Wohnort gelegen war, ohne dass die dortigen Mitarbeiter:innen über die Vorgeschichte und die Problematik des Jungen ausreichend informiert wurden. Bereits einen Monat nach Aufnahme meldeten diese sich beim Jugendamt und baten, den Jungen wieder abzuholen. Daraufhin kam er wieder in unsere Klinik, wo verschiedene psychopharmakologische Behandlungen zusammen mit intensivpädagogischen Maßnahmen unternommen wurden, ohne dass der Junge eine weitere Wohn- und Lebensperspektive gehabt hätte. Nun wurde er ping-pong-mäßig zwischen dem örtlichen Kinder- und Jugendnotdienst, unserer Klinik und der Mutter hin und her gereicht, ein langfristiges Konzept konnte jedoch niemand für ihn erarbeiten. Zu den Einweisungen in die Klinik kam es immer wieder durch Notarzteinsätze bei Eskalation im mütterlichen Haushalt. Von dort aus fand dann das Jugendamt eine Platzierungsmöglichkeit in einem benachbarten Bundesland, wo er aber nur wenige Wochen blieb. Auch der Versuch eines neuen Trägers, mit einer familienähnlichen Betreuungssituation dem Jungen gerecht zu werden, scheiterte bereits nach drei Monaten, so dass der Junge wieder in der kinderpsychiatrischen Klinik landete. Eine intensivpädagogische Wohngemeinschaft vor Ort gab ebenfalls bald auf, obwohl das Jugendamt eine intensive Einzelfallbetreuung zusätzlich zur Verfügung stellte. Schließlich fand man eine weit vom Heimatort entfernte Einrichtung, die bereit war, den Jungen in einer Betreuungsform allein in einem Haus mit einem Betreuer zu übernehmen. Eine Schule hatte er über Jahre nicht mehr besucht. Der Kontakt zu seiner Mutter wurde so wieder erschwert, so dass diese sich auch vollkommen zurückzog und ihn an seinem neuen Lebensort nicht mehr besuchte. Als er schließlich zu Weihnachten, als alle Kinder außer ihm Familienbesuch erhielten, mit einem Schürhaken auf seinen Betreuer losging, wurde der Junge zunächst in die örtliche kinderpsychiatrische Klinik eingewiesen und dann mittlerweile im Alter von 13 Jahren per Krankenwagen durch die halbe Republik wieder an seinen Heimatort gefahren, wo nichts anderes übrigblieb, als ihn wieder in unsere kinderpsychiatrische Klinik aufzunehmen. Mittlerweile war der örtliche allgemeine Sozialdienst bereit, neben der stationären Behandlung auch eine sozialpädagogische Eins-zu-eins-Betreuung zur Verfügung zu stellen, so dass der Junge in einem mehrmonatigen Aufenthalt so intensiv pädagogisch, pharmakologisch und therapeutisch betreut werden konnte, dass sich sein Zustand und sein Verhalten stabilisierten. Das Jugendamt entschloss sich schließlich, eine eigene Einrichtung für Kevin selbst zu schaffen, in einer Wohnung mit einem Betreuerteam von sehr erfahrenen und in intensivpädagogischen Jugend-WGs erprobten Sozialpädagog:innen und Erzieher:innen. Mittlerweile war Kevin 14 Jahre alt. Diese Lösung einer einzelfallbezogenen stationären Jugendhilfe funktionierte dann genau zwei Jahre lang, bis Kevin 16 Jahre alt war. Die Betreuer:innen kamen mit der Aggressivität des Jugendlichen ganz gut zurecht, mussten aber angesichts seiner sich nunmehr entwickelnden Weglauftendenz kapitulieren. Da es im gesamten Bundesland keine Möglichkeit gab, den Jungen vom Weglaufen abzuhalten, d. h. vorübergehend mittels Freiheitsentziehung an der Selbstschädigung und an dem Weglaufen zu hindern, verbrachte er immer weniger Tage in der Jugend-WG, sondern lebte mehr und mehr mit seinen Bekannten aus der Drogenszene auf der Straße. Daraufhin beendete der allgemeine Sozialdienst die Jugendhilfemaßnahme ohne weitere Rücksprache mit den behandelnden Ärzten in der Klinik, so dass Kevin keinen eigentlichen Wohnort mehr hatte, außer dem Jugendnotdienst, in dem er immer wieder Zuflucht finden konnte. Da es dort aber nur bei den geringsten pädagogischen Regelsetzungen immer wieder zu Gewaltausbrüchen des Jungen kam, erhielt er schließlich Hausverbot vonseiten des Jugendnotdienstes, so dass er vollends wohnsitzlos wurde. Wir in der Klinik konnten ihn zwar immer wieder mal für ein paar Tage aufnehmen und uns um seine verschiedenen auch körperlichen Symptome kümmern, sahen uns aber außerstande, einen erneuten längerfristigen Behandlungsversuch ohne eine ausreichende Lebens- und Wohnperspektive anzubieten.

Kevins Entwicklung ist kein Einzelfall. Vielmehr ist sein Lebensweg ein typisches Beispiel für die Schwierigkeiten der verantwortlichen Systeme von Jugendhilfe und Medizin, vernachlässigten und misshandelten Kindern pädagogisch und therapeutisch gerecht zu werden. Angesichts der verheerenden Verhältnisse, unter welchen das Kind aufgewachsen ist, und der daraus resultierenden ebenfalls verheerenden Folgen in Bezug auf Verhaltensschwierigkeiten und psychische Symptome geriet die Jugendschutzbehörde extrem unter Druck. Wenn ein System aber unter Druck gerät, kann es nur noch auf Krisen reagieren (English et al., 1999) und keinesfalls mehr langfristige Lösungsstrategien entwickeln. Das von Freud auf die Funktionen der individuellen Psyche ausgerichtete Konzept des Wiederholungszwangs scheint sich in dem beschriebenen Fallbeispiel auf das gesamte gesellschaftliche System der Jugendhilfe auszuwirken. Der Wiederholungszwang überspringt quasi die Grenzen des Individuums und bildet sich nun systemisch (im Helfersystem und in der Gesellschaft) ab. Die Lebensgeschichte des misshandelten Kindes ist geprägt von einer unaufhörlichen Wiederkehr des Gleichen: Vernachlässigung und Misshandlung – schwieriges Verhalten – erneut Vernachlässigung und Misshandlung, jetzt aber durch das Helfersystem. Niemandem, weder den fallführenden Mitarbeiter:innen des allgemeinen Sozialdienstes noch den Heimpädagog:innen und Therapeut:innen, kann vorgeworfen werden, dass sie aus freien Stücken heraus bei dem Kind die schädigende Noxe des Ausgestoßen- und Misshandeltwerdens einfach immer wiederholten. Offensichtlich induziert das individuelle Schicksal des vernachlässigten Kindes im kostenintensiven Helfersystem vorwiegend sich wiederholende Dynamiken, und es gelingt nicht, aus diesem Kreislauf auszusteigen. Am Ende kapitulieren dann alle, und das individuelle Schicksal des Kindes scheint wie auf einer nicht ablenkbaren Bahn in Selbst- und Fremdschädigung und schließlich in einer unausweichlichen prekären gesellschaftlichen Randständigkeit zu münden.

Im angloamerikanischen Sprachraum gibt es eine systematische Forschung, die mittels empirischer Untersuchungen zeigt, dass der in dem beschriebenen Einzelfall vorhandene Kreislauf durchaus kein Einzelfall ist. In einer prospektiven Längsschnittstudie von Aarons et al. (2010) wurde eine Stichprobe von 500 Minderjährigen, welche im Rahmen des US-amerikanischen Welfare-Systems in Heimeinrichtungen fremdplatziert wurden, untersucht. Dabei wurden mittels Pfadanalysen die Verlaufscharakteristika der beteiligten Kinder ausgewertet und mögliche reziproke Effekte von Verhaltensstörungen und Erziehungswechseln in den Blick genommen. Es zeigte sich ganz deutlich, dass vorhandene Verhaltensprobleme bei den Kindern statistisch einen oder mehrere Wechsel von Platzierungsstellen vorhersagten und dass teilweise auch umgekehrt wiederum die Wechsel der Platzierungsstellen eine Zunahme der Verhaltensprobleme indizierte. Das Vorhandensein von Internalisierungs- und Externalisierungssymptomen (Angst und Depression sowie aggressive Verhaltensprobleme) bei den Kindern zu Beginn einer Platzierung prognostizierte überzufällig, dass es innerhalb der ersten 18 Monate zu einer Umplatzierung, d. h. einer Veränderung des Aufenthaltes in Betreuungseinrichtungen kam. Umgekehrt erhöhten solche Wechsel in den darauffolgenden drei Jahren wiederum die Wahrscheinlichkeit, dass die Verhaltenssymptome zunahmen. Es scheint sich also um eine sich selbst verstärkende zirkuläre Dynamik zu handeln. Dabei wurde dieser Kreislauf statistisch gesehen immer deutlicher, je älter die Kinder wurden. Wiesen Vorschulkinder Verhaltensprobleme auf, so kam es seltener zu Wechseln von Betreuungseinrichtungen. Wenn die Kinder aber dann älter als elf Jahre waren, führten insbesondere die aggressiven Verhaltensstörungen vermehrt zu einem Wechsel der Einrichtung. Kam es in der Zeit zwischen 18 und 36 Monaten nach Erstplatzierung zu einem Wechsel der Betreuungseinrichtung, führte dies wiederum zu einer höheren Dichte an Verhaltensproblemen. Dabei waren bei Jungen sowohl Externalisierungs- als auch Internalisierungsprobleme, bei Mädchen dagegen nur Externalisierungsprobleme prädiktiv.

Vreeland et al. (2020) fanden eine ähnliche Dynamik auch bei Platzierungen in Pflegefamilien. Es wurden 8853 Kinder und Jugendliche zwischen fünf und 19 Jahren innerhalb der ersten 30 Tage nach ihrer ersten Platzierung außerhalb des Elternhauses untersucht. Hier zeigte sich, dass v.a. Internalisierungs- und Externalisierungssymptome, Schulschwierigkeiten und Affektdysregulationen die stärksten Prädiktoren für eine Unterbrechung des Pflegeverhältnisses waren. Die Autoren identifizierten bei einer Untergruppe von Kindern in Pflegefamilien ein hohes Risiko, dass ihr Leben in der Pflegefamilie unterbrochen wird, d.h., dass sie ausgestoßen oder in andere Einrichtungen verbracht werden, was in einem hohen Prozentsatz der Fälle auch geschah. Die Gesamtanalyse der Daten zeigte, dass die untersuchten Kinder im Schnitt 3,11 Platzierungswechseln ausgesetzt waren, wobei die Anzahl zwischen eins und 26 streute. Die erste Platzierung hielt im Schnitt nur 132 Tage, und der größte Anteil der Kinder (51,3%) erlebte mindestens einen Platzierungswechsel. Die Kinder, die gerade aufgrund erheblicher Diskontinuitäten in ihrer eigenen Herkunftsgeschichte in das soziale Netzwerk der Jugendämter und allgemeinen Sozialdienste kommen, erfahren in der Folge eine überaus große Anzahl von weiteren Wechseln. Dies scheint ein systemimmanentes Problem des Kindesschutzes und der Jugendhilfe zu sein.

Die Deutsche Gesellschaft für Kinder- und Jugendpsychiatrie weist in einem Statement aus dem Jahre 2015 (https://www.dgkjp.de/wp-content/uploads/Kooperation_KJP_KJH.pdf) darauf hin, dass das Scheitern einer Platzierung eigentlich schon das Scheitern in der nächsten Einrichtung vorhersagt. Da in Deutschland, Österreich und der Schweiz die Kliniken für Kinder- und Jugendpsychiatrie oftmals Auffangbecken für Kinder nach gescheiterten Platzierungen darstellen, gibt es wie in dem am Anfang dieses Kapitels beschriebenen Fallbeispiel auch ein sehr starkes Hin und Her zwischen den Kliniken und den Jugendhilfeeinrichtungen. Die kinderpsychiatrische Fachgesellschaft spricht in diesem Zusammenhang von »Verschiebebahnhöfen«. Die Verschiebung der Kinder und Jugendlichen von einem System in das andere ist aus Sicht der Gesellschaft nicht nur durch spezielle Schwierigkeiten der Betroffenen determiniert, sondern auch systembedingt. Oftmals seien solche Fälle Ausdruck einer gewissen Ohnmacht, da meist keiner mehr weiterwisse und einfache Lösungen in diesen Fällen nicht verfügbar seien. »Wenn Kinder oder Jugendliche von einem Tag auf den anderen vor die Tür – von beiden Systemen – gesetzt werden, möglicherweise ohne Vorankündigung oder gar direkt vor dem Wochenende, so führt dies neben den erheblichen Schwierigkeiten für die betroffenen Kinder und Jugendlichen auch immer wieder zu enormen Belastungen in der Zusammenarbeit von Kinder- und Jugendhilfe und Kinder- und Jugendpsychiatrie.« (https://www.dgkjp.de/wp-content/uploads/Kooperation_KJP_KJH.pdf). In dem Zusammenhang werden Kinder, die immer wieder an Grenzen der Betreuungsmöglichkeiten in Einrichtungen stoßen, als »Systemsprenger« bezeichnet. Wenn man aber die epidemiologischen Daten und die Häufigkeit des Phänomens anschaut, muss man eigentlich sagen, dass es sich hier offensichtlich um ein insuffizientes System handelt, das der großen Zahl und der schwerwiegenden Dynamik von langfristig misshandelten und vernachlässigten Kindern nicht gerecht wird.

Rechtliche Gesichtspunkte

Minderjährigen Kindern und Jugendlichen werden in den meisten Verfassungen der westlichen Industrieländer Grundrechte zugestanden. Im bundesdeutschen Grundgesetz sind Kinder implizit bei den Rechten »auf die freie Entfaltung der Persönlichkeit«, »auf Leben und körperliche Unversehrtheit« und »Unverletzlichkeit der Freiheit« einbezogen, ohne dass sie spezielle Erwähnung finden (Artikel 2 GG). In Artikel 6 GG ist die Verantwortung der Eltern beschrieben. »(2) Pflege und Erziehung der Kinder sind das natürliche Recht der Eltern und die zuvörderst ihnen obliegende Pflicht. Über ihre Betätigung wacht die staatliche Gemeinschaft.« »(3) Gegen den Willen der Erziehungsberechtigten dürfen Kinder nur auf Grund eines Gesetzes von der Familie getrennt werden, wenn die Erziehungsberechtigten versagen oder wenn die Kinder aus anderen Gründen zu verwahrlosen drohen.« In Artikel 6 (4) ist darüber hinaus geregelt, dass jede Mutter Anspruch auf den Schutz und die Fürsorge der Gemeinschaft hat und dass unehelichen Kindern die gleichen Bedingungen für ihre leibliche und seelische Entwicklung und ihre Stellung in der Gesellschaft wie den ehelichen Kindern zustehen.

Wichtig ist zu betonen, dass die als »Personensorgerecht« bezeichnete Stellung der Eltern (oder ihrer Ersatzpersonen) eben nicht nur Rechte, sondern auch Pflichten beinhaltet. Trotzdem hat sich, wahrscheinlich aufgrund der Sicht von Erwachsenen, der Begriff des »Personensorgerechts« durchgesetzt und nicht der Begriff »Personensorgepflicht«. Zum Zeitpunkt der Erstellung dieses Buches haben die in der Kinderrechtskonvention niedergelegten Rechte von Kindern noch keinen Eingang in das Grundgesetz gefunden.

Die Ausgestaltung der Personensorge ist im Bürgerlichen Gesetzbuch definiert (BGB). In § 1631 BGB sind Inhalt und Grenzen der Personensorge definiert:

»(1) Die Personensorge umfasst insbesondere die Pflicht und das Recht, das Kind zu pflegen, zu erziehen, zu beaufsichtigen und seinen Aufenthalt zu bestimmen.

(2) Kinder haben ein Recht auf gewaltfreie Erziehung. Körperliche Bestrafung, seelische Verletzung und andere entwürdigende Maßnahmen sind unzulässig.

(3) Das Familiengericht hat die Eltern auf Antrag bei der Ausübung der Personensorge zu unterstützen«.

In § 1631b BGB ist geregelt, dass die Unterbringung des Kindes, die mit Freiheitsentziehung verbunden ist, der Genehmigung des Familiengerichtes bedarf. Eine solche Unterbringung unter freiheitsentziehenden Bedingungen ist nur zulässig, so lange dies dem Wohl des Kindes und der Abwendung von erheblichen Selbst- und Fremdgefährdungen dient.

In § 1666 des Bürgerlichen Gesetzbuches sind die gerichtlichen Maßnahmen bei Gefährdung des Kindeswohls definiert.

(1) »Wird das körperliche, geistige oder seelische Wohl des Kindes oder sein Vermögen gefährdet und sind die Eltern nicht gewillt oder nicht in der Lage, die Gefahr abzuwenden, so hat das Familiengericht die Maßnahmen zu treffen, die zur Abwendung der Gefahr erforderlich sind.« Als gerichtlich anzuordnende Maßnahmen werden aufgeführt:

»1. Gebote, öffentliche Hilfen wie z. B. Leistungen der Kinder- und Jugendhilfe und der Gesundheitsvorsorge in Anspruch zu nehmen,

2. Gebote, für die Einhaltung der Schulpflicht zu sorgen,

3. Verbote, vorübergehend oder auf unbestimmte Zeit die Familienwohnung oder eine andere Wohnung zu nutzen, sich in einem bestimmten Umkreis der Wohnung aufzuhalten oder zu bestimmen, andere Orte aufzusuchen, an denen sich das Kind regelmäßig aufhält,
4. Verbote, Verbindungen zum Kind aufzunehmen oder ein Zusammentreffen mit dem Kind herbeizuführen,
5. die Ersetzung von Erklärungen des Inhabers der elterlichen Sorge,
6. die teilweise oder vollständige Entziehung der elterlichen Sorge.«
Das Verhältnis der beschriebenen Elternrechte zu möglichen staatlichen Hilfsangeboten ist im Sozialgesetzbuch VIII (SGB VIII) geregelt. In Absatz (1) ist festgelegt, dass »ein Personenberechtigter (…) bei der Erziehung eines Kindes oder eines Jugendlichen Anspruch auf Hilfe (Hilfe zur Erziehung) (hat), wenn eine dem Wohl des Kindes oder des Jugendlichen entsprechende Erziehung nicht gewährleistet ist und die Hilfe für seine Entwicklung geeignet und notwendig ist.« Insofern hat der Gesetzgeber zunächst einmal staatliche Maßnahmen mit einem Hilfegedanken verbunden. Als angemessene Hilfemaßnahmen werden explizit erwähnt: Erziehungsberatung (§ 28), soziale Gruppenarbeit (§ 29), Erziehungsbeistand (§ 30), sozialpädagogische Familienhilfe (§ 31), Erziehung in einer Tagesgruppe (§ 32), Vollzeitpflege (§ 33), Heimerziehung und sonstige betreute Wohnform (§ 34) und intensive sozialpädagogische Einzelbetreuung (§ 35). In § 36 ist festgelegt, dass bei den Hilfemaßnahmen ein Mitwirken der personensorgeberechtigten Eltern vorausgesetzt ist. Als Instrument für die Durchführung der Hilfe zur Erziehung werden der festzulegende Hilfeplan und die regelmäßigen Hilfeplangespräche gesetzlich vorgeschrieben.
Ähnlich sind Kindesschutzmaßnahmen im schweizerischen Zivilgesetzbuch definiert und in vier Gruppen gruppiert:

1. Ermahnung und Weisung an die Eltern oder das Kind und die Einführung einer Aufsicht und Kontrolle (Artikel 307 Abs. 3 ZGB)
2. Beistandschaften mit spezifischen Einschränkungen der elterlichen Sorge (Artikel 308 Abs. 3 ZGB)
3. Aufhebung der elterlichen Obhut (Artikel 310 ZGB)
4. die Entziehung der elterlichen Sorge (Artikel 311 ZGB)

(Voll & Jud, 2013)

In Österreich wurde in einer Bundes-Verfassungsgesetz-Novelle, BGBl. I Nr. 14/2019 die Gesetzgebungskompetenz für die Angelegenheiten der Kinder- und Jugendhilfe den Ländern übertragen. Davor regelte der Bund im Rahmen seiner Grundsatzgesetzgebungskompetenz die Grundsätze der Kinder- und Jugendhilfe im Bundes-Kinder-

und Jugendhilfegesetz (B-KJHG 2013), das von den Ländern in ihren jeweiligen Ausführungsgesetzen konkretisiert wurde. In der Vereinbarung gemäß Artikel 15a B-VG über die Kinder- und Jugendhilfe, die ebenfalls 2020 in Kraft trat, verpflichten sich Bund und Länder, das bisherige Schutzniveau in den Angelegenheiten der Kinder- und Jugendhilfe aufrechtzuerhalten und weiterzuentwickeln. Die konkreten Leistungen und Beratungen der Kinder- und Jugendhilfe werden von Dienststellen in den politischen Bezirken und Städten mit eigenem Statut (sog. Jugendämtern) erbracht. Aber auch anerkannte private Einrichtungen bieten ihre Dienste an (https://www.frauen-familien-jugend.bka.gv.at/familie/kinder-jugendhilfe/kinder-jugendhilfe.html).

Die Institution der Jugendhilfe ist in der Bundesrepublik gesetzlich klar geregelt. Die Auftraggeber, also in der Regel die Jugendämter bzw. die allgemeinen Sozialdienste, sind in kommunaler Hand. Die Durchführenden, d.h. die Träger der Jugendhilfemaßnahmen, sind zum überwiegenden Teil nichtstaatliche, freie Wohlfahrtsverbände, wie beispielsweise die Diakonie, Volksfürsorge, Arbeiterwohlfahrt etc. Sie müssen nachweisen, dass sie auf dem Gebiet der Jugendhilfe tätig sind und dass sie die Entwicklung und Erziehung junger Menschen zu eigenverantwortlichen und gemeinschaftsfähigen Persönlichkeiten fördern und hierfür über ausreichende fachliche und personelle Voraussetzungen verfügen. Dabei gibt es einen gewissen »Wildwuchs« von wenig koordinierten Angeboten. Angesichts der hohen Zahl von hilfeberechtigten Minderjährigen haben die Kommunen kaum die Möglichkeit, wissenschaftlich belegte Qualitätskriterien bei der Auswahl anzuwenden. Teilweise arbeiten die Träger nach marktwirtschaftlichen Prinzipien. Das System ist außerordentlich bürokratisch ausgerichtet und wenig flexibel. Die Fülle der kostenintensiven Angebote und Maßnahmen ist in Österreich, der Schweiz und der Bundesrepublik Deutschland beeindruckend und sucht international wahrscheinlich Ihresgleichen.

Feuling (2021b) beobachtet, dass »der aktuelle Diskurs der Jugendhilfe geprägt ist durch systemische Ansätze einerseits, Lebenswelt- und Sozialraumorientierung im Sinne einer Überwindung individualisierender Hilfezugänge andererseits.« (S. 903). Das zu Beginn des

Kapitels beschriebene Fallbeispiel stellt keine Ausnahme dar, denn das umfangreiche Angebot stößt angesichts der großen Zahl schwieriger Fälle zunehmend an Grenzen. Viele Kinder und Jugendliche mit besonders starken Erfahrungen von Vernachlässigung und Misshandlung haben bereits mehrere Hilfeangebote »gesprengt«. Hinzu kommt, dass die Koordination zwischen Jugendhilfe und Schule ungenügend ist und es nur wenig gezielte Maßnahmen gibt, um mit einer Vielzahl von nicht mehr beschulbaren Jugendlichen, die entweder aus Schulen ausgestoßen wurden oder den Schulbesuch verweigern, zurechtzukommen. Darüber hinaus ist die Kooperation zwischen den Systemen Jugendhilfe und Medizin (v.a. Kinderheilkunde und Kinder- und Jugendpsychiatrie) oft insuffizient. Die Kliniken beklagen, dass ihnen oftmals in »Nacht- und Nebelaktionen Kinder und Jugendliche aus Jugendhilfeeinrichtungen geschickt werden, die diese überfordern. In die Kliniken wird dann die Hoffnung gesetzt, dass die Verhaltensschwierigkeiten der Kinder psychiatrisch und psychotherapeutisch behandelt und damit verbessert werden. Oft reagieren die Kliniken auf die Einweisung mit der Aussage: »Das ist ein pädagogisches und kein psychiatrisches Problem.« (Feuling, 2021b) In der Tat sehen die kinder- und jugendpsychiatrischen Kliniken oft auch keine Möglichkeiten, Kindern und Jugendlichen, deren Jugendhilfemaßnahme gerade gekündigt wurde und die aus allen Systemen herausgefallen sind, eine erfolgsversprechende psychiatrische und/oder psychotherapeutische Behandlung zu ermöglichen. Denn die Situation dieser Kinder und Jugendlichen wird wie im eingangs dieses Kapitels beschriebenen Fallbeispiel hoffnungslos, und selbst bei einem guten Behandlungsverlauf fehlt es oft an angemessenen Anschlussmaßnahmen in der Jugendhilfe. Jugendhilfeeinrichtungen verstehen sich häufig als soziale Dienstleistungsunternehmen, die sich auf dem Markt dem Wettbewerb stellen, allerdings aufgrund der großen Nachfrage sich ihre »Kunden« selbst aussuchen können, und für die es sich nicht mehr »rechnet«, Hilfsangebote auch angesichts größter Schwierigkeiten ihrer Klienten aufrechtzuerhalten. Eine Betreuungsverpflichtung und eine Verpflichtung dahingehend, dem Wiederholungszwang entgegenzuwirken und Jugendliche bei auch größten Schwierigkeiten nicht »auf die Straße« zu setzen, gibt es nicht. »Die Inkompatibilität der Systeme führt zu einer Verstärkung von Verwahrlosung« (Feuling, 2021b, S. 916). Oftmals bleibe den pädagogischen Institutionen nur die resignative Macht des Abbruchs der Beziehung und die Ausstoßung des »Systemsprengers« aus der Institution. »Aus Sicht der Institution heißt es dann: X ist nicht mehr tragbar oder Ys weiterer Verbleib ist nicht mehr verantwortbar.« (S. 929).

Im Fall von Kevin hat das Hilfsangebot vonseiten der Jugendhilfe und Medizin eigentlich auf der ganzen Linie versagt. Angesichts der verheerenden Zustände in der Obhut seiner Eltern in den ersten Lebensjahren wurde eindeutig zu spät interveniert. Das Bemühen, mittels ambulanter Hilfen Platzierungen zu verhindern, ist zwar grundsätzlich angemessen, läuft aber in schweren Fällen oft auf eine unerträgliche Verzögerung ausreichender Hilfsmaßnahmen hinaus. Das führte in Kevins Fall dazu, dass die Schädigung sich in den ersten Lebensjahren derart gravierend entwickelte, dass die Diskontinuität in der Folge der Entwicklung praktisch unausweichlich vorgezeichnet war. Die dann eingesetzten Hilfen wurden in Qualität und Intensität der Problematik des Kindes zu keiner Zeit gerecht. Zunächst kam er in eine unangemessene Pflegefamilie, also praktisch »vom Regen in die Traufe«, von einem misshandelnden System in das nächste. Im weiteren Verlauf wurde er immer wieder in Familien oder Einrichtungen gebracht, die von vornherein mit seinen Schwierigkeiten und seinem Verhalten überfordert waren. Die vom Gesetzgeber vorgesehene zielgerichtete Planung von Hilfen zur Erziehung fand zu keiner Zeit statt. Die getroffenen Maßnahmen funktionierten eher nach dem Prinzip Verschiebebahnhof. Überforderte Jugendamtsmitarbeiter:innen waren immer wieder froh, den Jungen irgendwo unterbringen zu können, ohne sich wirklich davon überzeugt zu haben, ob die aufnehmenden Einrichtungen angemessen waren. Oftmals waren auch die Informationen an die Heimeinrichtungen unangemessen, d. h., zuvor mit dem Kind gemachte Erfahrungen in der vorangegangenen Einrichtung standen als Erfahrung für die neue Einrichtung nicht zur Verfügung. Die Diskontinuität, die der Junge in seiner frühen Kindheit schon erfahren hatte, wurde so durch inadäquate diskontinuierliche Hilfeleistungen einfach fortgesetzt. Der

Gipfel des Scheiterns bestand dann darin, den Jungen wieder zu seiner Mutter zurückzugeben, obwohl über Jahre kein Kontakt mehr bestanden hatte und niemand wirklich der Überzeugung war, dass die Situation der Mutter sich so verbessert hatte, dass sie nunmehr einen liebevollen und altersadäquaten Umgang mit dem Jungen hätte pflegen können. Hinzu kam, dass die verschiedenen Institutionen nicht ausreichend miteinander kooperierten. Nur in kurzen Phasen gab es beispielsweise eine wirkliche Kooperation zwischen den beteiligten kinder- und jugendpsychiatrischen Kliniken und den Jugendhilfeeinrichtungen. Die Kliniken wurden eher missbraucht als Auffangbecken in der größten Not (nächtliche Notfallzuweisungen) und als einzige Stellen, die die Möglichkeit hatten, nach § 1631b BGB auch einmal eine geschlossene Unterbringung vorübergehend durchzuführen.

Meine in vielen Jahren der Arbeit mit vernachlässigten Kindern gewonnenen Einsichten in das psychische Erleben und die psychischen Funktionsweisen von vernachlässigten und misshandelten Kindern und Jugendlichen haben mich zu der Erkenntnis geführt, dass diese Kinder – um einem Mindestmaß an Aktivität zu wahren – Vernachlässigungs- und Ausstoßungssituationen immer wieder durch ihr schwieriges Verhalten im Sinne eines Wiederholungszwanges aktiv herbeiführen. Trotz allen guten Willens und Engagements von professionellen Helfer:innen ist es nur in ganz kurzen Phasen von Kevins Entwicklung gelungen, dieser Wiederholungsdynamik eine konsequente erzieherische und/oder therapeutische Linie entgegenzusetzen. Vielmehr wurde die individuelle Pathologie des Kindes durch die Pathologie der Systeme noch verstärkt. Das Kind, das früh aus einer ungünstigen Umwelt ausgestoßen wurde bzw. nie ein liebevolles Umfeld hatte, erfuhr nun im staatlichen Hilfesystem ein Ausstoßungserlebnis nach dem anderen. Dass diese katastrophale Karriere am Ende in der völligen Bankrotterklärung der Hilfssysteme und in der Obdachlosigkeit eines Minderjährigen mündete, ist eigentlich in einer reichen Gesellschaft wie der unseren ein kaum zu akzeptierender Verlauf.

KAPITEL 7

Das psychische Erleben des vernachlässigten Kindes

Fallbeispiel: Luis, 11 Jahre:

Luis wird notfallmäßig in unsere Klinik gebracht, nachdem er aufgrund seiner Verhaltensschwierigkeiten von seiner Schule suspendiert wurde. Dort war sein aggressives Verhalten mehrmals in einer Weise eskaliert, dass die Polizei gerufen werden musste. Scheinbar wahllos griff er Mitschüler an, beleidigte Lehrer und war nicht bereit, an einem geregelten Unterricht teilzunehmen. Auch zu Hause gab es immer wieder aggressive Auseinandersetzungen. So attackierte er wiederholt aus Eifersucht seinen älteren Bruder. Rasch wurde deutlich, dass er unter enormen Ängsten litt. Er konnte sich von seiner Mutter kaum trennen, war sehr selbstunsicher und wurde manchmal von Angstattacken förmlich überwältigt. Darüber hinaus hatte er Angst, in der Schule zu versagen. Er wurde geradezu panisch, wenn bei ihm in der Klinik eine Blutentnahme vorgenommen werden musste. Es gab schon erste dissoziale Symptome wie Stehlen und Weglaufen, alles Aktionen, die regelmäßig zu Eskalationen im häuslichen Milieu und zu Polizeieinsätzen führten. Wiederholt war er von seiner Mutter in einen Kindernotdienst gebracht worden, wo er es aber nicht länger als einen Tag aushielt. Auch die Integration in eine stationäre Jugendhilfeeinrichtung gelang nicht, da Luis seine pädagogischen Bezugspersonen nach wenigen Tagen so zu attackieren begann, dass diese sich rasch überfordert fühlten und sich außerstande sahen, ihn in der Wohngruppe weiter zu betreuen. Zum Zeitpunkt der Klinikaufnahme war die Mutter schwanger, was bei dem Jungen erneut zu starken Verlustängsten führte.

Die Schwangerschaft mit Luis schilderte die Mutter als von chronischen, teilweise gewaltsamen Auseinandersetzungen mit ihrem Partner, Luis' Vater, sehr belastet. Es kam zu vorzeitigen Wehen und einer schwierigen Geburt vier Wochen vor dem errechneten Termin.

Bei der Erhebung der Anamnese fiel auf, dass die Mutter sich kaum an irgendwelche Details aus der frühen Kindheit des Jungen erinnern konnte. Sie berichtete, nie gestillt zu haben, ohne dass sie erklären konnte, warum nicht. Die partnerschaftlichen Konflikte absorbierten die Eltern derart, dass sie sich emotional kaum ihren beiden Söhnen zuwenden konnten. Mittlerweile litt die Mutter an Depression und Panikattacken. Ab dem zweiten Lebensjahr sollte der Junge den Kindergarten besuchen. Er war aber damals schon so trennungsängstlich und impulsiv, dass er kaum in die Kindergruppe integriert werden konnte. Im Alter von vier Jahren trennten sich die Eltern nach heftigen partnerschaftlichen Auseinandersetzungen. Anfangs gab es noch regelmäßige Besuche seines Vaters. Nach knapp einem Jahr brach der Kontakt aber ab. Weder die Mutter noch Luis konnten Genaueres über ihn berichten. Nach der Trennung der Eltern schien der Junge an seiner Mutter zu »kleben«. Er wurde für sie zu einem Ersatzpartner, und sie band ihn sehr eng ans sich. So ließ sie ihn einige Jahre lang regelmäßig nachts in ihrem Bett schlafen. Aber sie entwickelte auch schon früh eine Tendenz, ihn zu verteufeln, und versuchte, ihn wegen seines schwierigen Verhaltens mehrmals auszustoßen und in einem Kinderheim unterzubringen, insbesondere nachdem sie mit einem neuen Partner eine neue Familie gründen wollte. Der Mangel an Zuwendung in den ersten Lebensjahren stellt eine anhaltende emotionale Vernachlässigung dar. Das Einbezogenwerden in die gewaltsamen Auseinandersetzungen zwischen den Eltern und die Überstimulation in der Ersatzpartnerfunktion für die Mutter nach der elterlichen Trennung erfüllen die Kriterien einer emotionalen Misshandlung.

Auf unserer Station zeigte Luis Verhaltensweisen, die uns verdeutlichten, warum die bisherigen Bemühungen, ihn außerhalb seiner prekären Familienverhältnisse, beispielsweise in eine angemessene Kinderwohngruppe zu integrieren, gescheitert waren:

- *Er fühlte sich, gleichgültig wie viel Zuwendung er von seinen Betreuungspersonen erhielt, zurückgestoßen und ungerecht behandelt.*

Die Mitarbeiter:innen der kinderpsychiatrischen Station, u. a. speziell ausgebildete Pflegefachpersonen, Pädagog:innen und Therapeut:innen, wendeten sich ihm mit hohem Engagement liebevoll zu, versuchten, seine Probleme zu verstehen und ihm zu helfen, im Stationsleben zurechtzukommen. Luis genoss diese Zuwendung insbesondere im Einzelkontakt mit seiner ihm zugeteilten Bezugsperson. Aber sobald er sich in der Kindergruppe befand und die ihm geltende Aufmerksamkeit der Erwachsenen mit anderen Kindern teilen musste, fühlte er sich sofort benachteiligt und zurückgesetzt. Sei es beim gemeinsamen Essen oder beim Spielenachmittag, er hatte immer das Gefühl, dass andere Kinder bevorzugt werden und dass er selbst ungerecht behandelt wird. Er war regelrecht dominiert von dem Gefühl, zu kurz zu kommen.

Viele Wissenschaftler haben die biologischen und psychologischen Folgen einer vernachlässigenden Fürsorge bzw. der Abwesenheit einer sensitiven und entwicklungsgerechten Beziehungsumwelt bei Kindern beschrieben (vgl. Fisher, 2017). Winnicott (1958) hat darauf hingewiesen, dass der Säugling mit einer absoluten Bedürftigkeit auf die Welt kommt. Das Versagen der Umwelt bzw. die Unmöglichkeit, diese absolute Bedürftigkeit zu befriedigen, löst bei dem Kleinkind im besten Fall eine mentale Aktivität aus, ein Entwickeln von Gedanken bzw. Denken, welche(s) dem Kind die Überbrückung des Mangels seiner Beziehungsumwelt erlaubt. Diese Denkprozesse, so Winnicott, kommen aber nur in Gang, wenn die Mutter (als wichtigste Bezugsperson) in ihrem Umgang mit dem Kind zwar nicht perfekt, aber doch gut genug ist, so dass das Kind sich auch mit seinen eigenen mentalen Fähigkeiten entfalten kann. Es kann z. B. ein inneres Bild von einer zugewandten mütterlichen Person entwickeln, welches ihm hilft, zumindest eine gewisse Zeit deren Abwesenheit oder die Abwesenheit ihrer Zuwendung zu überbrücken und die eigenen Emotionen zu regulieren. Wenn aber die Beziehungsumwelt nicht gut genug ist, d.h. z.B., wenn ein vernachlässigender Umgang die Fähigkeit des Kleinkindes, mit Zurückweisung und Frustration zurechtzukommen, übersteigt, können die psychischen Triebkräfte nicht an eine positive Besetzung des eigenen Körpers, der eigenen Denkfähigkeit und des eigenen Selbstwertgefühls gebunden werden, so dass es zu tiefen Gefühlen der Entleerung, der Selbstunsicherheit und des Mangels kommt. Auf diese Weise wird verständlich, dass Luis sich auf ganz tiefe Weise immer zu kurz gekommen fühlte und dass dieses Gefühl im weiteren Verlauf seiner Entwicklung sich auch nicht mehr durch positive Beziehungserfahrung zu korrigieren schien. Wie viele andere vernachlässigte Kinder betonte er immer wieder, dass er sich ungerecht behandelt fühlte, wenn seine Bezugspersonen versuchten, seine Wünsche mit denen anderer Kinder abzugleichen. Für Pädagog:innen und Therapeut:innen bedeutet es eine tiefe Irritation, wenn ein Kind sein Gefühl des Zukurzgekommenseins immer wieder vehement zum Ausdruck bringt, gleichgültig wie viel Zuwendung sie ihm geben.

- *Er schien sich in die Bedürfnisse und Interessen anderer nicht einfühlen zu können.*

Luis bestand im Zusammenspiel mit anderen Kindern vehement auf das Durchsetzen seiner Interessen. Z.B. wollte er in Wettbewerbsspielen immer gewinnen und konnte seine Mitspieler überhaupt nicht zum Zug kommen lassen. Hatte ein anderes Kind einen Erfolg, wurde er wütend, beschimpfte dieses und wurde rasch handgreiflich. Auch mehrfach darauf angesprochen, schien er sich überhaupt nicht in die Bedürfnislagen und Gefühle seiner Mitspieler hineinversetzen zu können, z.B. in den Schmerz, den er anderen Kindern zugefügt hatte. Er machte bald den Eindruck, selbstsüchtig und unempathisch zu sein. An einem Ausgleich seiner Interessen und Bedürfnisse mit denen der anderen Kinder schien er nicht interessiert zu sein. Das brachte ihm die Ablehnung in der Gleichaltrigengruppe sowie negative Reaktionen seiner Pädagog:innen ein, was aber seine Selbstbezogenheit noch verstärkte. Diese war so dominierend und drängend, dass ein Einfühlen in die Bedürfnislage anderer ausgeschlossen schien. Ein Ausgleich von Interessen in Peer Groups war ebenfalls nicht möglich. So wurde er auch in unserer Behandlungsstation bald wieder zu einem einsamen Kind. Dabei war seine Selbstbezogenheit keineswegs Ausdruck einer intellektuellen Überforderung. Seine Lehrer:innen beschrieben ihn als ein sehr begabtes, interessiertes und intelligentes Kind, dass auch soziale Situationen durchaus gut verstehen konnte. Nur wenn es um die Befriedigung fundamentaler Bedürfnisse von Selbstbestätigung, Zuwendung und Anerkennung ging, dominierte sein inneres Gefühl des Mangels derart, dass seine eigene Bedürftigkeit alle anderen sozialen Fähigkeiten, v.a. aber seine Fähigkeit zum Einfühlen in die Bedürfnislage anderer, außer Kraft setzte. Die frühe Vernachlässigung schreibt sich in das Erleben eines Kindes so gravierend ein, dass die Bedürfnisbefriedigung zu einem Kampf ums psychische Überleben wird, auch wenn in der weiteren Entwicklung andere Möglichkeiten und Fähigkeiten wie das Denken, die soziale Einfühlung und die exekutiven Funktionen, also die Fähigkeit, mittels planenden Vorgehens Ziele zu erreichen, zur Verfügung stehen könnten.

- *Er war impulsiv und konnte scheinbar ohne Anlass extrem wütend und zerstörerisch werden.*

Impulsivität und starke Wut, welche in zerstörerische Handlungen münden, sind die häufigsten Anlässe, die dazu führen, dass vernachlässigte Kinder ihre Beziehungsumwelt überfordern und dann als Notfälle in kinderpsychiatrische Kliniken gebracht werden. Auch bei Luis war das der Fall. Er hatte die Einrichtung seines Zimmers verwüstet, bis seine Mutter den Notarzt rief. Auch die Wohngruppe, die ihn zuvor schon einmal aufgenommen hatte, hatte aufgrund seiner impulsiven Aggressivität aufgegeben und das Betreuungsverhältnis »gekündigt«. In der Schule, die er eigentlich mit guten Leistungen besuchte, kam es ebenfalls immer wieder zu erheblichen Wutausbrüchen. Oft wurde gesagt, seine Wutanfälle »kämen aus dem nichts«. Wenn man aber die Situationen genau betrachtete, welche dem Wutausbruch vorausgegangen waren, so fanden sich meist leichte Kränkungssituationen, die aber von außen gesehen so minimal erschienen, dass man sie kaum für erwähnenswert hielt. Es reichte, wenn eine Betreuungsperson oder ein anderes Kind ihn mit scheinbar unfreundlicher Miene anschaute, wobei er oft seine eigenen negativen Gefühle so in das Gegenüber projizierte, dass er am Ende selbst einen neutralen Gesichtsausdruck als einen schweren Angriff auf sich selbst empfand. Die in Worte kaum zu fassende Erfahrung, als kleines Kind nicht die Liebe oder Zuwendung zu erhalten, derer ein Kind bedarf, löst eine solch tiefgreifende innere Wut aus, dass sie auch in der weiteren Entwicklung nicht anders auszudrücken ist als durch immer wiederkehrende impulsive Entladungen. Die Wut hat oft auch die Funktion, andere wahrscheinlich für die kindliche Psyche noch unerträglichere Gefühle wie Traurigkeit, Depression oder Angst zu überdecken. Die Vernachlässigungswut sucht ein »Objekt«, ein Gegenüber, auf welches sie sich beziehen kann. Oft sind es gerade diejenigen, die sich am meisten um das Kind kümmern, eine liebevolle Pflegemutter beispielsweise, eine gute Bezugsperson oder auch ein/eine Therapeut:in, auf die sich dann die Aggression richtet, was oft zu Unverständnis und Ausstoßungstendenzen führt. »Ich habe doch so viel für das Kind getan, und nun greift es mich an!« hört man oft Erwachsene sagen, die sich vernachlässigter Kinder annehmen. Dabei zeugt es gerade von einer guten Beziehung, wenn das Kind seine Deprivationswut in ihr zum Ausdruck bringt und auf die gute Beziehungsperson richtet. An wen soll es sich denn sonst mit seinen heftigen Gefühlen wenden?

- *Bei den Betreuungspersonen kam das Gefühl auf, ihn loswerden zu wollen.*

Obwohl die Pflegenden, Pädagog:innen und Therapeut:innen sehr motiviert waren, Luis in seiner Weiterentwicklung weiterzuhelfen, kam bereits nach wenigen Wochen bei vielen das Gefühl auf, dass es besser wäre, er würde unsere Station wieder verlassen und wo anders unterkommen. So ging es auch seiner Mutter und ihrem neuen Partner, dem Jugendnotdienst, in welchem der Junge in Krisensituation wiederholt Unterschlupf fand, und auch der therapeutischen Kinderwohngruppe, die vom Jugendamt ausgewählt worden war, um dem Jungen eine langfristige Wohn- und Entwicklungsperspektive zu eröffnen. Das ist ein durchaus typisches Phänomen: Misshandelte und vernachlässigte Kinder stoßen auf eine große Gruppe von »Helferpersonen«, die gut qualifiziert und motiviert sind, durch verlässliche Zuwendung die Wunden der Vernachlässigung heilen zu helfen. Dennoch sind viele Hilfsangebote nicht von langer Dauer, und die Kinder werden immer wieder ausgestoßen. Wenn uns ein vernachlässigtes Kind zur Behandlung vorgestellt wird, hat es oft schon eine Odyssee von verschiedenen Lebens- und Betreuungskontexten hinter sich: von den Eltern im Rahmen von Inobhutnahmen zu Bereitschaftspflegeeltern, u. U. wieder zurück zu den Eltern, dann in eine dauerhafte Pflegefamilie, die dann aber überfordert ist, deshalb Aufnahme in ein Kinderheim, dort wird das Verhalten als zu schwierig für den Betreuungskontext eingeschätzt, deshalb in eine intensivpädagogische Wohngruppe, die aber auch scheitert, Jugendnotdienste und schließlich wieder zurück zu den Eltern, die eigentlich nicht mehr als »erziehungsfähig« eingeschätzt worden waren. Die Kontinuität der Lebensgeschichte von vernachlässigten Kindern liegt in der Diskontinuität. Was passiert da? Ist das Kind am Anfang vielleicht noch einer Insuffizienz des Jugendhilfesystems ausgesetzt (zu spätes Erkennen der Kindeswohlgefährdung im Elternhaus, Schwierigkeit, angemessene Pflegeeltern oder Betreuungseinrichtungen zu finden etc.), scheint oft im Verlauf das Kind selbst zum aktiven Handelnden zu werden, der mit seinem schwierigen Verhalten die betreuenden Erwachsenen vor den Kopf stößt und so »dafür sorgt«, aus dem jeweiligen Betreuungskontext wieder entfernt zu werden. Die Situationen von Aufnahme und Ausstoßung bilden auf immer wiederkehrende Weise die Vernachlässigungserfahrung ab. Das Kind hat also Vernachlässigung in seinen ersten Lebensjahren erfahren und stiftet seine Umwelt an, es weiter zu vernachlässigen, d. h., ihm die notwendige kontinuierliche Zuwendung und Fürsorge vorzuenthalten.

Die Psychoanalyse hat sich intensiv mit der Tendenz von Menschen, negative Lebenserfahrung zu wiederholen, beschäftigt. S. Freud

(1920) prägte hierfür den Begriff »Wiederholungszwang«, hatte er doch schon im Spiel des Kindes die Tendenz beobachtet, bestimmte schwer zu bewältigende innere Themen (wie z. B. die Trennung vom Beziehungsobjekt) immer und immer wieder in Szene zu setzen. Unter Wiederholungszwang wird »ein nicht bezwingbarer Prozess unbewusster Herkunft« verstanden, »wodurch das Subjekt sich aktiv in unangenehme Situationen bringt und so alte Erfahrungen wiederholt, ohne sich des Vorbildes zu erinnern« (Laplanche & Pontalis, 1972, S. 627). Freud hatte in seinen theoretischen Überlegungen, die sich mit »negativen therapeutischen Reaktionen«, d. h. therapeutischen Prozessen, die immer nur zur Verschlechterung der psychischen Situation der Patienten und Patientinnen führen, darauf hingewiesen, dass solche Wiederholungen nicht allein durch das Lustprinzip zu erklären sind. Spitz und Wolf (1946) beschrieben schon früh, dass schwerwiegend vernachlässigte Säuglinge aus triebökonomischen Gründen Depressionssymptome entwickeln, die sich an den Selbsterhaltungstrieb binden (»anaklitische Depression«). Die Tendenz vernachlässigter Kinder, ihr Verhältnis zu ihrer Beziehungsumwelt so zu gestalten, dass sie immer wieder Ablehnung und Ausstoßung erfahren, hat negative Auswirkungen auf ihre weitere soziale Entwicklung, scheint aber dennoch dem inneren psychischen Überleben zu dienen. Es ist, als ob die Kinder immer wieder zu der Situation der ursprünglich erlebten Vernachlässigung durch ihre primären Bezugspersonen zurückkehren wollen, vielleicht um diese am Ende für sich besser lösen zu können, ohne dass ihnen dieses jemals gelingt. Erikson (1959) wies auf negatives Verhalten als identitätsbildendes Agens hin. Wenn aufgrund negativer Entwicklungserfahrungen die Heranbildung einer eigenen Identität unmöglich wird, weicht das Individuum auf eine negative Identität aus, die sich sicherer anfühlt als eine Identitätsdiffusion. Die Identifikation mit einer misslungenen Beziehungserfahrung scheint zu einem sichereren Identitätsgefühl zu führen als das Streben nach neueren realistischen Positionen, die dem Kind aber nicht erreichbar scheinen. Das Kind richtet sich quasi ein in der Rolle des abgelehnten, bösen Kindes.

Drei Aspekte könnten den *innerseelischen Vorgang des Wiederholens* verständlich machen:

1. Die Erfahrung von Vernachlässigung und Misshandlung löst im Kind das tiefe Gefühl aus, einer den eigenen Bedürfnissen nicht gerecht werdenden Beziehungsumwelt hilflos ausgeliefert zu sein. Es erscheint nachvollziehbar, dass das Erleben von Passivität angesichts widriger Umstände unerträglich ist. Das Kind hat auch nicht mehr die Hoffnung, dass etwas in seiner Umwelt sich zum Besseren verändern könnte. Ein solches Gefühl der hilflosen Passivität ist für das narzisstische Gleichgewicht prekär. Durch das Herbeiführen einer Wiederholung schmerzhafter Erfahrungen wird dieses Problem zwar nicht wirklich gelöst, das Kind erlangt aber scheinbar das Gesetz des Handelns wieder in die eigene Hand. Passivität wird in Aktivität verwandelt, ein Vorgang, der auf ganz elementare Weise ein narzisstisches Gleichgewicht wiederherstellen kann. Wir sprechen in diesem Zusammenhang von der »Wieder«-Erlangung eines »Sense of Mastery« (Gefühl von Bewältigung), eines Kontrollgefühls also über die Beziehungen, in der das Kind lebt. Es zahlt dafür den Preis einer dauernden Wiederholung schmerzhafter Erfahrungen, z. B. erneut misshandelt oder aus Beziehungskontexten ausgestoßen zu werden. Diese Erfahrungen sind dann aber wenigsten aktiv herbeigeführt und nicht passiv erlitten worden.
2. Der eigentlich tiefe Wunsch des Kindes ist es aber, doch noch eine Beziehung zu einer guten elterlichen Fürsorgeperson, die alle Bedürfnisse aus der Zeit der frühen Kindheit befriedigt, zu erlangen. Wenn das schon im realen Leben nicht möglich ist, so möchte das Kind wenigstens ein »inneres Objekt«, eine Repräsentanz eines guten Gegenübers in der Innenwelt zur Verfügung gestellt bekommen, welches überlebenswichtig zu sein scheint. Wir sehen immer wieder, dass vernachlässigte Kinder ihre vernachlässigenden Eltern erstaunlich idealisieren. Auch Luis verehrte seine Mutter über alle Maßen, was ein Grund dafür war, dass er sich trotz seiner prekären Situation in ihrem Haushalt mit einem neuen ihn ablehnenden Partner der Mutter und dem sich ankündigenden Kind aus der neuen Partnerschaft auf kein heilsames außerhäusliches Betreuungssetting einlassen konnte, sondern zur Mutter zurücklief. Kein Wort der Kritik an ihr kam über seine Lippen, so schlecht sie

ihn auch behandeln mochte. Blass (2020) verwies diesbezüglich auf die allgemeine menschliche Tendenz, »sein eigenes psychisches Leben dem Objekt zuliebe zu opfern« (S. 1199, Übersetzung durch den Autor). Diese Tendenz scheint umso größer, je vernachlässigender die ursprüngliche Elternbeziehung in der Realität war. Die ursprünglich vorhandenen primitiven Hassgefühle des Kleinkindes führen zu einem drängenden Gefühl der Schuld und einem heftigen Wiedergutmachungswunsch mit dem Ziel, wenigstens das gute innere Objekt zu erhalten, auch wenn das Kind hierfür die Identität des Bösen auf sich nehmen und eine gesunde Entwicklung opfern muss. Blass identifiziert hier eine extreme Vermeidung der depressiven Position (im kleinianischen Sinne), nämlich der inneren Erkenntnis, dass das gehasste böse und das gute Objekt ein und dasselbe sind, verbunden mit der Trauer darüber, dass das ideale Objekt für immer verloren ist. Diese Trauer könnte bei vernachlässigten Kindern ins unermessliche gehen und tiefe Gefühle, völlig verloren zu sein, auslösen, so dass sie unbewusst sich eher dafür entscheiden, selbst die Identität eines nicht liebenswerten, ablehnungswürdigen Kindes anzunehmen, um damit ein zwar in der Realität unerreichbares, aber innerlich fixiertes gutes Elternobjekt zu erschaffen.

3. Die tiefe Wut, die sich durch das Erleben der emotionalen Deprivation in der frühen Kindheit in die Psyche einschreibt, ohne dass diese in Worte und/oder Gedanken erfasst werden kann, sucht nach einem Gegenüber, auf das sie sich richten kann, weil die primären Beziehungsobjekte ja weder innerlich noch äußerlich zur Verfügung stehen. Die Menschen, die sich mit dem eigenen Helferwunsch dem Kind zuwende, ihm helfen oder gar den erlittenen Schmerz wiedergutmachen wollen, eignen sich als einzige wirklich, ein angemessener Adressat für diese Aggression des Kindes zu sein.

Für den pädagogischen Umgang mit dem Kind oder in der Therapie kommt es nicht nur darauf an, dass das Kind ein Objekt seiner Aggression findet, sondern v. a. darauf, dass dieses Gegenüber auch in der Lage ist, diese Wutgefühle aufzunehmen, sie innerlich zu »verdauen« und sie dem Kind in einer verdauten Form wieder zurückzugeben. Bion (1962b) sprach in diesem Zusammenhang von der »Containing Function« elterlicher Beziehungspersonen, wobei der englische Begriff »containing« die Aspekte »standhalten«, »umfassen«, »eingrenzen«, »eindämmen«, »auffangen« etc. umfasst. Wenn Helfer im weitesten Sinn, also Pädagog:innen, Pflegende, Jugendhilfemitarbeiter:innen, Therapeut:innen, diese Funktion wirklich ausüben und nicht einfach in der Wiederholung der Ausstoßung mitagieren, dann kann das heilsame Prozesse zur Entfaltung bringen, so dass die Wiederholung auch ein Ausgangspunkt für Veränderung sein kann. Dieser Gedanke wird im zweiten Teil des Buches im Rahmen der Darstellung therapeutischer Ansätze aufgegriffen.

TEIL 2
Die Behandlung

KAPITEL 8

Psychoanalytische Behandlungsansätze

Im Rahmen meiner psychoanalytischen Ausbildung führte ich an der kinder- und jugendpsychiatrischen Universitätsklinik Basel unter der Supervision von Dieter Bürgin die psychoanalytische Behandlung eines achtjährigen Jungen durch, der in der frühen Kindheit unter vielfältig vernachlässigenden Bedingungen aufgewachsen war. Eine Phase dieser Behandlung habe ich zusammen mit Dieter Bürgin im Jahre 1994 erstmalig publiziert (von Klitzing & Bürgin, 1994). Als Einleitung dieses Kapitel möchte ich diese Behandlung etwas ausführlicher darstellen, weil das klinische Material gut veranschaulicht, auf welche Inhalte und Probleme psychoanalytisch orientierte Psychotherapeut:innen stoßen, wenn sie das schwierige Unterfangen der Behandlung von vernachlässigten und emotional misshandelten Kindern unternehmen.

Fallbeispiel: H., ein 8-jähriger Junge

Der achtjährige H. war im ersten Lebensjahr von seiner Mutter betreut worden, die sich zwar sehr auf ihr Kind gefreut hatte, aber dennoch immer wieder vergaß, ihn rechtzeitig zu füttern, die Windeln zu wechseln und andere körperliche Bedürfnisse zu befriedigen. Die Betreuung des Jungen wurde dadurch beeinträchtigt, dass im ersten Lebensjahr die elterliche Ehe zunehmend kriselte und es zu massiven handgreiflichen Auseinandersetzungen zwischen den Eltern kam. Da auch die finanziellen Verhältnisse prekär waren, ging die Mutter v.a. nachts arbeiten. Während der Nacht war dann H. in der Obhut seines achtjährigen Halbbruders. Weil die Nachbarschaft auf diese Verhältnisse in der Familie aufmerksam wurde, schritt das Jugendamt ein. Es wurde beobachtet, dass H. eine ausdruckslose Mimik aufwies und auf Wahrnehmungen kaum reagierte. Der Junge wurde aus der Familie herausgenommen und in einer Pflegefamilie untergebracht. Begegnungen mit seiner Mutter gab es ab dann nur noch sporadisch. Noch weniger sah er seinen Vater, der nach einigen Monaten den Kontakt vollkommen einstellte. Offensichtlich entwickelte sich H. in seiner Pflegefamilie relativ gut. Mit 1,5 Jahren wurde er als ein vergnügtes, gut entwickeltes Kind beschrieben, das von seiner Pflegemutter sehr liebevoll betreut wurde. Allerdings traten auch Symptome hervor: Er zeigte starke Trotzanfälle, schrie nachts häufig und riss sich die Haare aus. Die Verantwortung für die Betreuung hatte nur die Pflegemutter übernommen, weil der Pflegevater schwer körperlich krank war. Sie ließ H. in dem Glauben, dass sie die wirkliche und einzige Mama sei. Die Nächte verbrachte H. im Bett seiner Pflegemutter. Da auch in dieser Familie die finanziellen Verhältnisse schwierig waren, ging die Pflegemutter zeitweise nachts arbeiten und überließ den Jungen sich selbst. Als H. sechs Jahre alt war, starb die Pflegemutter plötzlich. In der Folge wurde der Junge innerhalb von sechs Monaten in drei verschiedenen Pflegefamilien untergebracht. Das letzte Pflegeverhältnis dauerte nur ein Jahr, danach wurde der mittlerweile achtjährige Junge wegen erheblicher Symptome in unsere kinderpsychiatrische Klinik aufgenommen.

Hier eine kurze Zusammenfassung der Symptomatik: Es gab v. a. Schwierigkeiten in der Schule. Der Junge wollte immer im Mittelpunkt stehen, dominierte in Beziehungen und nahm seine Lehrerin vollkommen in Beschlag. Zuletzt schlief er in der Pflegefamilie praktisch überhaupt nicht mehr, machte nachts Lärm, so dass die ganze Familie nicht schlafen konnte und sich die Nachbarn beschwerten. Auch bedrohte er seine Pflegegeschwister, hatte immer wieder starke Wutanfälle und drohte, das zweijährige Kind der Familie zu töten. Außerdem schlich er sich nachts ins Bett der Pflegemutter und fasste sie an Busen und Genitalien an. Sein Verhalten pendelte zwischen starker Beziehungssuche und plötzlichem lärmend aggressivem Abwehren und Davonrennen. Die Familie konnte ihn nicht mehr ertragen und äußerte den Verdacht, dass er über paranormale Fähigkeiten verfüge. Das Jugendamt sah sich außerstande, eine Jugendhilfeeinrichtung zu finden, die mit dem Verhalten des Kindes zurechtkommen könnte. In den Testuntersuchungen fand sich eine affektiv bedingte Leistungsminderung bei an sich normaler Begabung und eine nicht altersangemessene Fähigkeit zur Affekt- und Impulsregulation sowie eine starke Regressionsneigung.

Mir wurde H. nach einigen Monaten Behandlungszeit auf der Station zur psychoanalytischen Behandlung überwiesen. Ich gebe hier den Verlauf des Erstgespräches wieder, wie wir ihn 1994 publiziert haben:

»Schon vor Betreten des Therapiezimmers bedeutete H. dem Therapeuten, dass er mit diesem Fußball spielen wolle. Im Zimmer deutete er auf das auf einem Schrank befindliche Tischeishockeyspiel und sagte: ›Sie haben die Wahl – entweder das Spiel dort oben oder Fußballspielen.‹ Als der Therapeut seinen Wunsch nicht sofort erfüllte, setzte er sich in einer Mischung von Enttäuschung, Trotz, Wut und Trauer in eine Ecke des Zimmers und schrie: ›Entweder-oder, sonst gehe ich und bringe mich um.‹ Der Therapeut versuchte, diese Reaktion zu hinterfragen, worauf H. sein mitgebrachtes Stofftier voller Wut auf die Stuhllehne schlug und dann das Zimmer verließ. Nach etwa fünf Minuten stürmte er wieder herein und schrie: ›Sie sind noch schlimmer als Dr. R. (der Arzt, der die Abklärungsuntersuchungen geleitet und später unserer Klinik verlassen hatte).‹ Der Therapeut lächelte kurz aus Erleichterung über die Rückkehr von H. in das Zimmer und die Wiederaufnahme des verbalen Kontaktes. Darauf rief H.: ›Sie machen sich über mich lustig.‹ Dazu sagte der Therapeut: ›Ich kann mir vorstellen, dass es eine große Wut macht, so von Dr. R. verlassen worden zu sein.‹ H. darauf: ‚Ich will nicht reden.‹ Dabei fing er an, das im Zimmer stehende Puppenhaus aufzuräumen. Der Therapeut setzte sich hinter ihn, schaute eine Weile zu und sagte dann: ›Du behandelst mich eigentlich besser, als du behandelt wurdest: Du gibst mir noch eine Wahl zwischen zwei Möglichkeiten. Du hingegen hattest oft keine Wahl, wie z. B. als Dr. R.

dich einfach verlassen hat.‹ Mittlerweile war H. ganz ruhig geworden. Die restliche Zeit der Stunde verbrachte er mit Aufräumen des Puppenhauses. Zwischen Therapeut und H. entfaltete sich ein entspannter Dialog darüber, wie man das teilweise etwas lädierte Puppenhaus reparieren könnte. Am Ende wurde der nächste Termin vereinbart, und H. kündigte an, dass er Klebstoff für die abgebrochenen Teile mitbringen wolle.« (von Klitzing & Bürgin, 1994, S. 209)

In dieser Erstinterviewsituation findet sich wieder, was ich in Kapitel 7 als die Verkehrung von Passivität in Aktivität zum Zwecke der aktiven Beziehungskontrolle beschrieben habe. H. wollte sich nicht auf meine Einladung zu einem Dialog einlassen, sondern versuchte, mich zu einem Instrument zu machen, welches seine Wünsche erfüllte oder ihn eben wieder aus dem Beziehungskontext herausschmiss, so wie er das schon wiederholt erfahren hatte. Eine kleine Frustration führte sofort zu einer massiven Wut. Er schützte mich aber vor seinem aggressiven Impuls, indem er seine Wut zunächst am Stofftier abreagierte, die Aggression mittels Suiziddrohung auf sich richtete und schließlich auch durch das Verlassen des Raumes Distanz herstellte. Bei der Rückkehr in das Therapeutenzimmer brachte er seine Wut mit seiner Enttäuschung in einer vorangegangenen Beziehung in Verbindung (»Sie sind noch schlimmer als Dr. R.«). Mein Lächeln der Erleichterung missdeutete er als eine Attacke meinerseits, wahrscheinlich infolge der Projektion seiner Hassgefühle. Als ich mit meiner Deutung seiner Wut mit der Erfahrung des Verlassenwerdens verband, beruhigte er sich. Die Deutung war ja auch für mich ein Versuch, mit der hoch aufgeladenen Emotionalität in unserer Beziehung aufgrund einer reflektierenden Hypothese zurechtzukommen. Dieser Prozess des »psychischen Verdauens« in mir übertrug sich auch auf den Jungen. Er setzte zwar keine Hoffnung in ein Miteinanderreden, wurde aber ruhiger und mobilisierte in sich gesunde, reparative Kräfte. Seine Bemühungen um das zu reparierende Puppenhaus stellten auf handelnder Ebene und auf symbolische Weise auch den Reparaturwunsch in Bezug auf die durch Vernachlässigung und emotionale Misshandlung angerichteten Schäden in ihm und seine Verletzungen dar. Er signalisierte die Bereitschaft, einen Beitrag zur Reparatur zu leisten. Es schien, dass wir den Grundstein für ein therapeutisches Arbeitsbündnis gelegt hatten. Wir vereinbarten eine viermal in der Woche stattfindende psychoanalytische Behandlung, die dann insgesamt drei Jahre dauerte.

Behandlungsvoraussetzungen

Kinder nach schweren Vernachlässigungserfahrungen wie H. kommen nur selten in solch intensive psychoanalytische Behandlungen. Das liegt nicht daran, dass solche Behandlungen nicht möglich und wirksam wären, sondern daran, dass in der Mehrzahl der Fälle die Voraussetzungen für die Etablierung eines therapeutischen Arbeitsbündnisses fehlen. Das fängt damit an, dass es meistens nicht gelingt, dass die Kinder regelmäßig in Behandlung kommen. Manchmal werden solche Behandlungen anstelle von Kindesschutzmaßnahmen im familialen pädagogischen Umfeld eingeleitet. Eine Psychotherapie kann aber auf keinen Fall eine andauernde Misshandlungs- und Vernachlässigungssituation ausgleichen. Man sollte mit einer Psychotherapie nicht beginnen, wenn die schädigenden Umwelteinflüsse unverändert fortbestehen, d.h. fortlaufend ein angemessener Kindesschutz nicht gewährleistet ist. Für eine Psychotherapie ist ein ausreichendes pädagogisches Milieu, in welchem das Kind lebt, essenziell. Im Fall von H. war es klar, dass ein solches Milieu im familialen Kontext nicht mehr herzustellen war. Die Herausnahme, zunächst in eine Klinik und später in eine angemessene Kinder-WG, die eine ausreichende Qualität aufwies, war unumgänglich. Verbleibt das Kind in der Familie, so müssen ambulante Jugendhilfemaßnahmen und begleitende Elternarbeit dafür sorgen, die Betreuung durch die Eltern so zu verbessern, dass das Kind in einer angemessenen, nicht vernachlässigenden Umwelt lebt. Nur allzu gerne werden Psychotherapien als Feigenblatt für insuffiziente Jugendhilfemaßnahmen missbraucht, so im Sinne: »Das Kind wird zwar weiterhin misshandelt, aber es geht ja wenigstens in Psychotherapie«. Behandlungen in einem solchen Kontext scheitern immer, ganz abgesehen davon, dass es für Therapeut:innen unerträglich ist, das Fortbestehen von Misshandlung zu beobachten, ohne die Mittel zu haben, dies zu verändern.

Auch H. hatte vor seiner Aufnahme in die stationäre Kinderpsychiatrie zwar gut gemeinte, aber pädagogisch insuffiziente Betreuungen. Das lag v.a. daran, dass sich betreuende Personen, oft aus eigener neurotischer Motivation heraus, mit dem Kind übermäßig identifizierten, von einem Rettungs- und Heilungswunsch beseelt waren, dann aber die schweren aggressiven Attacken des Kindes nicht ertragen konnten und es in der Folge wieder ausstießen. In der kinderpsychiatrischen Klinik konnte ich natürlich mit den Bezugspersonen intensiv zusammenarbeiten und wir konnten die pädagogischen Haltungen der Betreuungspersonen mit den Erkenntnissen aus der Therapie und den Therapiezielen koordinieren. Wichtig war, dass H. im Rahmen eines Bezugspersonensystems eine tragfähige Beziehung zu einer Bezugsperson aufbauen konnte. Hier konnte er Nähe-Distanz-Regulierungen erproben und sein Ich stärken. Konsequente pädagogische Maßnahmen waren auch zur Verbesserung der Konfliktfähigkeit und Affektregulierung erforderlich, was wiederum der Therapie zugutekam. Insbesondere konnten problematische Regressionstendenzen, welche in den Pflegefamilien eher gefördert worden waren, angemessen begrenzt werden. In manchen Situationen kam es aber schlichtweg darauf an, den Jungen in seiner Wut und Verzweiflung zu halten, sei es im emotionalen Sinne, indem man seine Wut aushielt und bei deren Abbau half, sei es ganz konkret im körperlichen Sinne, indem man ihn durch Festhalten vor zerstörerischen Handlungen schützte. Erst als dieses heilsame pädagogische Beziehungsumfeld aufgebaut war, konnte der Beginn einer psychoanalytischen Behandlung überhaupt ins Auge gefasst werden.

Die Zusammenarbeit mit den realen Eltern ist immer anzustreben, war aber im Fall von H. nur sporadisch möglich, da die Eltern kaum noch Kontakt mit ihrem Sohn pflegten. Umso wichtiger war meine Zusammenarbeit mit den pädagogischen Teams, in deren Rahmen wir uns in intensiven Fallbesprechungen immer wieder abstimmten. Ziel dieser Fallbesprechungen war es, gemeinsame Ziele zu erarbeiten, diese immer wieder kritisch zu überprüfen und die Kooperation zu festigen. Auch galt es, dem oftmals zähen Behandlungswiderstand des Jungen gemeinsam entgegen zu wirken. Leben Kinder in pädagogischen Einrichtungen, kommt es oft vor, dass die Psychotherapien, welche oftmals von den pädagogischen Mitarbeiter:innen sogar angeregt worden waren, in Vergessenheit geraten. Es kann beispielsweise vorkommen, dass die Kinder nicht in die Behandlungsstunden kommen, sie gehen mit auf einen Ausflug oder zu allen anderen Arten von Freizeitaktivitäten, und die notwendige Regelmäßigkeit des therapeutischen Prozesses gerät in den Hintergrund. Solche Ereignisse deuten immer auf einen Widerstand auch im pädagogischen Team gegen die Therapie hin. So taucht etwa die Phantasie auf, wie fein es doch der Therapeut in seinen Sitzungen alleine mit dem Kind hat, während die Pädagog:innen die harte Alltagsarbeit leisten müssen. Auch hier ist zu beachten, nicht belehrend und dominierend einzugreifen, sondern in den gemeinsamen Fallkonferenzen den Hintergrund dieses Widerstandes zu bearbeiten. Auf der anderen Seite gilt es, den betreuenden Pädagog:innen, die ja eine sehr harte Arbeit im täglichen Umgang mit schwer gestörten Kindern haben, das Gefühl zu vermitteln, von der Sicht aus der Therapie und der Zusammenarbeit zu profitieren. Dies kann gelingen, wenn das psychoanalytische Verständnis, das im Rahmen der intensiven Behandlung entwickelt wird, dabei hilft, mit mancher pädagogischen Schwierigkeit auf eine Weise besser umzugehen, die dann auch zur Lösung von Alltagskonflikten führt. Meine Zusammenarbeit mit der Teamleitung des Kinderheims, in dem H. später lebte, und H's. pädagogischen Bezugsperson war außerordentlich gut. Wir trafen uns 14-tägig und besprachen alle möglichen schwierigen Situationen mit H. sowie unsere eigene psychische Resonanz, unsere Gefühle von Verzweiflung und auch manchmal unsere Wut, die durch H. ausgelöst wurden. Hierbei war wichtig, dass wir uns auf Augenhöhe begegneten. Die Therapie ist in ihrer Wertigkeit weder höher noch tiefer anzusiedeln als die alltägliche pädagogische Arbeit. Sie ist einfach eine wichtige und ergänzende Herangehensweise an einen möglichen Heilungsprozess. Beide Seiten, Pädagogik und Therapie, waren unerlässliche Voraussetzungen für eine Entwicklung in Richtung auf Gesundung des Kindes.

Inhalte der psychoanalytischen Behandlung

H. kam drei Jahre lang viermal pro Woche zu einer psychoanalytischen Therapiestunde zu mir. Im Verlauf dieser Behandlung wurden typische Prozesse sichtbar, die im therapeutischen Arbeiten mit vernachlässigten Kindern charakteristisch sind.
Zunächst war es enorm schwierig, ein therapeutisches Arbeitsbündnis mit H. zu schließen und dann auch aufrechtzuerhalten. H. war erst einmal überhaupt nicht bereit, über sich zu reden, sondern kam in die Stunden mit vielen Wünschen und Bedürfnissen (z.B. bestimmte Ballspiele zu spielen, in diesen Spielen über mich zu triumphieren etc.) und einem ultimativen Verlangen, dass diese Wünsche unmittelbar erfüllt werden. Um überhaupt mit ihm in Kontakt zu kommen, musste ich seinen Forderungen teilweise nachgeben. Wenn ich Überlegungen zu seinen Problemen, unserer Beziehung oder seinen Gefühlen äußerte, hörte er bestenfalls nicht zu. Oftmals reagierte er aber auch mit großer Wut und der Drohung, die Therapiestunde sofort zu verlassen. Ein wichtiges Bedürfnis stand im Vordergrund: Er wollte von mir für seine Fähigkeiten bewundert werden. Manchmal kam ich nicht umhin, ihm pädagogische Grenzen zu setzen, wenn er z.B. Gegenstände auf meinem Schreibtisch zu zerstören begann.
In der Übertragung entstand in ihm vielfach das Gefühl, von mir erneut vernachlässigt zu werden, was eine Reaktivierung seiner in seiner Lebensgeschichte erlebten Vernachlässigungen im Sinne eines Wiederholungszwangs bedeutete. Er hielt es kaum aus, dass ich nur begrenzte Möglichkeiten hatte, ihm die Zuwendung zu geben, derer er so stark bedurfte. Ich konnte ihm weder ein heiles Elternhaus noch gute Beziehungen zu einem Vater oder einer Mutter ersetzen. Wenn H. sich von einem solchen Frustrationserleben überschwemmt fühlte, versuchte er, dieses Ausgeliefertsein durch Umkehrung zu bewältigen, indem er den Kontakt mit mir plötzlich unterbrach, die Sitzung verließ und mich »vernachlässigt« zurückließ.

Hier ein Auszug aus einer Behandlungsstunde:

»So hatte z.B. H. in der Anfangsphase der Behandlung in mühseligster Kleinstarbeit mittels Schnüren ein ›Kabelnetz‹ zwischen einem Spielzeugtelefon des Therapeuten und seinem eigenen Spielzeug verlegt. Er hatte sich auch sehr viel Mühe gegeben, dies im Therapiezimmer so zu tun, dass die Kabel bis zur nächsten Stunde in der verbundenen Form liegen bleiben konnten. Der Therapeut (ich) hatte dies dahingehend gedeutet, dass H. sich um eine zunehmende beziehungsmäßige Verbindung bemühte. Kurz vor einer ferienbedingten Unterbrechung weigerte sich H. plötzlich, in die Stunde zu kommen. Er erschien fünf Minuten vor Stundenende, ging wortlos in das Zimmer, zerschnitt alle von ihm gelegten Kabel, warf den Knäuel von Schnüren in den Papierkorb und verließ daraufhin das Zimmer wieder.« (von Klitzing & Bürgin, 1994, S. 211).

In mir entwickelten sich schmerzhafte Gegenübertragungsgefühle, die ich nur mithilfe der intensiven Supervision für mich nutzbar machen konnte. Ich fühlte mich durch H. kontrolliert und beherrscht. Manchmal wurde mir langweilig und häufig fühlte ich mich hilflos. Ich hatte das Gefühl, dass alles was ich tat, völlig nutzlos war, dass unsere Arbeit im Grunde nicht therapeutisch war und dass ich meiner psychoanalytischen Identität beraubt wurde. Ich fühlte mich eher gebraucht, wenn nicht sogar missbraucht als nützlich. Und dennoch konnte ich mithilfe der Supervision nachvollziehen, dass solche Gefühle Ausdruck meiner Identifikation mit der in mich hineinprojizierten Hilflosigkeit des vernachlässigten Kindes war. Genauso, nämlich nutzlos, missbraucht und passiv ausgeliefert hat sich das Kind wohl in vielen Jahren seines frühen Lebens gefühlt. So gut es eben ging, versuchte ich, meine analytische Funktion aufrechtzuerhalten. Diese bestand v.a. im Standhalten angesichts seiner auf mich gerichteten Wut und meines Bemühens, mich nicht zu rächen und diese »rohen« Gefühle in irgendeiner Form emotional zu verdauen, um den Jungen beruhigen und ihm auch hier und da meine Gedanken zu dem Geschehen in unserer Beziehung mitteilen zu können (vgl. Bion, 1962b).

Im dritten Jahr der psychoanalytischen Behandlung ereignete sich Folgendes: Eines Tages kam H. zur Behandlung und fragte mich nach einer Weile, ob er einmal mein Telefon benutzen dürfe. Ich zögerte ein wenig, weil ich eigentlich bezüglich meines sich im Behandlungsraum befindlichen Arbeitsplatzes relativ strenge Zugangsverbote ausgesprochen hatte. Aber ich dachte: »Naja, das Telefon, da kann ja nicht so viel passieren« und stimmte zu. Er ergriff den Telefonhörer und wählte die Nummer der Telefonseelsorge. Als sich eine Mitarbeiterin dort meldete, sagte er: »Hallo, hier ist H. Ich bin ein zehn Jahre alter Junge, der von seinen Eltern als Säugling so vernachlässigt wurde, dass ich in eine Pflegefamilie kam. Meine Pflegemutter ist dann ums Leben kommen, so dass ich jetzt in einem Kinderheim leben muss. Ist das nicht ein schreckliches Schicksal?« Ich stellte mir vor, dass die Mitarbeiterin der Telefonseelsorge überrascht, schockiert und überfordert war, mit dieser massiv andrängenden Problematik konfrontiert zu werden. Sie hat H. offensichtlich ein paar tröstende Worte gesagt, die ich nicht mit anhören konnte. Auf jeden Fall legte er dann auf und setzte sich wieder mir gegenüber hin. In der Folge konnten wir nun erstmals ansatzweise über sein persönliches Leben, die erlittenen Zurückweisungen ebenso wie über seine jetzige Lebenssituation sprechen. Auch die Wut und Verzweiflung, die diese Entwicklungserfahrung in ihm ausgelöst hatten, kamen zur Sprache. Ein halbes Jahr später teilte mir H. mit, dass er die Analyse beenden wolle. Er war mittlerweile in seinem Kinderheim gut integriert und auch in eine Regelschule eingegliedert, wo er gute Leistungen erbrachte. Er war affektiv deutlich stabilisiert und konnte seine Impulse viel besser steuern. Sein sexualisierendes Verhalten war vollständig verschwunden. In den Gleichaltrigengruppen sowohl in der Schule als auch im Kinderheim galt er nach wie als ein schwieriger Zeitgenosse, wurde aber anerkannt, und es entwickelten sich langsam freundschaftliche Beziehungen.

Der Anruf bei der Telefonseelsorge mitten in einer analytischen Behandlungsstunde hat mich verblüfft und irritiert. War ich denn kein ausreichend guter Gesprächspartner für ihn, dass er seine Sorgen mir nicht direkt mitteilen konnte? Warum brauchte er einen fremden Menschen vermittelt durch ein Telefongespräch? Waren wir in unserer Übertragungs-Gegenübertragungsbeziehung so eingespielt oder sogar in sich wiederholende Schleifen festgefahren, dass es eines Dritten bedurfte, so dass uns eine verbal verstehende Ebene verschlossen blieb? Die narzisstische Art, in welcher mir H. zeitweise begegnete und in welcher er mir jegliche Bedeutung absprach, erlebte ich als einen Zustand von Stagnation. S. Freud (1920) hat darauf hingewiesen, dass Individuen schmerzvolle Erfahrungen von narzisstischem Verletztwerden in der Kindheit in ihrer weiteren Entwicklung immer wieder wiederholen (Wiederholungszwang), um sich dieser Erfahrung zu bemächtigen und letztlich sie auch denken zu können. Blass (2019) griff dieses Konzept auf und verwies auf darauf, dass Individuen auch bestrebt sind, ihre Beziehungsenergie an über das Narzisstische hinausgehende Objekte zu binden. Das Ich kann sich so langsam entwickeln, indem es zumindest phasenweise das Prinzip von unmittelbarer Lustbefriedigung beiseiteschiebt. Die Hinwendung zum Leben kann sich nur durch eine Hinwendung an das »Außen« entwickeln. Da Kind wendet sich langsam der Begegnung mit einem anderen zu und akzeptiert die Differenz des Objekts vom eigenen Selbst. Nur in dieser Begegnung und in dem Prozess der Verbindung ist eine Revitalisierung der Entwicklung möglich. Dass H. hier ganz real und auf sehr kreative Weise eine Aufspaltung zwischen dem Objekt der Wiederholung und dem neuen Objekt (die Telefonseelsorgerin) vornahm, mit dem es gelingen könnte, die eigenen Lebenserfahrungen zu denken und nicht einfach zu wiederholen, war für mich ein eindrucksvolles Erlebnis. Umso dankbarer war ich ihm, dass er im weiteren Verlauf mich zumindest teilweise auch in diese neue Objektvorstellung einbezog und mit mir gemeinsam über sein Leben und unsere Beziehung nachzudenken begann. Als er wünschte, die Behandlung zu beenden, hatte das nicht nur Widerstandscharakter, sondern dieses Ansinnen drückte auch den Wunsch aus, Aktivität und Selbständigkeit in seiner Entwicklung zu realisieren. Ich war damit einverstanden, bat ihn aber darum, noch wenigsten zehn Stunden miteinander fortfahren zu können, um unseren Abschied zu besprechen. Dem stimmte er zu.

Es gibt nur vereinzelt Berichte über psychoanalytische Behandlungen von schwer gestörten Kindern mit erheblichen Vernachlässigungserfahrungen. Ich meine, das Fallbeispiel zeigt, dass es durchaus Sinn macht, Kinder mit einer solchen Problematik in Psychoanalyse zu nehmen. Die Psychoanalyse verfügt aus ihrer entwicklungspsychopathologischen Sicht heraus über hervorragende Konzepte, die es ermöglichen, verstehend mit den schweren Dimensionen von psychischen Folgeschädigungen nach Vernachlässigungserfahrungen umzugehen. Der Grund, warum dies so selten erfolgt, liegt darin, dass meistens die notwendige Stabilität der Umweltbedingungen, die Voraussetzung für ein solch intensives Therapieverfahren ist, nicht vorhanden ist. Im Grunde genommen hatten wir ja Glück, dass H. zum Zeitpunkt seines Psychoanalysebeginns in einem angemessenen haltenden pädagogischen Setting lebte, zunächst über mehr als einem Jahr in unserer kinder- und jugendpsychiatrischen Abteilung und dann in einem qualitativ guten Kinderheim, dessen Mitarbeiter:innen zur Kooperation und engen Abstimmung mit mir als Analytiker bereit waren. Solche Situationen findet man nur selten. Leben die Kinder in ihren ursprünglichen Familien, impliziert das vernachlässigende Beziehungssystem meist, dass die elterlichen Bezugspersonen nicht in der Lage sind, die regelmäßige Teilnahme ihres Kindes an einem solch intensiven Behandlungssetting zu gewährleisten. Aber auch für Kinder, welche in Pflegefamilien oder Heimeinrichtungen leben, ist es nur selten möglich, in eine solche Behandlung zu kommen. Entweder ist die Einrichtung zu weit weg von der Therapiestelle oder die betreuenden Pädagog:innen sind nicht bereit oder imstande, das Kind so regelmäßig zur Therapie zu bringen. In einzelnen Fällen werden Kooperationen zwischen Psychoanalytiker:innen und Kinderheimen beschrieben. Wir selbst haben eine solche Kooperation mit einem intensivpädagogischen Kinderheim der Volkssolidarität Nordsachsen in Biesen etabliert (http://www.volkssolidaritaet-nordsachsen.de/kinder-und-jugend/inten

sivpadagogisch-therapeutische-wohngruppe/), in welchem Kinder ein analytisches Behandlungsangebot vor Ort erhalten.

Kind-Eltern-Psychotherapie

Psychoanalytisch orientierte Therapeut:innen haben Therapieansätze gestaltet, die basaler und früher ansetzen, nämlich schon bei der Schaffung ausreichend stabiler Umweltbedingungen sowie der Eindämmung oder Verhinderung missbräuchlicher Beziehungen. Ein Vorbild hierfür ist die von Lieberman und van Horn (2005) entwickelte Eltern- Kind-Psychotherapie (im Folgenden abgekürzt CPP nach der englischen Bezeichnung Child-Parent-Psychotherapy) für drei- bis fünf-jährige Kinder und ihre Eltern, wobei vorwiegend Mütter angesprochen werden. Zielgruppe sind Familien, in denen es zu verschiedenen Formen von Misshandlung kommt und Kinder gewaltsame Auseinandersetzungen zwischen ihren Eltern miterleben müssen (was als emotionale Misshandlung zu klassifizieren ist).

Grundprinzipien der Kind-Eltern-Therapie (CPP) (nach Lieberman et al., 2005)

1. Das Bindungssystem ist der wichtigste Faktor, der den Umgang von Kindern mit Sicherheit und Gefahr organisiert.
2. Frühe psychische Störungen und Probleme sollten im Kontext der primären Bindungsbeziehungen des Kindes behandelt werden.
3. Entwicklungsfortschritte von Kindern lassen sich im Kontext des Zusammenspiels zwischen protektiven Elementen sowie Risikofaktoren in der Beziehungsumwelt erzielen.
4. Interpersonelle Gewalt bedeutet einen traumatischen Stressor mit krankmachenden Folgeerscheinungen für ihre Zeugen ebenso wie für die beteiligten Personen.
5. Die therapeutische Beziehung ist ein Kernfaktor der Veränderung bei der Behandlung in Bezug auf die psychische Gesundheit.
6. Die kulturellen Werte der Familie müssen in der Behandlung Berücksichtigung finden.

Die Behandlung läuft folgendermaßen ab: Psychodynamisch geschulte und speziell in der Methode trainierte Therapeut:innen nehmen sich der sich entfaltenden Kind-Eltern-Interaktion an und beschäftigen sich mit dem freien Spiel des Kindes, wobei entwicklungsgerechte Spielsachen angeboten werden, die es auch ermöglichen, dass traumatische Themen im Spiel präsentiert und soziale Interaktionen unterstützt werden (Puppenhaus, Puppenfiguren, Tierfiguren etc.). In den meisten Fällen haben die Mütter Gewalt von ihren Partnern, oftmals den Vätern der Kinder, erfahren. Die ersten diagnostischen Sitzungen werden mit der Mutter durchgeführt, in welchen die Ergebnisse der vorangegangenen diagnostischen Untersuchungen des Kindes mitgeteilt werden, ein Arbeitsbündnis für die Zusammenarbeit erarbeitet und mit der Mutter abgesprochen wird, wie die Therapie dem Kind erklärt werden soll. Danach kommt es wöchentlich zu gemeinsamen Kind-Eltern-(meist Mutter)-Sitzungen im Wechsel mit individuellen Sitzungen mit der Mutter, wenn deren eigene Problematik dies notwendig erscheinen lässt. Die therapeutischen Interventionen zielen auf eine Veränderung von maladaptiven Verhaltensweisen und auf eine Unterstützung von entwicklungsgerechten angemessenen Interaktionen ab. Kind und Mutter werden darin angeleitet, ein gemeinsames Narrativ der erlebten traumatischen Ereignisse zu entwickeln, um gleichzeitig Lösungen anzustreben. Wichtige in der Therapie adressierte Themen sind: Spiel, sensomotorische Disorganisationen und Störungen des biologischen Rhythmus (Schlaf-Wach-Ruhezeiten etc.), Furchtsamkeit, Rücksichtslosigkeit, sich selbst in Gefahr bringen, unfallträchtiges Verhalten, Aggression, strafende und kritische Elternhaltung, die Beziehung mit dem Täter in Bezug auf Familiengewalt, meist dem abwesenden Vater.

Im Therapiemanual (Lieberman & van Horn, 2005) werden eine ganze Bandbreite von klinischen Situationen und ein flexibler Umgang des therapeutischen Teams mit diesen ausführlich beschrieben. Besonders beeindruckend ist, wie sehr die Therapeut:innen aktiv auf Mutter und Kind zugehen, um die meist brüchigen Arbeitsbündnisse zu stützen und mit der oftmals fehlenden Compliance umzugehen. So finden viele Sitzungen auch im Rahmen von Hausbesuchen statt oder in einem Raum beim Kinderarzt, im Jugendamt etc. Die Beziehung wird dort bearbeitet, wo »man ihrer habhaft wird«. Dies ist ein Vorgehen, welches für psychoanalytisch ausgebildete Therapeut:innen ungewöhnlich und vielleicht auch ängstigend ist. Aber wir haben selbst die Erfahrung gemacht, dass eine solche Flexibilität in der Schaffung eines Therapiesettings notwendig ist, wenn man den Anspruch hat, psychoanalytische Therapieansätze auch in solch komplexen Familiensituationen zum Wohle meist sehr therapiebedürftiger Kinder anzuwenden. Im Gegensatz zu vielen klassischen verhaltenstherapeutischen Manualen schreiben die psychoanalytisch orientierten Autor:innen keine feste Stundenzahl vor, weil sie sich flexibel auf die spezifischen Gegebenheiten in Familien ausrichten wollen. Im Schnitt werden 32 Sitzungen durchgeführt mit einer Bandbreite von zwei bis 50 Sitzungen unter Einschluss des Kindes und sechs bis 50 Sitzungen mit der Mutter allein.

Es wurden verschiedene Wirksamkeitsstudien zu diesem Behandlungsansatz durchgeführt (randomisierte Kontrollstudien), die zeigten, dass im Rahmen dieser Therapien sich Verhaltensprobleme der Kinder, traumatische Stresssymptome sowie mütterliche Vermeidungshaltungen signifikant verbesserten. Darüber hinaus zeigten sich auch Hinweise dafür, dass sich die Mutter-Kind-Interaktionen sowie die posttraumatischen Symptome bei der Mutter sowie deren generelles Stresserleben verbesserten (Lieberman et al., 2005). Follow-up-Untersuchungen machen deutlich, dass die Behandlungseffekte in Bezug auf die Symptome beim Kind und auf das mütterliche Stresserleben auch sechs Monate nach Behandlungsabschluss noch stabil anhielten (Lieberman et al., 2006).

Kritisch ist bezüglich des Therapieansatzes bei CPP zu bemerken, dass auf der Elternseite eigentlich ausschließlich die Mütter an den Behandlungen beteiligt werden. Schon der Titel, unter dem das Manual veröffentlicht wurde (»Don't hit my mommy«), gibt zwar eine häufige soziale Realität wieder, in welcher Mütter Gewalt von ihren Partnern erfahren. Aber die Zuweisung von Schuld und die Aufteilung von Täter und Opfer scheinen doch in der Sichtweise der Arbeitsgruppe sehr einseitig zu sein. Familiendynamische Überlegungen und ein konsequentes Bemühen um den Einbezug von Vätern und deren Sichtweise fehlen. Viele Befunde deuten darauf hin, dass die Wirkung von Psychotherapien von Kindern sich verbessert, wenn es gelingt, ihre Väter in den therapeutischen Prozess mit einzubeziehen (Baradon, 2019; von Klitzing & White, 2020a). Nach meiner Erfahrung gibt es immer wieder Situationen von Gewalt, Misshandlung und Vernachlässigung in Familien, in denen die Aufteilung zwischen Opfer und Täter nicht so eindeutig ist und in welchen die schädigenden Handlungen im Rahmen von Beziehungsdynamiken sich entwickeln, an denen neben den Vätern auch die Mütter und andere Familienmitglieder beteiligt sind. Deshalb habe ich mir zum Prinzip meines therapeutischen Handelns gemacht, so gut es geht, zu versuchen, Väter oder zumindest die väterlichen Sichtweisen vom Kind und von den Familienbeziehungen im therapeutischen Prozess mitzuberücksichtigen.

KAPITEL 9

Kindesschutz, Betreuung und Hilfe zur Erziehung

Lebt ein Kind in einer Beziehungsumwelt, in welcher es vernachlässigt und/oder emotional, körperlich oder sexuell misshandelt wird, ist als erster Schritt eines Behandlungskonzeptes für einen ausreichenden Kindesschutz zu sorgen. Ein solcher kann erreicht werden, wenn es gelingt, seine Lebensbedingungen so zu verbessern, dass sich das Kind in der Folge auf eine (oder mehrere) emotional zugewandte und verlässliche Beziehungspersonen beziehen kann und vor weiteren Misshandlungen geschützt wird. Ambulante Hilfen zur Erziehung sind Maßnahmen, die dazu geeignet sind, die Chancen für das Kind in seiner familialen Lebenswelt zu verbessern. Wenn dies nicht möglich ist, muss das Kind aus seiner Beziehungsumgebung herausgenommen und in einem geeigneteren Umfeld untergebracht werden. In solchen Situationen werden stationäre Erziehungshilfemaßnahmen wie Unterbringung in einer Pflegefamilie oder in einer stationären Einrichtung (Kinderheim, Wohngruppe etc.) etabliert. Die Verbesserungschancen in den bestehenden, bisher vernachlässigenden und/oder misshandelnden Beziehungen der Familie einzuschätzen ist eine der anspruchsvollsten und schwierigsten Aufgaben von Kindesschutzbehörden. Auf der einen Seite steht die gesetzlich vorgeschriebene Priorität der Erziehung in der eigenen Familie, auf der anderen Seite die Vulnerabilität des Kindes. Eine Fehleinschätzung an dieser Stelle kann unglaubliches individuelles Leid und Vernichtung von Entwicklungsperspektiven für das betroffene Kind mit sich bringen. Auch eine (zu frühe) Rückführung eines in einer stationären Einrichtung untergebrachten Kindes in eine Familie, die aufgrund eigener fortbestehender Probleme nicht ausreichend Schutz für das Kind bieten kann, wirkt sich schädigend auf seine individuelle Entwicklung aus. Die letzte Entscheidung in solchen Fragen treffen in der Regel die Familiengerichte, die aber für diese verantwortungsvolle Aufgabe auf lückenlose Informationen seitens der Jugendämter angewiesen sind. Zur Verbesserung der Entscheidungsvoraussetzungen können psychologische oder kinderpsychiatrische Gutachten eingeholt werden, die aber weniger auf die allgemeine »Erziehungsfähigkeit« der Eltern, sondern vielmehr auf die individuelle körperliche und psychische Situation des Kindes in der Familie ausgerichtet sein sollten. Erst wenn diese fundamentalen Fragen geklärt sind und der Kindesschutz ausreichend sichergestellt ist, machen psychotherapeutische Behandlungen einen Sinn.

Internationale Studien in Ländern mit teilweise verheerenden Betreuungsbedingungen, unter welchen viele Kinder leben, haben gezeigt, dass gezielte Veränderungen einer insuffizienten Beziehungsumwelt, wenn sie rechtzeitig und angemessen erfolgen, sehr positive Effekte auf die weitere psychische und körperliche Entwicklung von Kindern haben können.

So zeigte sich beispielsweise im St. Petersburger Waisenhaus-Forschungsprojekt (The St. Petersburg-USA Orphanage Research Team, 2008), dass in schlecht ausgestatteten und nicht angemessen geführten Heimen eine Verbesserung der Entwicklungsprognose von dort lebenden Kindern möglich ist, wenn die Heimbetreuer:innen bezüglich Bindungssicherheit und psychoemotionaler Entwicklungsbedingungen von kleinen Kindern geschult werden und gleichzeitig die Ausstattung des Heimes strukturell so verbessert wird, dass die Kinder nur noch von wenigen Betreuungspersonen, die so kontinuierlich wie möglich präsent sind, betreut werden (Bezugspersonensystem).

Wesentlichen Aufschluss über die Wirksamkeit frühzeitiger Interventionen bieten kanadische und britische Studien an Kindern unter vier Jahren, die Anfang der 90er Jahre in nicht kindgerechten rumänischen Waisenhäusern lebten. Eine Studie untersuchte Kinder, die aus den Waisenhäusern heraus in geeignete Familien adoptiert wurden. Die Ergebnisse legen dar, dass die meisten dieser Kinder nach einer Eingewöhnungszeit keinerlei Symptome von Hemmungen und Ängstlichkeit mehr zeigten, so dass sie sich nicht

Das St. Petersburg Projekt

Das Projekt wurde in schlecht ausgestatteten russischen Waisenhäusern durchgeführt, in welchen Kinder im Alter von null bis vier Jahren lebten. Es wurden zwei Interventionen zur Verbesserung der Situation gestaltet:

In einem »*Train the Trainer*«-Verfahren wurden die Waisenhausbetreuer:innen geschult, wesentliche Entwicklungsbedürfnisse von Säuglingen und Kleinkindern zu beachten: warme, empathische, sensitive und entwicklungsgerechte Interaktionsangebote, fördernder Umgang mit den Kindern in der täglichen Routine des Heimes.

Einführung *struktureller Veränderungen*: Reduzierung der Gruppengrößen von zwölf auf sechs. Einführung eines Bezugspersonenkonzeptes, in welchem die Bezugsbetreuungspersonen bestimmten Kindern zugeteilt wurden und auch kontinuierlich für deren Betreuung zuständig waren (anstelle des vorherigen nach Funktionen ausgerichteten Betreuungssystems).

Drei Waisenhäuser mit mehr als 400 Kinder wurden nach einem quasi experimentellen Design folgenden Interventionsbedingungen zugeordnet:

»*Train the Trainer*«-Modell (1)

»*Train the Trainer*« plus strukturelle Veränderungen (2)

Keine Intervention (3)

Die ausführliche Analyse möglicher Wirksamkeiten dieser Interventionen durch eine US-amerikanische Wissenschaftlergruppe kam zu folgenden Ergebnissen: Die Interventionen konnten erfolgreich implementiert werden, was sich z. B. darin abbildete, dass die Betreuungspersonen in den beiden Interventionsgruppen ihr Beziehungs- und Erziehungsverhalten sichtbar verbesserten. Die Verbesserungen waren allerdings nachhaltiger in der Gruppe (2) als in Gruppe (1). V. a. die Intervention »Train the Trainer« plus strukturelle Veränderungen (2) ergab substantielle, statistisch signifikante Verbesserungen für die beteiligten Kinder, insbesondere nachdem die Interventionen konsequent mehr als neun Monate durchgeführt worden waren. Die bessere Ausbildung der Heimbetreuer:innen in Kombination mit nachhaltigen Verbesserungen der strukturellen Gegebenheiten erbrachte im Vergleich zu den Bedingungen »nur Ausbildung« und »keine Intervention« signifikante Verbesserungen bei den Kindern in Bezug auf körperliches Wachstum, Verhalten und Beziehungsfähigkeit.

mehr von Geburt an in Familien aufgewachsenen Kindern unterschieden. Dagegen waren Zeichen von enthemmtem Sozialverhalten durchaus bei einigen Kindern noch zu beobachten (Rutter et al., 2012).

Das Bukarester Frühinterventionsprojekt verglich in einer randomisierten Kontrollstudie 68 Kinder, die in ihren üblichen Institutionssettings (rumänische Waisenhäuser) blieben, mit 68 Kindern, die in speziell geschulten und geeigneten Pflegefamilien platziert wurden (Smyke et al., 2012; Wade et al., 2020; Zeanah et al., 2017). Die Entwicklung dieser Kinder wurde mit der von 72 Kindern in einer Vergleichsgruppe verglichen, die von Anfang an in gesunden Familienverhältnissen aufwuchsen. Es zeigte sich, dass gehemmtes Bindungsverhalten (Ängstlichkeit in Beziehungen, kein Trostsuchen etc.) im üblichen institutionellen Setting bis ins Alter von 4,5 Jahren der Kinder persistierte, wogegen diese sich bei Kindern in den Pflegefamilien im Alter von 2,5 Jahren so reduzierte, dass die Kinder sich diesbezüglich nicht mehr von seit Geburt in Familien aufgewachsenen Kindern unterschieden. Beim zweiten und dritten Messzeitpunkt im Schulalter ließen sich bei Kindern in Pflegefamilien jedoch wieder erhöhte Werte bezüglich gehemmten Beziehungsverhaltens nachweisen. Dagegen reduzierten sich Symptome der sozialen Enthemmung (z. B. unselektive Annäherung an unbekannte Fremde, Schwierigkeiten in der Nähe-Distanz-Regulation) in den Pflegefamilien zwar in statistisch signifikanter Weise, die Kinder wiesen aber dennoch über alle Messzeitpunkte hinweg deutliche höhere Symptomlevels auf als die Vergleichskinder, die in Familien aufgewachsen waren.

Es gelang der Forschungsgruppe, die Kinder bis ins Jungendalter immer wieder zu treffen und zu untersuchen. Die Kinder in Pflegefamilien wiesen auch langfristig in allen Entwicklungsbereichen Vorteile gegenüber den in den Institutionen verbliebenen Kindern auf. Die Kinder, die auch nur zeitweise in der Institution gelebt hatten, zeigten in der Adoleszenz größere soziokommunikative Probleme im Vergleich zu Kindern, die nie frühe Vernachlässigung im Waisenhaus erfahren hatten. Allerdings waren diese Probleme signifikant geringer ausgeprägt bei den Kindern, die aus den Waisenhäusern in Pflegefamilien gekommen waren. Je frühe die Herausnahme aus der insuffizienten Institutionsbetreuung erfolgte, umso mehr wurden die beschriebenen späteren Probleme abgemildert. Waren die Kinder mit acht Jahren im sozialen und kommunikativen Bereich stärker beeinträchtigt, so wiesen sie später mehr internalisierende (Angst, Depression) und externalisierende (aggressives Verhalten) Symptome mit 16 Jahren auf. Die Forscher:innen schlossen daraus, dass eine rechtzeitige und ausreichende Verbesserung der Beziehungsumwelt kleiner Kinder, die unter vernachlässigenden Bedingungen aufwachsen, die sozialen kommunikativen Probleme dieser Kinder stark abmildern kann, und dadurch auch dazu beiträgt, dass im weiteren Verlauf sich weniger psychische Störungen entwickeln (Wade et al., 2020).

All diese Ergebnisse sind nur eingeschränkt übertragbar auf die Verhältnisse in ökonomisch reichen westlichen Industriestaaten. Zum einen finden Vernachlässigungen hier weniger in Heimeinrichtungen, sondern eher in den Familien statt, so dass sie oft nicht so offensichtlich wahrzunehmen sind. Zum zweiten erhalten Kinder bei uns im Rahmen der staatlichen Fürsorgesysteme eine Fülle von Unterstützungsmaßnahmen (alle Arten von Förderung und Behandlung, Hilfe zur Erziehung etc.), die aber selten so rigoros und konsequent eingesetzt werden können, wie in den beschriebenen Studien. Zum Dritten erfolgen die Interventionen oft zu spät, nämlich erst dann, wenn die Kinder z. B. beim Kindergarten- oder Schulbesuch mit ihrem Verhalten auffallen. Eine konsequente wissenschaftliche Evaluation der eingesetzten Erziehungshilfemaßnahmen wird nicht vorgenommen.

Ausgehend von der in Kapitel 6 ausführlich behandelten Situation von vernachlässigten Kindern im Jugendhilfesystem sollen im Folgenden einige *wesentliche Grundsätze* dargelegt werden, die es zu erfüllen gilt, um mittels Beratung und Hilfe zur Erziehung vernachlässigten Kindern gerecht zu werden:

1. Hilfen müssen auf das Kind oder den Jugendlichen ausgerichtet werden

»Der aktuelle Diskurs der Jugendhilfe ist geprägt durch systemische Ansätze einerseits, Lebenswelt- und Sozialraumorientierung im Sinne einer Überwindung individualisierender Hilfezugänge andererseits. Hinzu kommen steuerungspolitische Bemühungen, die Komplexität menschlichen Lebens und Leidens besser verwaltbar zu machen. Gemeinsam ist diesen durchaus widersprüchlichen Tendenzen jedoch, dass sie sich an ein sozialkompetentes und realitätsfähiges Ich wenden und das Unbewusste weitgehend ausblenden.« (Feuling, 2021a, S. 902). Aus den im ersten Teil dieses Buches dargelegten wissenschaftlichen Erkenntnissen zu psychischen, biologischen und verhaltensorientierten Folgen von Kindesvernachlässigung und emotionaler Misshandlung können wir schließen, dass wir es in der Erziehungshilfe vielfach mit Kindern und Jugendlichen zu tun haben, deren psychische Strukturen (vgl. Kapitel 10.2.4) brüchig sind und deren Verhalten außerordentlich dysreguliert ist. Der Umstand, über eine lange Zeit und in einer frühen Phase der eigenen Entwicklung mit insuffizienten Beziehungsumwelten konfrontiert gewesen zu sein, die nicht die elementaren Voraussetzungen für eine gedeihliche Entwicklung geboten haben, ist bei den Kindern und Jugendlichen damit verbunden, dass sie sich in ihrem Erleben, Handeln und Leiden eben nicht »verwalten« lassen, sondern intensiv danach streben, das Heft des Handelns wieder in den Griff zu bekommen. Dass dies manchmal nur durch außerordentlich destruktive Beziehungsangebote und Verhaltensweisen möglich ist, führt dazu, dass diese Kinder als außerordentlich schwierig empfunden werden. Sie werden kurzerhand zu »Systemsprengern« erklärt. Dabei sprengen sie ja nur ein System, das nicht ausreichend auf ihre Bedürfnisse ausgerichtet ist. Dem sich so entwickelnden Zwang zur Wiederholung destruktiver Beziehungsabläufe sollte sinnvollerweise ein Konzept von Beratung und Hilfe entgegengesetzt werden, welches sich an dem individuellen Leiden orientiert. Gerade deshalb ist eine Zusammenarbeit zwischen beratenden und betreuenden Personen auf der einen und psychotherapeutisch arbeitenden Fachleuten auf der anderen Seite essenziell. Auch die Schule muss wieder zu einem Ort werden, an dem jede/jeder minderjährige Schüler:in ein Angebot erhält, gleichgültig wie schwierig er/sie ist und wie sehr er/sie das manchmal starre Bildungswesen sprengt. Nach meiner Erfahrung ist es für die psychische Resonanz helfender sozialpädagogischer Fachleute essenziell, dass sie sich den Sinn von aggressiven

Attacken auf helfende Personen klarmachen und diesen Attacken sowohl körperlich als auch seelisch widerstehen. Familienhelfer:innen, Heimbetreuer:inne und Pflegeeltern müssen gegenüber der malignen Dynamik von Hass und Ausstoßung quasi resistent werden. Es spricht ja gerade für eine Beziehung und die mit ihr verbundene Hoffnung, wenn vernachlässigte Kinder ihre Deprivationswut in der Beziehung unterzubringen versuchen. Von daher ist Ausstoßung aus betreuenden Verhältnissen wie Gift im sowieso schon vergifteten Entwicklungsverlauf. Feuling (2021) verweist darauf, dass in der Arbeit mit lebensgeschichtlich früh in ihrer Entwicklung gestörten Menschen die intrapsychisch nicht entwickelten inneren Orte als konkret äußere Orte konstruiert werden müssen (S. 920). Die innere Verwerfung wird sozusagen in das Außen und in den intersubjektiven Bereich projiziert, wo sie von den betreuenden Personen mittels projektiver Identifikation aufgenommen werden. Die positive Variante eines solchen Prozesses wäre, wenn eine betreuende Fachperson die eigene destruktive Resonanz rechtzeitig erkennt und sie so innerlich verarbeitet, dass die helfende und unterstützende Haltung geschützt, wenn nicht sogar verstärkt wird. Die negative Variante wäre, dass die destruktive Resonanz zu Kränkung, eigenem Hass, Überforderung und Ausschlusstendenzen führt. Diese schwierige Aufgabe in Beratung und Erziehungshilfe kann wahrscheinlich nur nach ausreichender Selbsterfahrung und mithilfe regelmäßiger Supervision erfüllt werden, Elemente die dringend in die sozialpädagogische Ausbildung und Praxis gehören.

Grundprinzipien der Erziehungshilfe in stationären Institutionen

Feuling formuliert folgende Grundprinzipien: »Kinder brauchen

1. den Ort des Lebens und Überlebens, des zeitlich und thematisch wenig strukturierten Alltags, der Versorgung und Subsistenz
2. den Ort zeitlich und thematisch stark strukturierten Lernens bzw. Arbeitens
3. den Ort der zeitlich stark und thematisch nicht strukturierten psychoanalytischen Einzelstunden, die im Zentrum jeden Settings stehen
4. den unüberschaubaren komplexen Ort des Geheimnisses außerhalb unseres Settings im sozialen Raum.« (Feuling, 2021, S. 920).

»Systemsprengende« Kinder und Jugendliche fördern oftmals die Tendenz in pädagogischen Institutionen, zu einer totalen Institution zu werden, die das Leben des anvertrauten Minderjährigen kontrolliert. Ein solcher Kontrollwunsch trifft regelmäßig auf einen massiven Widerstand des Kindes, welches ja um Aktivität und eigene Kontrolle ringt. Wenn sich das Kind nicht unterwirft, wird es ausgestoßen. In diesem Zusammenhang spricht der Autor vom Auftauchen psychotischer paranoider Gegenübertragungsreaktionen aufseiten der Erzieher:innen, welche sich dann in der Beziehungsarbeit gegen das Kind richten. Von daher ist es essenziell, dass in der Beratung und Betreuung von vernachlässigten Kindern und Jugendlichen Mitarbeiter:innen arbeiten, die ein gewisses Ausmaß an Selbsterfahrung absolvieren und auch bereit sind, sich in ihrer Arbeit supervisieren zu lassen, um die malignen Introjekte nicht im destruktiven Sinn im Umgang mit dem Kind zu missbrauchen, sondern sie im Gegenteil zu einem besseren Verständnis des inneren Funktionierens des Kindes zu nutzen.

2. Hilfen müssen so früh wie möglich einsetzen

Fallbeispiel: 15-jähriges Mädchen in einer Jugendwohngruppe

Neulich besprachen wir in der Supervision den Fall einer 15-jährigen Jugendlichen, die auf eigenen Wunsch und mit Zustimmung ihrer Mutter vom Jugendamt in einer Jugendwohngruppe untergebracht wurde. Grund hierfür war, dass sich ihr Stiefvater anzüglich und sexuell übergriffig ihr gegenüber verhalten hatte. Das Schlimmste aber für sie war, dass ihre Mutter nicht zu ihr hielt und sich klar auf die Seite des Stiefvaters, ihres jetzigen Partners schlug. Nachdem das Mädchen schon früh infolge der konflikthaften Elternbeziehung Vernachlässigung und emotionale Überforderung erlebt hatte, war sie jetzt an einen Punkt angekommen, an dem sie keinesfalls mehr in dem übergriffigen Setting leben wollte, zumal auch ihr leiblicher Vater nur sporadischen Kontakt mit ihr pflegte. Aber sie machte sich – mit Recht – Sorgen um ihre beiden noch präpubertären Schwestern. Was wird geschehen, wenn diese zu Objekten des offensichtlich hebephilen Interesses des Stiefvaters werden? Und kann die Mutter überhaupt angemessen die Bedürfnisse und Rechte ihrer Kinder im Auge behalten? Die fallführende Mitarbeiterin des Jugendamtes war erleichtert, dass sowohl Mutter als auch Tochter der Unterbringung in der WG zustimmten, da sie wenig gerichtsfeste Argumente für eine gerichtliche Einschränkung des Sorgerechtes der Mutter in ihrer Hand wähnte. Die kleineren Kinder waren bisher nicht auffällig und beklagten sich nicht, so dass die Jugendamtsmitarbeiterin sich außerstande sah, präventiv einzugreifen.

Der Fall zeigt eine grundsätzliche Problematik im staatlichen System der Erziehungshilfe. Es gibt eine überwältigende Evidenz für die Erkenntnis, dass jegliche therapeutischen und pädagogischen Interventionen umso effektiver sind, je früher sie beginnen. Wenn gewartet wird, bis die misshandelnde Dynamik in Familien sich richtig deutlich zeigt und/oder die Kinder durch Symptome auffallen (meist erst in der Schule), laufen wir mit unseren Hilfsansätzen »bereits abgefahrenen Zügen« hinterher, d.h., wir können oftmals die Schäden nur noch »managen« oder begrenzen, aber nicht mehr heilen. Gerade in Deutschland haben aber nach zwei Diktaturen, in denen Kinder systematisch für staatliche Ideologien missbraucht und ihren Eltern entfremdet wurden, die Elternrechte höchste Priorität. Das ist dann berechtigt, wenn die Eltern willens und in der Lage sind, sich dem Wohl der kindlichen Entwicklung zu widmen. In der großen Zahl von Fällen intrafamilialer Vernachlässigung und Misshandlung führt diese Priorisierung aber regelmäßig dazu, dass zu spät eingegriffen wird, nämlich erst dann, wenn die Not ganz augenscheinlich und der Schaden meistens schon verfestigt ist. Aus der Sicht der Kinderrechte ist hier ganz klar eine neue gesellschaftliche Debatte über Prioritäten in der Erziehungshilfe vonnöten.

3. Hilfen müssen Kontinuität in Entwicklungsverläufen anstreben

Ein ganz wesentliches und in den jetzigen Jugendhilfesystemen wenig umgesetztes Prinzip besteht darin, der in der inneren brüchigen Struktur des Kindes vergegenständlichten bisherigen Lebensdiskontinuität eine verlässliche Kontinuität des Betreuungssettings entgegenzusetzen. Das bundesdeutsche Sozialgesetzbuch VIII (SGB VIII) schreibt in § 5a »(1a) ambulante Formen der Hilfe, Tageseinrichtungen für Kinder, geeignete Pflegepersonen und schließlich Einrichtungen über Tag und Nacht sowie sonstige Wohnformen vor. Ähnliche Formen von Erziehungshilfe sehen auch die Schweiz und Österreich gesetzlich vor.

Die an sich breite und umfassende Palette von Hilfsmöglichkeiten sollte so flexibel wie möglich genutzt werden, aber unter der Bedingung, dass der Hilfeplan langfristig angelegt ist und Kontinuität ermöglicht. Der Wechsel von verschiedenen Betreuungssettings (Pflegefamilien, Heimeinrichtungen, ambulanten Hilfen etc.) als oftmals kurzfristige Reaktion auf ein Scheitern einzelner Maßnahmen bringt dagegen maximale Diskontinuität mit sich. Entscheidend ist, dass, wenn eine Jugendhilfeeinrichtung einem Kind ein Hilfsangebot macht, es die Voraussetzungen genauestens prüft, ob es der speziellen Problematik des Kindes gerecht werden kann, so dass es quasi ein Versprechen abgibt, die Hilfe kontinuierlich so lange fortzuführen, wie sie notwendig ist. Eine weitere Möglichkeit besteht darin, dass verschiedene Jugendhilfeformen zu organisatorischen Einheiten zusammengefügt werden, deren wichtigstes Ziel die Schaffung von Kontinuität ist. Die extrem heterogene Trägerlandschaft in den deutschsprachigen Ländern erschwert das Kontinuitätsprinzip ungemein. Außerdem laufen die vorhandenen wirtschaftlichen Zwänge von Jugendhilfeeinrichtungen (Plätze müssen schnell belegt werden, die Betreuungsintensität muss möglichst kostengünstig sein) dem Kontinuitätsprinzip oftmals entgegen. Im jetzigen System ist der Anreiz groß, schwierige Kinder auszustoßen, in der Hoffnung, mit den »leichten Kindern« leichter und wirtschaftlicher arbeiten zu können. Viele Jugendhilfeträger versuchen, dem entgegenzuwirken, indem sie intensivpädagogische und therapeutische Angebote aufbauen. Aber der Zwang zur Wirtschaftlichkeit und die Schwierigkeit, persönlich geeignete und gut ausgebildete Erzieher:innen zu finden, erschweren die Arbeit häufig ungemein.

4. Bei der Zusammenarbeit müssen Systemgrenzen überwunden werden

Die Kontinuität der Arbeit mit vernachlässigten Kindern und Jugendlichen ist entscheidend, um den malignen Wiederholungszwängen im intrapsychischen und interpersonalen Geflecht von betroffenen Kindern zu begegnen. Man muss sich darüber im Klaren sein, dass jede Beendigung einer Hilfe, zu der es aufgrund der Überforderung einer Einrichtung kommt, eine Wiederholung der vernachlässigenden und misshandelnden Umwelterfahrung des Kindes darstellt. Jede solche Wiederholung führt zu einer Verstärkung der krankmachenden Kräfte und ist somit unverantwortlich. Darüber hinaus nimmt die Tendenz zur Diskontinuität noch dadurch zu, dass viele betroffene Kinder zwischen den inkompatibel erscheinenden Systemen von medizinisch kinderpsychiatrischer Krankenbehandlung, Schule und Hilfe zur Erziehung mit ihren unterschiedlichen Kostenträgerschaften und Strukturen hin und her »pendeln«.

Modelleinrichtung intensivpädagogisch therapeutische Wohngruppe

Um die Kontinuität zwischen Maßnahmen der Hilfe zur Erziehung und Krankenhausbehandlungen zu fördern, haben wir als kinder- und jugendpsychiatrische Klinik eine fachliche und organisatorische Zusammenarbeit mit einer Wohngruppe der Volksolidarität Nordsachen für Kinder mit besonders hohem pädagogischem Bedarf und psychischen Störungen etabliert (http://www.volkssolidaritaet-nordsachsen.de/kinder-und-jugend/intensivpadagogisch-therapeutische-wohngruppe/). Die Wohngruppe wird gemeinsam von einer Sozialpädagogin der Wohngruppe und einer Psychologin unserer Klinik geleitet. Diese Zusammenarbeit musste über Jahre sorgfältig etabliert werden. Ein wichtiger Schritt ist dabei, dass in gemeinsamen Abklärungen innerhalb der sozialpädagogisch geführten Wohngruppe und in der Klinik vor der Aufnahme von Kindern die Voraussetzungen für die Betreuung eines Kindes in der Einrichtung gründlich geprüft werden. Voraussetzungen fehlen z.B. dann, wenn das Jugendamt eine rasche Wiedereingliederung des Kindes in sein Elternhaus planerisch vorsieht, man aber gleichzeitig merkt, dass die Eltern gar nicht bereit und in der Lage sind, ein solches Konzept gemeinsam zu gestalten. Dann käme das Kind praktisch unter falschen Vorgaben in die Wohngruppe. Ihm wird versprochen und die Hoffnung gemacht, dass es rasch wieder zu seinen Ursprungseltern zurückkehrt. Gleichzeitig verflüchtigt sich diese Möglichkeit durch die fehlenden Voraussetzungen andauernd. Das Kind gerät in ein Dilemma und in massive Loyalitätskonflikte. Der Abgleich von Voraussetzungen und Möglichkeiten zur Hilfsmaßnahme muss also am Anfang in einer vertieften kinderpsychiatrischen und sozialpädagogischen Diagnostik geschehen. Wenn einmal die Entscheidung gefällt wird, dass das Kind in der Wohngruppe längerfristig betreut werden soll und kann, verpflichten sich alle Beteiligten auch in Absprache mit dem zuständigen Jugendamt dazu, das vereinbarte Betreuungsverhältnis trotz aller zu erwartenden Schwierigkeiten durchzuhalten. Die Kinder erhalten vonseiten der Klinik ein psychotherapeutisches Angebot vor Ort, und es werden in der Wohngruppe regelmäßige ärztliche Visiten vorgenommen. Unter keinen Umständen wird das Kind »vor die Tür gesetzt«, weil es zu schwierig ist. Bei Krisen können, auch zur Entlastung des Pädagog:innen-Teams, gezielte und geplante Klinikaufenthalt in Form von »Intervallbehandlungen« von ein bis zwei Wochen Dauer durchgeführt werden.

Die langfristige Betreuung vernachlässigter Kinder erfordert ein Maximum an Kooperation. Zuweilen werden Hilfeplangespräche mit einer großen Anzahl von beteiligten Helfern (Familienhelfer, Psychotherapeut, Kinderarzt, Heimbetreuer, Schulbegleiter etc.) durchgeführt. Oft sind alle Beteiligten enorm engagiert, aber wenig zu einer effektiven Kooperation bereit. Nicht selten schieben sich Helfer angesichts eigener Resignation gegenseitig unliebsame Rollen zu. Häufig fließen auch Neidgefühle zwischen den verschiedenen Berufsgruppen in die Arbeit ein. Die Deutsche Gesellschaft für Kinder- und Jugendpsychiatrie und -psychotherapie hat in ihrem Statement (https://www.dgkjp.de/wp-content/uploads/Kooperation_KJP_KJH.pdf) auf die Wichtigkeit von Kooperationsvereinbarungen mit verbindlichen Regelungen zu Rückmeldung und Informationsaustausch zwischen behandelnden Ärzt:innen, Therapeut:innen und Mitarbeiter:innen von Jugendhilfemaßnahmen hingewiesen. Hier stellen sich zuweilen datenschutzrechtliche Probleme in Bezug auf die Schweigepflicht der beteiligten Berufsgruppen in den Weg. Trotzdem ist der Informationsaustausch essenziell, und das Verständnis für die jeweils anderen Professionen muss dringend verbessert werden. Gemeinsames Ziel muss sein, dem malignen Zirkel von sich wiederholenden traumatischen Erfahrungen und Diskontinuität in den Lebensläufen vernachlässigter Kinder durch ein gemeinsam koordiniertes und tragfähiges Hilfekonzept entgegenzuwirken.

5. Hilfen müssen konsequent evaluiert werden

Erziehungshilfemaßnahmen, Beratung und Therapien, wie beispielsweise ambulante Familienhilfe, aufsuchende Familientherapie oder stationäre Jugendhilfe, müssen empirisch abgesicherten Qualitätskriterien unterliegen und in ihrer Arbeitsweise kontinuierlich entlang definierter Qualitätskriterien evaluiert werden. Es kann nicht sein, dass die Haupthürde für die Eröffnung einer Jugendhilfeeinrichtung in baulichen Faktoren, Brandschutz, Hygienevorgaben etc. liegt (so wichtig diese auch sind), dass sozialpädagogische Konzepte aber nur wenig geprüft werden. Ich habe vor einiger Zeit im Rahmen einer Jugendhilfetagung vorgeschlagen, dass man z. B. als Parameter für die Evaluation die Anzahl der Hilfeabbrüche in jeder Einrichtung erfasst. Wie oft pro Zeiteinheit hat beispielsweise eine Jugend-WG die Hilfemaßnahmen mit Kindern abrupt beendet bzw. die Kinder aus dem Setting herausgeworfen. Bezüglich dieses Vorschlages habe ich sehr viel Widerstand erfahren, weil viele Träger eine solche Transparenz als für ihre Organisation prekär empfinden und ihren Gestaltungsspielraum eingeschränkt sehen. Es gibt zwar einige Ansätze zur Evaluation von Maßnahmen, aber diese basieren teilweise auf sehr unklaren Kriterien und werden nicht konsequent durchgeführt. Zu viele Einrichtungen mit durchaus innovativen Konzepten schießen aus dem Boden, kämpfen um den Markt in der Jugendhilfe, ohne dass sie wirklich den Bedürfnissen vernachlässigter Kinder gerecht werden.

KAPITEL 10

Individualisierte Kind- und Elternorientierte Therapie (iKET)

In der zweiten Phase unseres Verbundprojektes AMIS zur Erforschung von psychischen Folgen von Misshandlungserfahrungen haben wir ein psychoanalytisch orientiertes Psychotherapieprogramm zur Behandlung von vernachlässigten Kindern mit Angst- und Depressionsstörungen auf den Weg gebracht. Dieses beinhaltet in der Regel 25 Behandlungssitzungen, in welche in flexibler Weise Kinder und/oder Eltern einbezogen werden. Viele dieser Kinder werden uns wegen aggressiver Verhaltensstörungen überwiesen, deren Zusammenhang mit emotionalen Folgeerscheinungen von Vernachlässigungserfahrungen erst in der diagnostischen Abklärungsphase zutage tritt.

Alter der Kinder in der iKET

Neurobiologische, endokrinologische und psychologische Erkenntnisse (ausführlich dargestellt in den Kapiteln 4 und 5) zeigen, dass die Regulationssysteme, die der individuellen Anpassung an eine vernachlässigende Beziehungsumwelt dienen, bei Kindern vor dem Alter von neun Jahren noch flexibler sind als bei älteren Kindern (vgl. z. B. unsere Befunde zum Hypocortisolismus bei Kindern über 9,7 Jahren, vgl. Kapitel 5). Mit ihrer Eltern-Kind-Psychotherapie (Child Parent Psychotherapy) haben Lieberman und ihre Mitarbeiter:innen ein überzeugend formuliertes und wirksames psychodynamisch orientiertes Behandlungsprogramm vorgelegt, welches sich spezifisch an Eltern und Kleinkinder unter drei Jahren richtet, welche innerfamilialer Gewalt und Vernachlässigung ausgesetzt waren (ausführlich dargestellt in Kapitel 8).

Mit unserem Therapieansatz möchten wir das Zeitfenster zwischen drei und neun Jahren als ein Fenster der Gelegenheit zur Intervention (»window of opportunity«) nutzen. In dieser Altersspanne können psychoanalytische Vorgehensweisen, die sich auf das intrapsychische Erleben von Kindern ausrichten, angewandt werden. Kinder in diesem Alter können im gemeinsamen Spiel gut erreicht werden und sind verbalen Deutungen zugänglich. Es erschien uns angesichts der Schwere der zu erwartenden psychischen Störungen am aussichtsreichsten, Kindern im Vorschul- und jungen Schulalter eine psychoanalytisch orientierte Behandlung anzubieten, noch bevor ihre Verhaltensmuster und neuronalen Systeme zu rigide festgelegt sind.

Ziele der Psychotherapie

Welche Ziele können wir aus psychoanalytischer Sicht für die Behandlung von Kindern angehen, die infolge von Vernachlässigungserfahrungen Symptome auf der Ebene der Emotionsregulation und des Verhaltens entwickelt haben? Oft wird vonseiten der Eltern, des Kindergartens oder der Schule erwartet, dass solche Symptome im Zuge der Therapie beseitigt werden, und das so schnell wie möglich. Diese Erwartung kann man nachvollziehen. Schließlich sind die Symptome häufig störend für den Ablauf eines reibungslosen Familienlebens oder Kindergarten- bzw. Schulbetriebes. Und doch müssen wir aus einer medizinischen und psychoanalytischen Denkweise heraus das Symptom erst einmal als Hinweis auf ein tieferliegendes Krankheitsgeschehen ansehen. Der Krankheitsprozess besteht darin, dass das Kind über eine mehr oder weniger lange Zeitspanne nicht die notwendige fürsorgliche Beziehungsumwelt vorgefunden hat, die für eine gesunde Entwicklung eigentlich die Voraussetzung wäre. Organismus und Psyche versuchen sich regulatorisch an diese ungenügenden Umweltbedingungen anzupassen. Wir verstehen Symptome, wie beispielsweise eine Verstimmung oder ein aggressives Verhalten, als Zeichen solcher Anpassungsprozesse. Die Psychoanalyse definiert Symptome als ein Hilfsmittel des Ichs, mit unlösbaren äußeren und inneren Konflikten zurechtzukommen. Ein Symptom wird in diesem Zusammenhang als eine Ich-Leistung betrachtet. Wahrscheinlich ist es also zwar für die Umwelt mühsam, wenn ein vernachlässigtes Kind symptomatisch wird; aus der Sicht eines Kindes und seiner Entwicklungsmöglichkeiten ist die Symptombildung aber ein gutes Zeichen, denn sie macht auf eine Not aufmerksam und eröffnet Möglichkeiten zur Veränderung.

Aus diesen Überlegungen heraus haben wir für unser therapeutisches Vorgehen nicht in erster Linie das Ziel formuliert, Symptome zu beseitigen, sondern:

1. ein Verständnis für die Bedeutung der Symptome im Rahmen vernachlässigender Beziehungen zu fördern, und zwar in erster Linie im Kind selbst und bei seinen Eltern, aber auch bei den umgebenden sozialen Systemen wie Kindergarten, Schule, Organen der Erziehungshilfe etc.;
2. Ressourcen bei Eltern und Betreuungspersonen in Hinblick auf ihre intuitiven Elternfähigkeiten zu mobilisieren, so dass sie die Vernachlässigungsdynamik reduzieren und dem Kind eine entwicklungsförderlichere Beziehungsumwelt bieten können;
3. Ich-Funktionen beim Kind zu stärken, so dass es seine inneren Prozesse in Hinblick auf eine Verarbeitung der erlebten Vernachlässigung günstiger gestalten kann.

Gelingt es, auf den genannten drei Ebenen Verbesserungen zu erzielen, so ist langfristig auch mit einer Abnahme der Symptome zu rechnen, die das Kind in eine Psychotherapie geführt haben. Als günstig sehen wir an, wenn die Psychotherapie dem Kind dabei hilft, seine Not nach und nach weniger durch aggressiv-impulsives Verhalten auszudrücken (weil dies meist eine Ablehnung und Stigmatisierung des Kindes in den sozialen Systemen nach sich zieht), sondern vermehrt durch Worte und Gefühlsäußerungen verschiedenster Art. Hierbei nehmen wir in Kauf, dass Kinder im Lauf des therapeutischen Prozesses häufiger depressive Gefühle entwickeln, weil diese einen ersten Schritt in Richtung auf ein notwendiges Trauern angesichts der erlebten ungenügenden Beziehungsumwelt darstellen können.

Flexibilität des therapeutischen Angebots

Aus unseren langjährigen Erfahrungen in der Arbeit mit vernachlässigten Kindern war uns klar, dass wir bei der iKET in unserem therapeutischen Vorgehen sehr flexibel sein müssen, um den unterschiedlichsten intrapsychischen und interpersonalen Konstellationen der Kinder gerecht werden zu können. So finden wir beispielsweise Situationen vor, in welchen Kinder noch bei ihren vernachlässigenden Eltern leben, so dass es zuallererst darum gehen muss, die elterlichen Funktionen so zu fördern, dass die Beziehungsumwelt für ein gesundes Wachstum des Kindes ausreicht. Andere Kinder, an die sich das therapeutische Angebot richtet, leben dagegen außerhalb der Familie, z.B. in Pflegefamilien oder Wohngruppen. Auch die psychischen Strukturen der Kinder weisen ganz unterschiedliche Funktionsniveaus auf. Manche sind rasch bereit, im Spiel oder im verbalen Austausch auf ihre innere Not einzugehen. Andere dagegen wehren Gefühle stark ab, zeigen dafür aber ganz schwierige Verhaltensweisen. Klar ist, dass wir die Eltern oder andere für das Kind verantwortliche Fürsorgepersonen wie Pflegeeltern oder Heimerzieher:innen intensiv in die Behandlungen einbeziehen. In manchen Fällen bedeutet dies eine intensive Elternarbeit, die die Kindertherapie begleitet. In anderen Fällen steht die Arbeit mit den Bezugspersonen sogar ganz im Vordergrund der Behandlung. In unserem Behandlungsmanual beschreiben wir klare Kriterien für die Wahl des Schwerpunktes der Behandlung.

Dauer der Behandlung

Uns ist es wichtig, dass unser therapeutisches Angebot realistisch ist, d.h., es muss für die Familien tatsächlich möglich sein, das therapeutische Angebot anzunehmen. Wir Psychotherapeut:innen neigen rasch zu der Sichtweise, dass die oftmals schwer gestörten Kinder ganz intensive und lange dauernde Behandlungen brauchen, als ginge es darum, die erlebte Vernachlässigung durch ein besonders intensives Beziehungsangebot wiedergutzumachen. Eine solche Sichtweise führt aber sehr häufig dazu, dass vernachlässigte Kinder überhaupt nicht in Therapie kommen, weil die Eltern gar nicht in der Lage sind, sich auf ein so intensives und langfristig ausgerichtetes

Therapieangebot einzulassen. Tatsächlich werden in der klinischen Praxis viele Indikationen für eine Psychotherapie gestellt, aber bei einem verschwindend geringen Anteil der Fälle wird diese Indikation auch wirklich umgesetzt. Wir haben deshalb die Tradition der psychoanalytischen Fokaltherapie aufgegriffen, die uns die Möglichkeit eröffnet, auch in kürzeren Zeitspannen psychoanalytisch erfolgreich mit Patient:innen zu arbeiten, wenn man sehr frühzeitig sich auf Kernprobleme und -konflikte fokussiert (Balint et al., 1972; Klüwer, 1971). In unserer eigenen Arbeit hatten wir bereits gute Erfahrung mit einer manualisierten Fokaltherapie für Vorschulkinder mit Angst- und Depressionssymptomen gemacht (Göttken et al., 2014; Göttken & von Klitzing, 2014). Viele Elemente dieser ausführlich beschriebenen Methode sind auch in unsere Arbeit mit vernachlässigten Kindern eingeflossen. Darüber hinaus gibt es ein weiteres empirisch evaluiertes Kurzzeittherapiemodell für die Arbeit mit depressiven Adoleszenten (Cregeen et al., 2018). Insgesamt hat sich in vielen Studien gezeigt, dass psychoanalytische Kurzzeittherapien mit Kindern und Jugendlichen sehr wirksam sind (Abbass et al., 2013).

Wir entschieden uns für eine Kurzzeitbehandlung von 25 Sitzungen, die möglichst innerhalb von sechs bis neun Monaten durchgeführt werden sollten und die in flexibler Weise Eltern und Kinder in wechselnder Form in das therapeutische Geschehen einbezieht.

Manualisierung eines psychoanalytischen Psychotherapieansatzes

Von Anfang an wollten wir sicherstellen, dass die Wirksamkeit unserer Therapiemethode auch empirisch überprüft werden kann. Hierzu musste unser Vorgehen so manualisiert, d. h. festgeschrieben werden, dass jederzeit überprüft werden kann, ob wir uns auch an unsere Vorgaben halten und ob alle Kinder auf vergleichbare Weise behandelt werden. Die Kunst bei einem solchen Vorgehen besteht darin, unseren therapeutischen Ansatz und unser Handeln so nachvollziehbar wie möglich festzulegen, ohne dabei auf die notwendige Flexibilität angesichts der dargelegten Unterschiedlichkeiten unserer Patient:innen zu verzichten. Dies hat sich für uns als eine große Herausforderung erwiesen. Da wir mit Kindern arbeiten, die über sehr unterschiedliche innere Strukturen und Funktionsniveaus verfügen und darüber hinaus aus mehr oder weniger gut organisierten familialen oder außerfamilialen Beziehungsgefügen kommen, war es von vorneherein klar, dass wir unsere Behandlungssettings, Behandlungsschwerpunkte und Behandlungstechniken sehr flexibel gestalten mussten. Das ist auch in einer manualisierten Behandlung möglich, solange im Behandlungsmanual genau definiert wird, nach welchen Kriterien welches Vorgehen gewählt wird.

Im Folgenden werde ich nun die Grundzüge des Behandlungsmanuals darstellen.

10.1 Voraussetzungen für die Behandlung mit der iKET

Ausreichender Kindesschutz

Das Behandlungsangebot richtet sich an Kinder, die in ihrer bisherigen Entwicklung Vernachlässigung und/oder emotionale Misshandlung erfahren haben. Lebt das zu behandelnde Kind noch in seiner Familie, so muss gewährleistet sein, dass es nicht weiterhin Misshandlungen (sexuell, körperlich, emotional, Vernachlässigung) ausgesetzt ist. Therapeut:innen müssen sich also vor Behandlungsbeginn ein Bild über die Lebenssituation des Kindes machen und sich vergewissern, dass der Schutz des Kindes ausreichend gewährleistet ist, d.h., ob in der jetzigen Lebenssituation der Schutz der Menschenwürde, das Recht auf Leben, körperliche Unversehrtheit und Entfaltung der Persönlichkeit für das Kind ausreichend gesichert sind. (zu rechtlichen Aspekten des Kindesschutzes vgl. Kapitel 6).

Wir finden oft Situationen vor, in welchen es fraglich ist, ob diese Voraussetzung gegeben ist. Schließlich richtet sich die Behandlung ja gerade an vernachlässigte Kinder und ihre Eltern. Es würde aber eine völlige Überschätzung der eigenen psychotherapeutischen Möglichkeiten bedeuten, wenn man glaubt, einem Kind mit Mitteln der Psychotherapie helfen zu können, obwohl die misshandelnde Dynamik in der Familie noch voll im Gange ist. Ist beispielsweise zu vermuten, dass das Kind vom Kindergarten oder Schulbesuch abgehalten wird

(Bildungsvernachlässigung), weiterhin Opfer körperlicher und/oder sexueller Übergriffe ist und/oder schwerwiegend in seinem Selbstwert erniedrigt wird, so raten wir ausdrücklich von dem Beginn einer Psychotherapie ab, bevor nicht zwischen Jungendamt, Eltern und allen weiteren Beteiligten (Lehrer, Erziehungshelfer:innen sowie dem/der Therapeut:in) ein ausreichendes Schutzkonzept vereinbart wurde. Der/die Therapeut:in muss sich ein eigenes Bild machen, ob die staatliche Intervention (Hilfe zur Erziehung) verhältnismäßig und geeignet ist, den Schutz des Kindes sicherzustellen. Bezüglich dieser Regelungen gibt es einen großen Ermessensspielraum. Das Jugendamt selbst hat die gesetzliche Pflicht, hier eine Beurteilung vorzunehmen. Vor der Aufnahme in eine Psychotherapie muss aber auch der/die Psychotherapeut:in eine Einschätzung abgeben, ob für die Dauer der geplanten therapeutischen Intervention die beschriebenen Vorgaben des Kindesschutzes ausreichend gewährleistet sind. Es ist zu empfehlen, dass Psychotherapeut:innen solche Einschätzungen nicht allein, sondern im Rahmen eines Kindesschutzteams beispielsweise einer Klinik oder eines Psychotherapieinstituts vornehmen. Kommt das diagnostische Team bezüglich des Kindesschutzes zu einer vom Jugendamt abweichenden Einschätzung, muss in einem interdisziplinären Dialog zwischen dem/der Therapeut:in oder dem diagnostischen Team und den verantwortlichen Fallführer:innen der Jugendschutzbehörde (Jugendamt, Allgemeiner Sozialdienst etc.) Konsens über die zu ergreifenden Maßnahmen erzielt werden, bevor die Psychotherapie beginnen kann. Ohne einen solchen Konsens ist davon abzuraten, eine Psychotherapie zu beginnen. Keinesfalls darf die Psychotherapie als Feigenblatt für einen nicht ausreichend gewährleisteten Kindesschutz missbraucht werden im Sinne von »die Eltern haben versprochen, das Kind regelmäßig in Therapie zu bringen, dann können wir ja von weiteren Kindesschutzmaßnahmen absehen«. Die Lebensbedingungen für das Kind müssen nicht perfekt, aber ausreichend (»gut genug« im Sinne Winnicotts) sein, damit ein Kind von einer Psychotherapie profitieren und sich gesund entwickeln kann.

Ob der Kinderschutz ausreichend gewährleistet ist, ist gerade bei Psychotherapien im Kontext von vernachlässigenden Lebensumständen eine häufig schwer sicher zu entscheidende Frage. Die Einschätzungen sollten möglichst in einem Teamkontext zwischen Mitgliedern verschiedener Berufsgruppen (Sozialarbeiter:innen, Psychotherapeut:innen, Lehrer:innen, klinische Kinderschutzteams, Kinderärzt:nnen) unter Leitung der fallführenden Mitarbeiter:innen der Jugendämter getroffen werden. Oft sind zur Sicherung des Kindesschutzes ambulante Jugendhilfemaßnahmen in Gang gebracht worden, beispielsweise regelmäßige Hausbesuche durch sozialpädagogische Familienhelfer:innen. Wichtig ist, dass die Prognose solcher Maßnahmen (reichen sie aus, um den Kindesschutz zu gewährleisten?) gründlich eingeschätzt wird und dass die Durchführung und Wirksamkeit solcher ambulanten Erziehungshilfemaßnahmen auch regelmäßig evaluiert werden.

Manchmal wird man sich für den Beginn einer Psychotherapie entscheiden, obwohl bezüglich des Kindesschutzes nicht alle Zweifel ausgeräumt sind. In solchen Fällen ist zu empfehlen, eine Helfergruppe mit allen oben genannten beteiligten Personen zu bilden und regelmäßige Helferkonferenzen für die Zukunft zu vereinbaren. Macht eine der beteiligten Personen (z. B. ein/eine Lehrer:in oder auch der/die Psychotherapeut:in) im weiteren Verlauf besorgniserregende Beobachtung (das Kind kommt z. B. nicht in den/die Kindergarten/Schule oder zu den vereinbarten Therapiestunden), muss die Möglichkeit bestehen, ad hoc eine Helfer- bzw. Kindesschutzgruppe einzuberufen, um weitere Maßnahmen zur Sicherung des Kindesschutzes auf den Weg zu bringen. In jedem Fall müssen sowohl der/die fallführende Mitarbeiter:in des Jugendamtes als auch der/die Psychotherapeut:in an diesem Helfernetz mit- und zusammenwirken. Die Eltern und das Kind müssen vollumfänglich über die getroffenen Kindesschutzmaßnahmen informiert werden und auch dem Zusammenwirken der verschiedenen Beteiligten zustimmen. Manchmal ist es mühsam und mit viel Arbeit verbunden, ein solches Helfernetz zu knüpfen. Es stellt aber wie ein sicherndes Netz unter Trapezkünstlern im Zirkus eine unbedingte Voraussetzung für ein sicheres Arbeiten aller Beteiligten und für das Gelingen einer Psychotherapie dar.

Teilnahme aller wichtigen Bezugspersonen

Der Familienzerfall ist ein häufiger Hintergrund für vernachlässigende Beziehungen. Oft haben sich Mutter und Vater getrennt. Die wenigstens Kinder, die Vernachlässigungserfahrungen gemacht haben, leben noch mit beiden Eltern zusammen. Hinzu kommen vielfältige Bezugspersonen, die sich mehr oder weniger lange Zeit um das Kind gekümmert haben, z.B. Großeltern, Geschwister der Eltern, Nachbarn etc. Rein rechtlich ist es unumgänglich, dass alle personensorgeberechtigten Personen nach ausführlicher Information über die Ziele und Vorgehensweisen der Therapie der Behandlung des Kindes zustimmen und sich möglichst auch an dieser beteiligen. Voraussetzung für den Beginn der Therapie ist auch, dass den/der Therapeut:in der Zugang zu allen wichtigen Bezugspersonen (oft sprechen wir auch von »Elternfiguren«) ermöglicht wird, selbst wenn sie nicht im Sorgerecht sind.

Beispiel: Umgang mit abwesenden Vätern

Ein Kind sieht seinen nicht sorge-, aber umgangsberechtigten Vater in unregelmäßigen Abständen. Vor Therapiebeginn sollte geklärt werden, dass die sorgeberechtigte Mutter der Therapeutin erlaubt, auch mit dem Vater Gespräche zu führen. Gerade abwesende Elternteile, häufig Väter, spielen in der Innenwelt eines Kindes eine sehr große Rolle. Was denkt das Kind über einen abwesenden Vater? Mit welcher phantasierten Eigenschaft des Vaters identifiziert sich das Kind unbewusst? Für das Kind ist es von großer Bedeutung, ob die Therapeutin den Vater oder andere wichtige, aber meist abwesende Bezugspersonen kennenlernt. Wird dies beispielsweise von der Mutter nicht erlaubt, so liegt es nahe, dass hier eine Bezugsperson ferngehalten wird, um eine einseitige Erzählung über Familienkonflikte uneingeschränkt aufrechtzuerhalten und so auch das Kind auf manipulative Weise von dieser Beziehungsperson fernzuhalten. »Der Dritte« wird auf diese Weise faktisch ausgeschlossen. Mit solchen Konstellationen haben wir schlechte Erfahrungen gemacht und empfehlen, eine Psychotherapie erst zu beginnen, wenn das Problem mit der Mutter ausreichend bearbeitet wurde, ihre Ängste abgebaut sind und sie dem/der Therapeut:in die Kontaktaufnahme mit allen wichtigen Bezugspersonen, so auch dem Vater, zugesteht. Dagegen muss ein konkreter Kontakt des Kindes zu einem Elternteil gegen seinen Willen nicht aufgezwungen werden, solange der/die Therapeut:in sich selbst auch von diesem Elternteil ein eigenes Bild machen darf.

Keine laufenden juristischen Auseinandersetzungen um Sorgerechtsfragen

Außerdem sollte die Psychotherapie nicht begonnen werden, solange gerichtliche Verfahren um Sorge- oder Umgangsrecht zwischen den Eltern noch nicht entschieden sind. Unsere Erfahrung geht dahin, dass im Rahmen von manchmal heftigen Sorgerechtsstreitigkeiten viele Eltern das Wohl des Kindes aus dem Auge verlieren und Inhalte der Therapie für juristische Argumente im strittigen Verfahren missbraucht werden. Für Kinder bringt das unauflösliche Loyalitätskonflikte mit sich, die sie in der Regel daran hindern, sich auf den therapeutischen Prozess einzulassen.

Abwesenheit von Familiengeheimnissen

Auch sollten Familiengeheimnisse, sofern sie dem/der Therapeut:in überhaupt bekannt gemacht werden, vor Therapiebeginn gelüftet werden. Häufig kommt es vor, dass Kinder zur Therapie gebracht werden, denen man vorgaukelt, dass der aktuelle Partner der Mutter ihr Vater sei. Sie wissen also nicht, wer ihr biologischer Vater ist und wie die Familienverhältnisse zum Zeitpunkt von Zeugung und Geburt waren. Gegen das Lüften solcher Geheimnisse gibt es oft einen großen Widerstand seitens der Eltern. Aber bei einer Therapie geht es ja nicht um irgendeinen »Small Talk«, sondern darum, dass alle Beteiligten, so auch das Kind, sich auf eine offene und aufrichtige Kommunikation einlassen. Wie kann man von einem Kind aber Aufrichtigkeit erbitten, wenn seine erwachsenen Bezugspersonen ihm gegenüber entscheidende Geheimnisse bewahren. Besonders relevant sind solche Familiengeheimnisse, wenn sie sich auf die Herkunft des Kindes beziehen.

Kognitive und sprachliche Fähigkeiten

Vor Therapiebeginn sollte abgeklärt werden, ob ein zu behandelndes Kind über ausreichende kognitive Fähigkeiten verfügt, um von der Kommunikation im therapeutischen Prozess profitieren zu können. In unserer Therapiestudie haben wir hierfür einen IQ > 70 festgelegt. Große Entwicklungsrückstände, die kognitive und/oder verbale Fähigkeiten umfassen, ebenso wie tiefgreifende Entwicklungsstörungen (z. B. Autismus), lassen eine Behandlung mit der iKET nicht erfolgsversprechend erscheinen. Wichtig ist, dass Kind und Therapeut:in sich ausreichend sprachlich verständigen können. Für die Elternsitzungen können notfalls neutrale Dolmetscher:innen hinzugezogen werden.

Tatsächlich geschieht es nicht selten, dass Psychotherapien begonnen werden, ohne dass die geschilderten Voraussetzungen gegeben sind. Oftmals treten die einschränkenden Faktoren erst im Laufe der Behandlung zutage. Das ist vergleichbar mit dem Beginn einer chirurgischen Operation ohne die vorherige Sicherstellung der Voraussetzung für den Eingriff, wie beispielsweise Nüchternheit, ausreichende Desinfektion etc. Um hier ausreichend sorgsam zu sein, bitten wir Therapeut:in und abklärendes Team vor Therapiebeginn ein entsprechendes Formular auszufüllen (dieses Formular können Sie von der Homepage des Verlags www.klett-cotta.de herunterladen. *Siehe Seite 4*).

10.2 Wahl des Behandlungsschwerpunkts

Nach einer ersten orientierenden Phase (3 bis 5 Sitzungen) sollte entschieden werden, ob die Behandlung sich in ihrer ersten Phase vorwiegend auf interpersonale oder auf intrapsychische Probleme ausrichtet. Grundsätzlich werden zwei Interventionsschwerpunkte unterschieden:

- auf die interpersonalen Beziehungen orientierter Schwerpunkt (»Eltern- und Interaktionsschwerpunkt«) und
- auf die intrapsychische Welt des Kindes bezogener Schwerpunkt (»Kindschwerpunkt«).

10.2.1 Die ersten Sitzungen

Die ersten Sitzungen einer iKET-Behandlung sollen der Planung der Schwerpunkte und des Settings (s. u.) für die Sitzungen 6 bis 12 dienen. Die Schwerpunktsetzung und das weitere Vorgehen werden mit der Familie erarbeitet und wenn möglich in der fünften Sitzung vereinbart. Nach der zwölften Sitzung werden Schwerpunktsetzung und Setting kritisch überprüft und gegebenenfalls neu festgelegt.

Die Sitzungen zur ***differential-indikatorischen*** Erarbeitung des Behandlungsschwerpunktes werden in der Regel folgendermaßen gestaltet:

Sitzung 1: Erstgespräch mit allen Beteiligten

(Kind, wenn möglich beide Eltern und/oder wichtige Bezugspersonen, z. B. Pflegeeltern, WG-Betreuer:innen etc.):

In der ersten Sitzung bittet der/die Therapeut:in alle Anwesenden darum, die wichtigsten Symptome und Probleme aus ihrer Sicht zu schildern, die Anlass dafür sind, psychotherapeutische Hilfe zu suchen. Im Rahmen der ersten Sitzung können auch erste anamnestische Informationen gesammelt werden und der/die Therapeut:in kann sich ein Bild von der Familiendynamik machen. Alle Beteiligten, auch das Kind, wird Gelegenheit gegeben, nicht nur die störenden Symptome zu schildern, sondern auch ihre subjektiven Sichtweisen darüber, wie es zu den Symptomen gekommen ist. Junge Kinder sind in einem solchen Setting mit den wichtigen Bezugspersonen oft zurückhaltend und trauen sich, nicht ihre Sichtweise zu äußern. Diese Zurückhaltung wird von dem/der Therapeut:in in jedem Fall respektiert, aber es wird dennoch dem Kind deutlich vermittelt, dass wir an seiner Sicht der Dinge interessiert sind und dass ihm im Laufe der Behandlung Raum und Zeit sich zu äußern gegeben wird.

Sehr häufig kommen Eltern in Therapie oder werden in Therapie geschickt, weil Kinder »lärmende Symptome« zeigen, meist aggressive Verhaltensstörungen, Impulsivität und Hyperaktivität. Die Erwartung ist nachvollziehbar, dass solche Symptome durch die Therapie »abgestellt« bzw. beseitigt werden. Innerlich erwarten deshalb viele Kinder und auch manche Eltern eine strafende erzieherische

Haltung vonseiten der Therapeut:innen. Aus Sicht des/der Therapeut:in dagegen geht es aber vielmehr darum, die emotionalen Hintergründe des störenden Verhaltens herauszuarbeiten (vgl. Kapitel 7). Dies ist ein Ansatz, der externalisierende Verhaltensprobleme eher als einen Ausdruck von Abwehr gegen unerträgliche depressive Gefühle und Ängste versteht. Von daher kann das Nachfragen von Therapeut:innen nach einer möglichen Verbindung zwischen Verhalten und Gefühlen einen ersten therapeutischen Effekt haben. Es eröffnet nämlich allen Beteiligten eine andere Sicht auf Symptome: vom Ansatz »Wie beseitigen wir die Symptome?« geht die Bewegung hin zu »Was bedeuten die Symptome?« »Welche Gefühle drückt das Kind möglicherweise durch sein Verhalten aus?« Es geht darum, eine Verbindung zwischen den Symptomen und der emotionalen Situation des Kindes und den Beziehungen in der Familie herzustellen.

An dieser Stelle ist u. U. mit erheblichen Widerständen (im psychoanalytischen Sinn) aufseiten der Eltern und des Kindes zu rechnen. Zum einen werden für die Eltern oftmals eher die lärmenden Symptome wie Aggression und Hyperaktivität im Vordergrund stehen, weil sie als störender erlebt werden als die leisen, nach innen gerichteten Symptome von Angst und Depression. Auch dem Kind wird es nicht unbedingt leichtfallen, seine Verstimmungen offenzulegen.

Da im Hintergrund der Störung oft eine Dynamik von Vernachlässigung und emotionaler Misshandlung steht, geraten Eltern wegen ihrer Schuldgefühle leicht in eine Verteidigungshaltung. Hinzu kommt, dass die Interpretation der erhobenen Befunde erheblichen schichtspezifischen und kulturell bedingten Einflüssen unterliegt. So kann beispielsweise ein harscher und strafender Erziehungsstil durchaus den normativen Sichtweisen der Eltern entsprechen, trotzdem aber bereits die Kriterien einer Misshandlung erfüllen. Ein kultursensitives Vorgehen bedeutet, sich auch auf eine soziale oder kulturbedingte Sichtweise einzulassen, ohne die Misshandlungsdynamik zu relativieren. Hierzu ist es notwendig, dass der/die Therapeut:in sich zunächst einmal kundig macht über die Weise, wie die Familienangehörigen (inkl. das Kind) die Problematik, die sie in Therapie führt, verstehen. Welches sind die Erklärungsmuster der Eltern und des Kindes? In Bezug auf Misshandlungsvorgänge und Kindesschutz sind zudem die Normen und Wertevorstellungen der Eltern einfühlsam zu evaluieren. Steht für sie z. B. die elterliche Autorität als Wert im Vordergrund, so dass körperliche Strafen als legitimes Erziehungsmittel angesehen werden? (vgl. Kapitel 2.3)

Ziel der ersten Sitzung ist eine gemeinsame Problemdefinition (Was führt Eltern und Kind in Behandlung?) und die Erarbeitung einer gemeinsamen Zielsetzung, der Eltern, Kind und Therapeut:in zustimmen können (Welche Ziele soll die Therapie haben?). Hier ist ein Konsens anzustreben. Häufig müssen Kompromisse zwischen den Vorstellungen des/der Therapeut:in und den elterlichen Vorstellungen geschlossen werden. Ein solcher Kompromiss könnte z. B. lauten: »Wir erkennen an, dass aus Sicht der Eltern das Kind unbedingt gehorsamer und angepasster werden muss. Aber auch die Eltern sind bereit, mit dem/der Therapeut:in darüber nachzudenken, wie man die Gefühle des Kindes besser verstehen kann.« Es ist wichtig, eine innere Bewegung anzustoßen, die weg von den Schuldgefühlen hin zu einer gemeinsamen Verantwortung für die weitere Entwicklung führt. Wenn das in der ersten Sitzung nicht gelingt, sollte hierfür ein weiteres Elterngespräch durchgeführt werden. *Nur eine am Ende konsentierte Zielvorstellung bezüglich Therapieziel und der anzustrebenden Erziehungshaltung kann zu einem ausreichenden Arbeitsbündnis führen.*

Sitzung 2 (+n): Elterngespräche,
möglichst mit beiden Eltern (oder Pflegeeltern oder anderen wichtigen Bezugspersonen):

Im Elterngespräch werden die Mentalisierungsfähigkeit sowie die triadische Kompetenz (insbesondere die Flexibilität vs. Rigidität mentaler Zuschreibungen und die Fähigkeit, in Zweierbeziehung Dritte zuzulassen) erfasst (genaue Definitionen dieser Begriffe folgen weiter unten). Wenn nicht mit beiden Eltern gleichzeitig gesprochen werden kann, können auch Sitzungen getrennt mit den jeweiligen Eltern durchgeführt werden. Wenn möglich sollten alle relevanten Beziehungspersonen einbezogen werden. Manchmal ist es notwendig, in dieser frühen Behandlungsphase eine Helferkonferenz unter Einbeziehung der/des fallverantwortlichen Mitarbeiter:in der Jugendschutzbehörde, in Deutschland in der Regel des Allgemeinen Sozialdienstes, durchzuführen, um die Beteiligung der wichtigen Beziehungspersonen des Kindes an der Therapie sicherzustellen.

Fallbeispiel: Zusammenleben mit Mutter und deren neuem Partner

Ein Therapiekind lebte bei seiner leiblichen Mutter zusammen mit deren neuem Partner und Stiefgeschwistern. Eine ambulante Hilfe zur Erziehung wurde vom zuständigen Allgemeinen Sozialdienst (ASD) eingesetzt, nachdem der Kindergarten dort eine Meldung wegen häufiger Fehlzeiten und mangelnder Hygiene gemacht hatte. Es wurde vereinbart, dass ein Familienhelfer dreimal pro Woche einen Hausbesuch bei der Familie durchführt, um die Mutter bei der Bewältigung der Kindesfürsorge zu unterstützen. Das Kind hatte in unregelmäßigen Abständen Kontakt mit seinem leiblichen Vater. Vor Therapiebeginn hatte die zuständige Kindesschutzgruppe der betreuenden Klinik die Situation so eingeschätzt, dass die Lebensbedingungen des Kindes momentan ausreichend waren, allerdings unter der Voraussetzung, dass die ambulante Erziehungshilfe in der vereinbarten Intensität langfristig fortgeführt wird, das Kind regelmäßig in den Kindergarten kommt und dem Kind regelmäßige Kontakte mit seinem leiblichen Vater ermöglicht werden. In einer solchen Situation sollte der/die Therapeut:in ein Gespräch (Sitzung 2) mit beiden Kindeseltern (evtl. auch unter Einbezug des Partners der Mutter) führen. Wenn eine gemeinsame Sitzung mit beiden leiblichen Eltern nicht möglich ist, können Mutter und Vater auch in getrennten Sitzungen gesehen werden (Sitzung 3). Zusätzlich ist zu empfehlen, dass der/die Therapeut:in sicherstellt, dass die eingeleitete Erziehungshilfemaßnahme auch wirklich kontinuierlich vorgenommen wird, da sie eine notwendige Voraussetzung für die Sicherung des Kindeswohls und damit für die

Durchführung der Therapie ist. Hierfür wurde eine Helferkonferenz mit dem ASD-Fallbearbeiter, dem Familienhelfer und der Kindergartenlehrperson durchgeführt (Sitzung 4). In dieser wurde vereinbart, dass Verstöße gegen die Abmachungen (z. B. Kind wird nicht in die Therapie gebracht, kommt nicht in den Kindergarten o. Ä.) beim Fallbearbeiter des Jugendamtes gemeldet werden, damit dieser intervenieren kann, um die Compliance mit den Vereinbarungen wiederherzustellen oder notfalls eine Inobhutnahme in die Wege zu leiten.

Eltern-Kind-Interaktionsbeobachtung Insbesondere für die Psychotherapie von Vorschul- und jungen Schulkindern ist es angezeigt, in der Abklärungsphase vor Behandlungsbeginn eine Eltern-Kind-Interaktionsbeobachtung durchzuführen. In unserem Therapieprogramm bitten wir alle Kinder und ihre primären Bezugspersonen, miteinander in einer freien Spielsituation zu interagieren, die wir, wenn Kind und Eltern zustimmen, auf Video aufzeichnen. Die Therapeut:innen können dann die Videoaufzeichnungen anschauen, die Qualität der Interaktion einschätzen und mit den Bezugspersonen über das Beobachtete sprechen. Hierzu werden als Orientierung die Emotional Availability Scales (Skalen zur emotionalen Verfügbarkeit) herangezogen (Biringen, 2000; Saunders et al., 2015), die weiter unten ausführlicher beschrieben werden.

Sitzung 3 (+n): Einzelsitzung mit dem Kind

In der Einzelsitzung kann mit dem Kind über seine Situation und seine Probleme gesprochen und/oder eine entwicklungsangemessene Spielsituation gestaltet werden. Wir haben gute Erfahrungen damit gemacht, die Squiggle-Technik (Günter, 2003; Winnicott, 1968) anzuwenden, weil diese einen Übergangsbereich zwischen spielerischem bzw. gestalterischem Handeln und sprachlicher Verständigung eröffnet. Kind und Therapeut:in geben im Wechsel einen gezeichneten Schnörkel (»Squiggle«) vor, der dann vom jeweils anderen frei zu einem Bild ausgestaltet werden kann. Der Zeichnung folgt ein Gespräch über die gemeinsam erstellte Zeichnung. Sowohl die Zeichnungen als auch die verbal geäußerten Kommentare und

Einfälle werden von psychoanalytischen Kindertherapeut:innen als Äquivalent für die freie Assoziation in der Therapie mit Erwachsenen angesehen.

Nicht immer ist es möglich, dass ein Kind sich von seiner primären Bezugsperson trennen und getrennt von dieser an der ersten Therapiesitzung teilnehmen kann. Insbesondere bei Kindern mit übergroßer Trennungsangst kommt es oftmals zu erheblichen Widerständen gegen eine Separation von der Mutter. In solchen Situationen wird der Bezugsperson die Anwesenheit bei der Einzelsitzung ermöglicht, um beim Kind Ängste abzubauen. Die erste therapeutische Einzelsitzung mit dem Kind gestattet es dem/der Therapeut:in, seine Ansichten über seine Lebenssituation und seine Symptome kennenzulernen und sich ein Bild von seiner Spiel- und Symbolisierungsfähigkeit zu machen. Gerade Therapeut:innen in Ausbildung ist zu empfehlen, das Strukturniveau des Kindes anhand der Strukturskalen der Operationalisierten Psychodynamischen Diagnostik für das Kindes- und Jugendalter einzuschätzen (Arbeitskreis OPD-KJ-2, 2013).

Diese ersten Therapiesitzungen dienen der Erarbeitung eines Behandlungsschwerpunktes (Interpersonal vs. intrapsychisch, Eltern- vs. Kinderschwerpunkt). Hierfür sind mindestens drei Sitzungen erforderlich (eine Sitzung mit allen Beteiligten, eine Sitzung mit den Eltern, eine Sitzung mit dem Kind). Wie dargelegt, kann die Anzahl dieser ersten Sitzungen je nach Situation auch erweitert werden, was nach unserer Erfahrung häufig notwendig ist, da die Situation von Kindern mit Vernachlässigungserfahrungen häufig sehr komplex ist und viele klärende Schritte nötig sind, um den Therapieprozess in Gang zu bringen.

Gründe für eine Erhöhung der Anzahl der ersten Sitzungen können beispielsweise sein:

- Die Eltern sind so zerstritten, dass nur in getrennten Elternsitzungen gearbeitet werden kann.
- Die Compliance der Beteiligten ist brüchig, so dass erst das Arbeitsbündnis gestärkt werden muss, beispielsweise durch Hinzuziehung von Erziehungshelfer:innen und Helferkonferenzen.

- Das Kind lässt sich bei der ersten Sitzung noch nicht von den Eltern trennen, und/oder es gelingt erst in einer zweiten Sitzung, einen Zugang zum Kind zu finden.

Sind mehr als drei Sitzung zur Erarbeitung eines Behandlungsschwerpunktes erforderlich, sollte für jede zusätzliche Sitzung ein Ziel formuliert werden, um dem zielorientierten Ansatz der Therapie zu entsprechen. Ist die Therapie als Kurzzeittherapie über 25 Sitzungen angelegt, führt jede zusätzliche Stunde, die zur Absicherung der Therapie und/oder zur Erarbeitung des Therapieschwerpunktes eingesetzt wird, dazu, dass später für die Arbeit im/am Schwerpunkt weniger Zeit zur Verfügung steht. Diese Zeitbegrenzung des manualisierten Therapieansatzes ist v.a. bei der Anwendung in wissenschaftlichen Therapiestudien mit ihren inhärenten Zeitvorgaben erforderlich und kann in der therapeutischen Praxis außerhalb von Studien flexibler gehandhabt werden. Eine Zeitbegrenzung kann nach sich ziehen, dass Therapeut:innen Zeitdruck verspüren und die Phantasie aufkommt, die Zeit reiche nicht. Anderseits ist es auch außerhalb von Therapiestudien bei der Arbeit mit vernachlässigten Kindern und ihren Eltern häufig schwierig, überhaupt kontinuierlich 25 Therapiesitzungen durchzuführen. Oftmals werden Stunden »vergessen« oder abgesagt, Eltern oder Kinder fehlen wegen Krankheit oder anderer »unvermeidlicher« Gründe. Hier spiegelt sich dann die vernachlässigende Familiensituation auch in der Therapiedynamik wider und Therapeut:innen fühlen sich selbst von der Familie vernachlässigt. Unsere Erfahrung ist, dass ein relativ strenges Zeitmanagement von Beginn der Therapie an zwar oft Zeitdruck und ein Gefühl, gehetzt zu sein, mit sich bringen kann, aber dennoch eine positive strukturierende Wirkung hat. Auch bei einer Erweiterung der Zahl der ersten Sitzungen werden nach der zwölften Sitzung die Schwerpunktsetzung und das Setting kritisch überprüft und gegebenenfalls neu festgelegt.

Ziel der ersten Sitzungen

Nach den ersten Sitzungen wird entschieden, ob sich die Therapie zunächst auf die therapeutische Arbeit mit den Eltern ausrichtet oder ob unmittelbar die Einzeltherapie mit dem Kind (mit begleitenden Elterngesprächen) begonnen werden kann.

Um den Behandlungsschwerpunkt der Therapie zu bestimmen, sollten in den ersten Sitzungen gezielt die Mentalisierungsfähigkeit und die triadische Kompetenz der Eltern, die Qualität der Eltern-Kind-Interaktion und die psychische Struktur des Kindes eingeschätzt werden.

10.2.2 Mentalisierungsfähigkeit und triadische Kompetenz der Eltern

Erfassung der Mentalisierungsfähigkeit[3] (vgl. auch Kapitel 3)

Unter Mentalisierungsfähigkeit wird die Kompetenz von Eltern verstanden, das eigene elterliche Verhalten und das Verhalten ihrer Kinder vor dem Hintergrund mentaler Zustände zu verstehen. Sie können z. B. ausdrücken: »*Ich vermute, dass unser Kind so aggressiv wird, weil es sich so schnell abgelehnt fühlt.*« Oder: »*Ich verhalte mich manchmal so harsch gegenüber meinem Kind, weil mir alles über den Kopf wächst.*« Psychoanalytische Therapien von Kindern im Allgemeinen und die iKET im Speziellen beinhalten für die Eltern eine Einladung, sich auf diese Ebene des Nachdenkens über das Kind einzulassen. In der Regel bringen Eltern ihre Kinder wegen »störender Symptome« in die Behandlung. Manchmal haben sie die Erwartung, dass der/die Psychotherapeut:in weiß, wie man das Kind »repariert«. Für ein Arbeitsbündnis mit den Eltern ist es dann entscheidend, ob die Eltern von dem Wunsch »*bitte repariere mein Kind*« ablassen und sich auf eine gemeinsame Arbeit mit dem/der Therapeut:in auf mentaler Ebene einlassen kann. Es findet also eine Bewegung weg von der Frage, »Wie beseitigen wir die Symptome«, hin zu den Fragen »*Wie können wir die Symptome verstehen?*« und »*Wie geht es meinem Kind?*« Wenn Eltern, aus welchen Gründen auch immer, keinen

---

3 Die Ausführungen zur Erfassung der Mentalisierungsfähigkeit von Eltern wurden in wesentlichen Teilen von Dr. Lars O. White erstellt, der ein zertifiziertes Training des Parental Developmental Interviews bei den Autoren dieses Instrumentes durchlaufen hat.

Zugang zu ihrer eigenen mentalen Welt und die ihrer Kinder haben, kann der psychoanalytisch orientierte Behandlungsansatz zu Unverständnis und Enttäuschungen bei ihnen und schlimmstenfalls zum Therapieabbruch führen. Deshalb ist es entscheidend, dass sich Therapeut:innen in der ersten Behandlungsphase ein Bild von der Mentalisierungsfähigkeit der Eltern machen, um gegebenenfalls entsprechend intensiver mit den Eltern zu arbeiten, bevor sie sich der individuellen Therapie des Kindes zuwenden. Da Vernachlässigung auch ein Ausdruck von einer fehlenden Fähigkeit sein kann, die mentale Welt des Kindes und damit auch seine Bedürfnisse zu beachten, treffen wir bei der iKET besonders häufig auf elterliche Mentalisierungsprobleme und haben daher der Diagnostik dieser Fähigkeit sowie dem Umgang mit wenig mentalisierungsfähigen Eltern besondere Aufmerksamkeit gewidmet.

Mentalisierung (vgl. auch Kapitel 3)

Der Begriff hat eine lange psychoanalytische Tradition und auch vielfältige Bezüge zur Kognitionspsychologie. Schon Freud hatte auf die zwei Modi des psychischen Funktionierens hingewiesen, den Primär- und den Sekundärprozess. Während im Primärprozess psychische Energie unmittelbar an befriedigende Handlungen und/oder Vorstellungen gebunden wird, wird diese im Sekundärprozess durch mentale Prozesse vielfältig umgestaltet, was mit einem Aufschub von Triebbefriedigung einhergeht. Unter anderem wurde in der Pariser Psychosomatikschule (de M'Uzan, 1977; Marty & de M'Uzan, 1963) den Möglichkeiten des Individuums, biologische Prozesse, Triebbewegungen und die mit ihnen einhergehenden Konflikte mittels unbewusster mentaler Prozesse (um)zugestalten, eine große Bedeutung für die Symptombildung (Verhaltenssymptome, somatische Symptome versus neurotische Symptome) zu gesprochen. Bion beschrieb in seiner »Theorie des Denkens« die Umwandlung »roher« primärprozesshafter sensorischer Erlebensformen des Babys (»Beta-Elemente«) durch die träumerische Gelöstheit (»Reverie«) der Mutter in »verdaute« unbewusste und bewusste Gedanken (Bion, 1962a). In der Kognitionspsychologie wird die »Theory of Mind« als ein sich im Kind entwickelndes kognitives System verstanden, das es erlaubt, sich selbst und anderen mentale Zustände und Erlebensweisen zuzuschreiben, was zur Grundlage der sozialen Interaktion wird (Stangl, 2021).

Fonagy et al. (2004) haben diese vielfältige psychoanalytische Tradition aufgegriffen und mit kognitionspsychologischen Ansätzen zusammengeführt, um den Begriff der Mentalisierung so zu operationalisieren, dass er der Erfassung mittels Methoden der empirischen psychologischen Forschung zugänglich wird. Nach ihrer Definition bezeichnet Mentalisierungsfähigkeit die Kompetenz, das eigene und das Verhalten anderer im Sinne mentaler Zustände zu verstehen. Diese Kompetenz wird als Bestandteil der psychischen Gesundheit im Allgemeinen angesehen und eröffnet im Speziellen die Fähigkeit zu einer »ausreichend guten« Elternfunktion. Erst das Verständnis des Verhaltens des Kindes als Ausdruck von inneren Zuständen erlaubt es einem Elternteil oder einer Bezugsperson, entwicklungsgerecht auf die breite Palette von Ausdrucksweisen kleiner Kinder einzugehen. Eine gelungene mentalisierende Haltung der Eltern vermittelt dem Kind im Zuge sich wiederholender Interaktionen ein Gefühl, dass die eigenen inneren Gedanken und Affekte wahrgenommen und für bedeutsam erklärt werden, aber eben als mentale Zustände und nicht als unmittelbar reale Fakten. Wacht beispielsweise ein dreijähriges Kind nachts mit der Angst vor Gespenstern auf, so können mentalisierende Eltern diese Angst ernst nehmen, sich in das Erleben des Kindes einfühlen und es deshalb auch beruhigen, ohne die Anwesenheit von Gespenstern als eine reale Tatsache anzuerkennen. Die Affekte des Kindes werden vom Elternteil zwar wahrgenommen, jedoch werden diese als innere Zustände und nicht als Abbild der äußeren Realität verstanden. Kinder werden so von der Angst entlastet, dass ihre Phantasien (z.B. Tötungsphantasien gegenüber einem kleineren Geschwisterkind) unmittelbar zur Realität werden. Und dennoch fühlt es sich mit seinen Ängsten ernst genommen.

Ziel des ersten Gesprächs mit den Eltern oder anderen wichtigen Bezugspersonen (z.B. Pflegeeltern, WG-Erzieher:innen etc.) ist es, deren »Reflektive Funktion« zu erfassen, welche einen Hinweis auf die Mentalisierungsfähigkeit gibt. Hierzu werden die Eltern im Elterngespräche gebeten, positive und negative Erlebnisse mit ihrem Kind darzustellen. In Bezug auf diese Schilderungen werden sie dann gefragt, welche Formen von emotionaler Belastung sie bei ihrem Kind vermuten, wie sie sich selbst fühlen und welche Gründe sie für das Verhalten ihres Kindes annehmen. *»Haben Sie sich in der letzten Zeit einmal verärgert über ihr Kind oder schuldig wegen Ihres eigenen*

Verhaltens gefühlt? Welchen Einfluss haben Ihrer Meinung nach Ihre Gefühle auf das Befinden und Verhalten Ihres Kindes? Wie gehen Sie mit positiven und mit negativen Gefühlen in Bezug auf Ihr Kind um? Was bewirkt das bei Ihrem Kind? Was meinen Sie, welche Auswirkung ihre Beziehung auf das Verhalten Ihres Kindes hat? Was denken Sie: Gab es Situationen, in denen sich Ihr Kind jemals abgelehnt gefühlt haben könnte? Und in welchen Momenten fühlt es sich von Ihnen geliebt? Denken Sie, dass Ihre eigenen Erfahrungen als Kind mit Ihren Eltern ihre Elternschaft beeinflussen? Falls ja, auf welche Weise?« (Die Fragen sind angelehnt an das Parent Development Interviews/PDI; (Slade et al., 2005); Slade et al., 1999; Sleed et al., 2020).

Der/die Therapeut:in stellt fest, ob die Eltern bei der Beantwortung der Fragen Bezug auf mentale Zustände nehmen oder nicht. Als mentale Zustände werden beispielsweise Wünsche, Überzeugungen, Absichten, Gefühle, Hoffnungen und Vorwände bezeichnet, nicht jedoch Aspekte der Persönlichkeit, psychische Störungen/Diagnosen oder Verallgemeinerungen (z. B. »*Wie alle Mütter will ich das Beste für mein Kind*«).

Kriterien zur Beurteilung der reflektiven Funktion von Eltern (angelehnt an: Slade et al., 2005)

Bewusstsein über die Eigenschaften mentaler Zustände – Fähigkeit, die Charakteristika von mentalen Zuständen bei sich selbst und anderen zu erkennen. So können mentale Zustände des Kindes niemals direkt »gesehen« werden, sondern sie müssen unterstellt werden, d. h., es handelt sich immer um Annahmen oder Mutmaßungen, die als solche auch sprachlich gekennzeichnet werden sollten (»Ich vermute, sie/er hat Angst, wenn sie/er sich so verhält«; »ich könnte mir vorstellen, dass mein Kind von mir enttäuscht war« etc.;

Explizite Bemühung, aus dem Verhalten des Kindes zugrunde liegende mentale Zustände herauszuarbeiten – Fähigkeit, plausible Annahmen über den Zusammenhang von Verhalten und mentalen Zuständen darzustellen (»Ich glaube, sie/er will seine Angst innerlich bekämpfen, wenn sie/er sich so verhält.« »Vermutlich habe ich so herumgeschrien, weil ich mich zurückgewiesen gefühlt habe«.

Erkennen der (entwicklungsbedingten) Veränderungen von mentalen Zuständen über die Zeit – Fähigkeit zu erkennen, dass die mentalen Zustände des Kindes von Erfahrungen beeinflusst werden und sich somit verändern können (»Wenn ich mir mehr Zeit für mein Kind nehme, wird es innerlich sicherer und ausgeglichener«; »da muss ich an die Drohungen meines Vaters früher denken und ich werde ganz ängstlich.«)

Mentale Zustände in Bezug auf den/die Interviewer:in – Fähigkeit, die Perspektive bzw. mentalen Zustände des/der Interviewer:in zu beachten und zu erkennen (»Es ist sicher schwer für Sie, meinen wirren Erzählungen zu folgen.« »Es ist sicher nicht einfach für Sie, mir bei diesen Schilderungen zuzuhören«).

Zur Einschätzung der Mentalisierungsfähigkeit der Eltern oder anderer wichtiger Bezugspersonen des Kindes wird das Elterngespräch (in Anlehnung an die Vorgaben des PDIs) bezüglich der sichtbar werdenden reflektiven Funktion ausgewertet. Hilfreich ist dabei, wenn der standardisierte Teil des Gesprächs, in welchem das PDI durchgeführt wurde, auf Tonband oder per Video aufgenommen wird, so dass der/die Therapeut:in sich die Antworten der Eltern noch einmal in Ruhe anhören kann.

Die reflektive Funktion wird bewertet als:

1. »**negativ oder eingeschränkt**«, wenn die Antworten auf die Fragen antireflexiv (feindselig, aktives Ausweichen der Frage, nonverbale Antworten), bizarr, unangemessen oder nicht angemessen elaboriert sind, es zu passivem Ausweichen kommt oder die Antworten verleugnend oder verzerrt sind. Werden Begrifflichkeiten genutzt, die mentale Zustände beschreiben, so bleiben diese klischeehaft, oberflächlich oder banal und es fehlt an Material, das die in den Antworten geäußerten Annahmen unterstützt. Die Beschreibungen der Eltern werden nicht in Beispiele eingebettet. Auch theoretisierende Antworten fallen in diese Kategorie. Diese zeichnen sich meist durch exzessive Länge und scheinbare Tiefe und Detailreichtum aus, können jedoch nicht überzeugen oder sind irrelevant und meist schwer nachvollziehbar.
2. »**gewöhnlich**«, wenn in den Antworten spezifische mentale Zustände beschrieben werden, welche relevant für die Eltern-Kind-Beziehung bzw. die geschilderten Beziehungsepisoden sind und

sich auf einen reflexiven Prozess beziehen. Die Schilderungen sind aber nicht besonders anspruchsvoll oder elaboriert.

3. **»deutlich oder außergewöhnlich«**, wenn die unter 2. »gewöhnlich« geschilderten Kriterien erfüllt sind, die Antworten sich jedoch durch eine überdurchschnittliche komplexe bzw. elaborierte Qualität auszeichnen. Die Interviewpartner setzen sich beispielsweise auch mit belastenden Inhalten oder Affekten auseinander und stellen in Bezug auf die beschriebene Situation kausale Sequenzen dar.

Je stärker ausgeprägt Komplexität, Originalität und Elaboration von Perspektiven in den gegebenen Antworten sind, desto höher ist die reflektive Funktion zu bewerten, was die Einschätzung der Mentalisierungsfähigkeit erlaubt.

Erfassung der elterlichen triadischen Kompetenz

Vernachlässigungen und emotionale Misshandlungen von Kindern ereignen sich besonders häufig in Familien, in welchen es zu Trennungen der elterlichen Partnerschaft bzw. zu einem Familienzerfall gekommen ist. Zuweilen leben die Therapiekinder bereits außerhalb ihrer Herkunftsfamilie in Pflegefamilien oder Wohngruppen. Es ist also damit zu rechnen, dass die Therapien vor dem Hintergrund erheblicher Familienkonflikte, von Ausschlüssen ungeliebter Beziehungspartner:innen und inneren Verzerrungen im elterlichen Blick auf die Kinder stattfinden. Wie sollen Therapeut:innen sich z. B. verhalten, wenn ein Kind keinerlei Kontakt mehr zu seinem Vater hat, dieser aber in der Innenwelt des Kindes eine große Rolle spielt? Und wie gehen wir damit um, wenn eine Mutter beispielsweise ihr Kind zu einem/einer Ersatzpartner:in macht, weil sie sich im Leben selbst so vernachlässigt fühlt. Auch dies sind Konstellationen, in denen wir immer wieder Therapieabbrüche durch die Eltern erleben, weil sie sich innerlich bedroht fühlen, wenn das Kind im Laufe der Therapie sich zumindest innerlich wieder dem ausgeschlossenen Vater zuwendet oder sich von den Projektionen eines oder beider Elternteile abzugrenzen beginnt. Psychisch kranke Eltern, die selbst nicht in suffizienten Behandlungen sind, werden u. U. neidisch auf ihr Kind in Bezug auf die Beziehung zum/zur Therapeut:in. Die Eltern selbst in eine Psychotherapie zu überweisen, gelingt nur selten.

Therapeut:innen sollten sich bereits in den ersten Therapiesitzungen ein Bild von solchen Konstellationen bei den Eltern machen. Hierzu eignet sich die Einschätzung der *triadischen Kompetenz* der Eltern (von Klitzing et al., 1999) . Wir definieren die triadische Kompetenz (= Kompetenz, triadische Beziehungen zu gestalten) im Kontext der Elternschaft als die Fähigkeit von Vätern und Müttern, ihre familialen Beziehungen innerlich und äußerlich ohne Ausschlusstendenzen zu pflegen. Triadisch kompetente Eltern integrieren ihr Kind bereits auf der Ebene der Vorstellungen, aber auch im realen Familienleben in ihre Beziehungswelt, ohne sich selbst oder den Partner aus der Beziehung zum Kind auszuschließen. Die triadische Kompetenz ist eine komplexe psychodynamische Konstellation, die wir sowohl bei Müttern als auch bei Vätern individuell und in der elterlichen Partnerschaft beobachten können. Triadische Kompetenzen bilden einen Teil der psychischen Vorstellungswelt der Eltern in Bezug auf ihr Kind ab. Sie haben ihre Wurzeln in vergangenen Beziehungserfahrungen der Eltern (meistens während ihrer eigenen Kindheit) und sie werden durch aktuelle Beziehungserfahrung (meistens in der Familie) immer wieder umgearbeitet. Ausgehend von Gesprächen mit den Eltern, in welchen besonders darauf Wert gelegt wird, die Sichtweise eines jeweiligen Elternteils über die Beziehung des Kindes zum anderen Elternteil bzw. zu anderen wichtigen Bezugspersonen zu erfragen, aber auch anhand der Beobachtungen der Familieninteraktionen können die Therapeut:innen sich ein Bild von den elterlichen triadischen Kompetenzen machen.

Wie bei der Mentalisierungsfähigkeit gilt: Je geringer diese Kompetenz ausgebildet ist, umso mehr sollten Therapeut:innen ihren Behandlungsschwerpunkt (zunächst) in der Arbeit mit den Eltern sehen, um überhaupt erst die Voraussetzungen für eine individuelle Therapie zu schaffen. Eltern, die sich innerlich davon bedroht fühlen, wenn ihr Kind sich vertiefenden Beziehungen zu einem Dritten, also hier dem/der Therapeut:in zuwendet, neigen dazu, diese zu unterbinden, indem sie die Behandlung abbrechen.

Dimensionen der triadischen Kompetenz

Sie werden definiert (von Klitzing, 2002) als:
die Abwesenheit von projektiven Verzerrungen in der elterlichen Partnerschaft und gegenüber dem Kind,
die Flexibilität elterlicher Vorstellungen vom Kind,
die Triangularität dieser Vorstellungen,
die Qualität des Dialoges zwischen den Eltern,
die Kohärenz der elterlichen Erzählungen über die eigene Herkunftsgeschichte.

Eine ***gering ausgeprägte triadische Kompetenz*** liegt vor, wenn Eltern oder andere wichtige Bezugspersonen sehr rigide innere Vorstellungen von ihrem Kind haben, die stark von der Projektion eigener ungeliebter Persönlichkeitsanteile und Emotionen (wie Hass, Gier, Neid etc.) in das Kind oder den anderen Elternteil geprägt sind und wobei in diesem Zusammenhang der/die Betreffende zu einer starken Ausschlusstendenz gegenüber dem anderen Elternteil neigt (z. B. wenn eine Mutter nach dem Zerfall der Partnerschaft um jeden Preis verhindern will, dass das Kind Kontakt auch zum Vater hat).

Eine ***gut ausgeprägte triadische Kompetenz*** liegt vor, wenn Eltern über reichhaltige und flexible Vorstellungen von ihrem Kind verfügen und es ihnen gelingt, auch andere Beziehungspersonen (z. B. den Vater, Großeltern etc.) in ihren Vorstellungen und Handlungen zuzulassen. Eltern mit triadischen Kompetenzen sind, selbst wenn sie getrennt leben, in der Lage, sich in einem guten Dialog untereinander über ihre Vorstellungen und ihren Umgang mit ihrem Kind auszutauschen.

Beispiel: Mutter im Elterngespräch

Eine Mutter berichtete im Elterngespräch, dass sie selbst während ihrer Kindheit stark emotional vernachlässigt wurde und dass sie sich infolgedessen in ihrem Leben immer zu kurz gekommen gefühlt hat. Im Elterngespräch fiel auf, dass sie sich an keinerlei Einzelheiten aus ihrer Kindheit erinnern konnte. Schon nach kurzer Beziehung zum Kindesvater hatte sie sich ein Kind gewünscht, um dem Kind alles geben zu können, was sie selbst in ihrem Leben vermisst hatte. Doch bald nach der Geburt trennte sich das Elternpaar. Ganz entgegen ihrer Erwartungen entwickelte sich ihre Beziehung zu dem Kind schwierig. Auf der einen Seite versuchte sie, dem Kind alle Wünsche unmittelbar zu erfüllen, auf der anderen Seite spürte sie einen kaum zu bewältigenden Hass auf das Kind, weil dieses so ganz anders war, als sie sich das vorgestellt hatte. Die Beziehung des Kindes zum Vater bekämpfte sie. Schon seit Jahren gab es keinen Kontakt mehr. Der/die Therapeut:in bekam den Eindruck, dass die Mutter ihr Kind eher als eine narzisstische Verlängerung ihres verwundeten Selbst besetzte als ein potenziell sich unabhängig entwickelndes Individuum wahrnahm. Die Vorstellung, das Kind könnte sich seinem Vater zuwenden, ängstigte sie so stark, dass ihr jeglicher Kontakt des Kindes zu diesem unvorstellbar erschien. Ihre inneren Vorstellungen von ihrem Kind waren also stark von primitiven Abwehrprozessen geprägt (Spaltung in gute und böse Selbst-/Objektanteile; Projektion eigener Wunsch- und Hassgefühle in das Kind), so dass sie dieses nicht als ein eigenes autonomes Gegenüber ansehen konnte, dass auch eine bedeutsame Beziehung zu einem dritten Objekt (hier dem Vater) haben könnte. In einer solchen von niedriger triadischer Kompetenz geprägten Situation wird es einer Mutter schwerfallen, eine psychotherapeutische Beziehung des Kindes zu einem/einer Therapeut:in zuzulassen. Eine Einzeltherapie des Kindes kann in solchen Situationen dauernd von Abbruchtendenzen bedroht werden. Erst wenn mit der Mutter ausreichend auf die Ängste, die sie mit einem dritten Objekt verbindet, eingegangen wurde und sie nach deren Bearbeitung dem Kind auch innerlich einen Prozess mit einem bedeutungsvollen Dritten zugestehen kann, werden therapeutische Sitzungen mit dem Kind erfolgversprechend sein.

10.2.3 Qualität der Eltern-Kind-Interaktion[4]

Basierend auf der Beobachtung der Eltern-Kind-Interaktion sollte eingeschätzt werden, wie emotional verfügbar Eltern für ihr Kind sind, aber auch wie sehr sich das Kind seinen Eltern emotional zuwendet. Bei Kindern mit Vernachlässigungserfahrungen und Erfahrungen emotionaler Misshandlung ist nicht auszuschließen, dass die Interaktionen mit ihren wichtigsten Bezugspersonen von solchen Verzerrungen oder emotionalen Abweisungen geprägt sind, so dass die emotionale Verfügbarkeit der Bezugspersonen schlicht für eine gesunde Entwicklung nicht ausreicht. Umgekehrt ist es aber auch möglich, dass die Kinder ihrerseits aufgrund der gemachten Erfahrungen ihre Eltern schroff zurückweisen. In solchen Fällen muss für die Therapieplanung erwogen werden, Eltern-Interaktionen in den Behandlungsschwerpunkt mit aufzunehmen.

Für die Beurteilung der Interaktionsqualität dient, wie oben beschrieben, die Beobachtung einer unstrukturierten, freien Spielsituation (mit altersgemäßem Spielzeug) zwischen der elterlichen Bezugsperson und dem Kind, welche vor Behandlungsbeginn oder während der ersten Phase der Behandlung durchgeführt und wenn möglich auf Video aufgezeichnet wird. Vater, Mutter oder andere wichtigen Bezugspersonen (z.B. Pflegeeltern, Wohngruppenbetreuer:innen) werden gebeten, sich jeweils getrennt voneinander für ca. 15 Minuten so mit ihrem Kind zu beschäftigen, wie sie es auch in ihrem Alltag zu Hause tun würden. Basierend auf den Beobachtungen wird eine Einschätzung in Anlehnung an Kriterien der *emotionalen Verfügbarkeit* (emotional availability; Biringen, 2000; Saunders, Kraus, Barone, & Biringen, 2015) vorgenommen. Im Vordergrund steht dabei der affektive Austausch in der dyadischen Interaktion zwischen dem jeweiligen Elternteil/der jeweiligen Bezugsperson und dem Kind, wobei das Verhalten des/der Erwachsenen und das Verhalten des Kindes abhängig voneinander zu sehen sind. Die Einschätzung orientiert sich v.a. an Merkmalen der Feinfühligkeit sowie

4 Die Ausführungen zur Erfassung der emotionalen Verfügbarkeit in der Eltern-Kind-Interaktion wurden in wesentlichen Teilen von Dr. Sarah Bergmann erstellt, die ein zertifiziertes Training der Emotional Availability Scales bei den Autor:innen dieses Instrumentes durchlaufen hat.

der An- oder Abwesenheit von offener oder verdeckter Feindseligkeit des/der Erwachsenen dem Kind gegenüber sowie an der Responsivität des Kindes (Biringen, 2009). Unter Feinfühligkeit wird die Fähigkeit von Eltern verstanden, auf die emotionalen Signale des Kindes angemessen und entwicklungsgerecht einzugehen. In einem wissenschaftlichen Kontext werden die Interaktionsratings anhand der emotional availability scales (Skalen zur Erfassung der emotionalen Verfügbarkeit) entlang validierter und reliabler Kriterien vorgenommen. Hierzu braucht es eine spezifische Schulung. Therapeut:innen, die eine solche Schulung nicht durchlaufen haben, können die Einschätzung entlang ihres in ihrer psychotherapeutischen Ausbildung erworbenen Wissens und ihrer therapeutischen Erfahrungen durchführen. Dies ist legitim, weil die Einschätzungen der Interaktionsqualitäten rein klinisch vorgenommen werden, also den Therapeut:innen als Ausgangspunkt für die Therapieplanung in Einzelfällen und nicht für eine wissenschaftliche Fragestellung bzw. vergleichende Auswertung dienen.

Auswertungskategorien der Einschätzung der emotionalen Verfügbarkeit (emotional availability)

Die Qualität der Interaktion ist als **emotional verfügbar** einzuschätzen, wenn Eltern sich feinfühlig gegenüber den Signalen und der Kommunikation des Kindes zeigen (z.B. können auch subtile kindliche Signale wahrgenommen und entschlüsselt werden, die einem Außenstehenden evtl. nicht klar sind) und sich emotional positiv und angemessen responsiv gegenüber dem Kind verhalten. Der Affekt ist dabei authentisch, gut reguliert und ohne plötzliche oder ausgeprägte Stimmungswechsel. Das Kind und der/die Erwachsene haben Freude an der Interaktion, wobei keine offenen oder verdeckten Zeichen von Feindseligkeit (verbal und nonverbal) oder maximal leichte, flüchtige Zeichen von Langeweile, Frustration, Ungeduld seitens der Eltern gezeigt werden. Das Kind ist generell angemessen responsiv gegenüber dem/der erwachsenen Interaktionspartner:in, zeigt Freude und positive Affekte in der Interaktion. Es erscheint insgesamt zufrieden und glücklich bei guter Emotionsregulation (Kind wirkt weder über- noch unterreguliert) und altersangemessenem Autonomiebestreben.

Die Qualität der Interaktion ist als **kompliziert** einzuschätzen, wenn der/die erwachsene Interaktionspartner:in zwar warm und freundlich ist, der Affekt jedoch nicht authentisch/aufrichtig, sondern eher eintönig, ängstlich oder übertrieben wirkt, oder aber der/die Erwachsene sich nicht angemessen oder sehr wechselhaft feinfühlig gegenüber dem Kind verhält. Verdeckte Zeichen von Feindseligkeit sind möglich, und die Emotionsregulation erscheint nicht optimal. Das Kind ist responsiv, seine Emotionsregulation ist jedoch eher unterreguliert (z. B. leicht gestresst, abhängig, anklammernd, emotional fordernd), oder es ist überresponsiv und zeigt verringerte Autonomie oder Zeichen subtiler Rollenumkehr.

Die Qualität der Interaktion ist als **vermeidend** einzuschätzen, wenn der/die erwachsene Interaktionspartner:in entweder sehr schroff oder affektiv flach bis depressiv wirkt. Auch ein Umgang, der sehr sachlich und geschäftsmäßig erscheint, ist möglich. Es kann zu plötzlichen Stimmungswechseln ohne äußeren Anlass und zu offenen Zeichen von Feindseligkeit kommen. Der/die Erwachsene berücksichtigt die kindlichen Signale nicht. Es zeigt sich in der Interaktion wenig Freude an der Interaktion; dennoch kann es einige wenige positive Erfahrungen für das Kind geben. Das Kind erscheint distanziert, überreguliert im Affekt oder teils mechanisch und zeigt Vermeidung bzw. übermäßiges Autonomiebestreben.

Die Qualität der Interaktion ist als **problematisch** einzuschätzen, wenn der/die erwachsene Interaktionspartner:in sich extrem wenig feinfühlig gegenüber kindlichen Signalen verhält. Es sind stark negative Affekte und/oder passives Desinteresse zu beobachten. Der/die Erwachsene reagiert nur auf äußerst offensichtliche Signale des Kindes, wobei er/sie dem Kind keinen Trost, Freude oder Sicherheit gibt. Es kann zu offen feindseligem/ablehnendem Verhalten seitens dem/der Erwachsenen kommen. Es scheint eine Absicht vorzuliegen, das Kind zu verletzen oder emotional/physisch zu misshandeln. Die Atmosphäre kann spürbar angespannt bzw. konflikthaft sein, Spielthemen können bösartig erscheinen. Das Kind wirkt traumatisiert oder stark emotional dysreguliert bzw. desorganisiert in Verbalisierungen, Aktivitäten und Spiel. Auch deutliche Vermeidung seitens des Kindes ist möglich ebenso wie stark anklammerndes/konfuses Verhalten oder andere auffällige Verhaltensweisen.

10.2.4 Psychische Struktur des Kindes

Wie in Kapitel 7 beschrieben, leiden viele vernachlässigte Kinder unter einem tiefen inneren Gefühl, zu kurz gekommen zu sein. Sie sind praktisch ständig auf Beziehungssuche, gestalten die Beziehungen oft aber auf eine Weise, dass Beziehungspersonen sich von ihnen zurückziehen. In einer Psychotherapie bieten wir Kindern eine zeitlich begrenzte Beziehung an, in deren Rahmen sie Probleme in ihrer Innenwelt mit uns bearbeiten können. Wir dürfen aber nicht der Illusion unterliegen, mit unserem Beziehungsangebot die erlittene Vernachlässigung ausgleichen zu können. Viele Helfer:innen sehen die Not vernachlässigter Kinder und spüren den Impuls, die erlittenen Defizite wiedergutzumachen. Dies ist nicht möglich, denn es handelt sich ja um Defizite, die in einer Entwicklungsphase (meist der frühen Kindheit) entstanden sind, welche sehr elementare Bedürfnisse beinhaltete, die nicht einfach im Nachhinein befriedigt werden können. Aus der Sicht der Helfer sind die Beziehungsbedürfnisse vernachlässigter Kinder oft grenzenlos und unstillbar. Dem Kind eine Psychotherapie anzubieten bedeutet, ihm eine wohl dosierte Beziehung und einen Verzicht auf Wiedergutmachung zuzumuten.

Kann ein Kind ein solch begrenztes psychotherapeutisches Beziehungsangebot nicht nur aushalten, sondern auch für sich nutzen? Bezüglich dieser Frage sollte der/die Psychotherapeut:in in der ersten Einzelsitzung mit dem Kind eine prognostische Einschätzung vornehmen. Hier stellt sich die Frage nach der psychischen Struktur bzw. dem Strukturniveau des Kindes. Unter **psychischer Struktur** wird die Summe aller psychischer Funktionen eines Individuums verstanden, die für die Organisation seines Selbst und seiner Beziehungen zu anderen Menschen (den »Objekten«) zur Verfügung stehen. Sie stellt praktisch das geronnene Substrat aller bisher gemachten Beziehungserfahrungen im Individuum dar, wobei auch angeborene konstitutionelle Eigenschaften des Individuums wie die Triebstärke oder das Temperament eine Rolle spielen. Als wichtige Teilaspekte der psychischen Struktur werden die Selbstwahrnehmung, die Selbststeuerung, die Objektwahrnehmung und die vorherrschenden Abwehrmechanismen unterschieden.

Wir gehen von einem des- oder *gering integrierten Strukturniveau* aus, wenn ein Kind ein sehr wenig differenziertes Bild von sich selbst hat, Affekte und Spannungen unmittelbar impulsiv in Handlungen umsetzt, sich innerlich kaum getrennt von seinen Objekten erlebt und sein Erleben v.a. primitive Abwehrmechanismen (Spaltung, projektive Identifikation etc.) geprägt ist. Ein *gut integriertes Strukturniveau* nehmen wir dagegen an, wenn ein Kind ein entwicklungsgerechtes Bild von sich selbst hat, seine Impulse altersangemessen steuern, gut zwischen sich und seinen Objekten differenzieren kann und sein Erleben eher von reiferen Abwehrmechanismen (z.B. Verdrängung) bestimmt ist. Wird das Strukturniveau als niedrig eingeschätzt, so muss der/die Therapeut:in damit rechnen, dass die Therapiestunden v.a. von impulshaftem Handeln geprägt sein werden und das Kind sich am Stundenanfang nicht von der Mutter oder anderen wichtigen Bezugspersonen sowie am Stundenende von dem/der Therapeut:in trennen kann. Es ist davon auszugehen, dass viele vernachlässigte Kinder sich in der therapeutischen Beziehung v.a. Bedürfnisbefriedigungen wünschen und nur wenig bereit oder in der Lage sind, über sich oder die Beziehungen nachzudenken und zu reden. Auch das Spielverhalten ist davon geprägt. Es ist oft vornehmlich sensomotorisch (obwohl das Kind ab dem Alter von 4 Jahren eigentlich im Als-ob-Modus spielen kann), und es gibt nur wenig Bewegung hin zu einem gemeinsamen Spiel sowie einer Verständigung. Je höher das Strukturniveau ist, desto mehr wird sich das Kind darauf einlassen, die gemeinsame Beziehung und das Spiel für ein Verständnis seiner eigenen Probleme und Entwicklungsmöglichkeiten zu nutzen. Dann wird es dem Kind auch leichter fallen, Trennungen zu ertragen, Deutungen zuzuhören und sich auf die Begrenztheit der zeitlichen Perspektive in der Therapie einzulassen.

Die Fähigkeit zu spielen ist ein guter Indikator für das Strukturniveau des Kindes. Innerhalb der ersten Sitzung mit dem Kind (Sitzung 2) muss sich der/die Therapeut:in ein Bild davon machen, ob und inwieweit das Kind in der Lage ist, sich gemeinsam ihm/ihr auf mentale Prozesse zu fokussieren und unbewusste Konflikte symbolisch zum Ausdruck zu bringen. Ein gutes Strukturniveau deutet darauf hin, dass ein Kind seine inneren Konflikte und Probleme mithilfe von Worten, Bildern oder Spielinhalten ausdrücken kann und nicht primär durch impulsives Handeln. Zur Einschätzung des kindlichen Strukturniveaus kann die Operationalisierte Psychodynamische Diagnostik im Kindes- und Jugendalter (Arbeitskreis OPD-KJ-2, 2013) als Hilfsmittel herangezogen werde. Hierbei handelt es sich um ein psychoanalytisch orientiertes, multiaxiales Diagnosesystem. Insbesondere die Strukturachse dieses Manuals bietet mittels vieler Ankerbeispiele für verschiedene Altersstufen sehr praktische Hinweise zur Einschätzung des Strukturniveaus von Kindern. Auf die genauere Einschätzung der strukturellen Gegebenheiten bei einem Kind entlang der OPD-KJ-2 und die daraus abgeleiteten Schlussfolgerungen für die therapeutische Technik wir noch in Abschnitt 10.3.4 weiter unten eingegangen. Sollte eine Sitzung mit dem Kind zur Einschätzung nicht ausreichen, weil es sich beispielsweise in der ersten Sitzung noch gar nicht von seiner primären Bezugsperson trennen konnte, kann auch eine zweite Sitzung individuell durchgeführt werden.

10.2.5 Von den erhobenen Befunden zum Behandlungsschwerpunkt

Ausgehend von den in den ersten Sitzungen erhobenen Befunden, wird in Zusammenarbeit mit Eltern und Kind der Behandlungsschwerpunkt nach dem in Abbildung 2 dargestellten Schema festgelegt. Der Behandlungsschwerpunkt gilt zunächst bis zur zwölften Sitzung. Danach sollte der/die Therapeut:in zusammen mit Eltern und Kind den Behandlungsschwerpunkt kritisch überprüfen. Aus dieser Überprüfung soll abgeleitet werden, ob in den folgenden Sitzungen bis zum Abschluss der Behandlung an der im Vordergrund stehenden Interventionsebene (und damit auch an dem Setting) festgehalten werden soll oder ob Änderungen vorgenommen werden.

Schwerpunkt Arbeit mit Eltern (»Elternschwerpunkt«)

Wird die Mentalisierungsfähigkeit der wichtigsten Bezugspersonen auf der Basis des Elterninterviews als negativ bzw. sehr eingeschränkt eingeschätzt und finden sich bei ihnen sehr niedrige triadische Kompetenzen, so schlagen wir den Eltern vor, zunächst eine Reihe von Elternsitzungen durchzuführen, um an dieser Problematik zu arbeiten. Insbesondere wenn Eltern in verzerrender Weise eigene abgewehrte Anteile bzw. negative Sichtweisen auf andere Beziehungspartner in das Kind projizieren, ist eine Arbeit mit den erwachsenen Bezugspersonen unbedingt der individuellen Arbeit mit dem Kind voranzustellen, weil ansonsten die Psychotherapie andauernd von der elterlichen Einflussnahme und/oder von Abbruch bedroht wird.

Beispiele: Haltung einer Mutter und eines Vaters

Eine Mutter ist überzeugt davon, dass die Symptome ihres Kindes letztlich einen Angriff auf sie selbst darstellen, d. h., das Kind wird primär als Angreifer:in erlebt. Grund hierfür könnte sein, dass sie ihre eigenen Neidgefühle in das Kind projiziert und sich dann von diesen projizierten Elementen angegriffen fühlt. Im Kind sieht sie also weniger ein sich nach und nach unabhängig entwickelndes Individuum, sondern vielmehr einen eigenen, wenn auch tief abgewehrten Persönlichkeitsanteil. Wenn nun das Kind in der Psychotherapie die Zuwendung des/der Therapeut:in erfährt, der/die zudem das Kind ermutigt und unabhängige Entwicklungspotenziale mobilisiert, wird sich die Mutter wahrscheinlich durch das in ihren Augen verbündete therapeutische Paar so sehr angegriffen fühlen, dass sie gar nicht anders kann, als das Kind an der therapeutischen Arbeit zu hindern bzw. die Therapie abzubrechen.

Ein Vater hat aufgrund der Vernachlässigung der getrennt lebenden Mutter das Aufenthaltsbestimmungsrecht für sich erstritten und betreut zusammen mit seiner neuen Partnerin nun das Kind. Das Kind fühlt sich unsicher und vermisst trotz aller vorangegangenen Schwierigkeiten seine Mutter. Da der Vater sich aber von dieser, weil sie ihn verlassen hatte, so gekränkt fühlt, tut er alles, um einen weiteren Kontakt zwischen Mutter und Kind zu verhindern. Er verteufelt sie und sieht in ihr nur das Schlechte. Auch ist er der Meinung, dass alle Schwierigkeiten und Symptome des

Kindes allein auf die Mutter zurückzuführen sind. Eigene Anteile an den Familienproblemen kann er ebenso wenig anerkennen wie die guten Seiten der Mutter. Nun würde es ja in einer individuellen Psychotherapie des Kindes u.a. auch darum gehen, dem Kind bei seiner Trauer um die Mutter und auch bei der innerlichen Bewahrung positiver Anteile der Beziehung zur Mutter zu helfen. Die Gefahr besteht, dass der Vater ein solches Vorgehen kaum ertragen, er sich ausgeschlossen fühlen und somit die Therapie zum Abbruch bringen könnte.

In solchen Konstellationen ist zumindest in der ersten Behandlungsphase der Schwerpunkt auf die interpersonale Ebene und auf die Vorbereitung der Eltern bzw. anderer wichtiger Bezugspersonen zu legen, um – sofern die vorbereitende Elternarbeit gut läuft – in einer zweiten Phase dann doch noch individuell mit dem Kind arbeiten zu können. Wir gehen deshalb folgendermaßen vor: Wird die Mentalisierungsfähigkeit der Eltern als erheblich negativ bzw. eingeschränkt und/oder die triadische Kompetenz als niedrig eingeschätzt, werden in der ersten Behandlungsphase (Stunde 4+n bis 12) vorwiegend Elterngespräche durchgeführt, um den Eltern Bearbeitungsmöglichkeiten zu eröffnen und eine Flexibilisierung ihrer Vorstellungen zu erzielen. Ein solches Vorgehen ist besonders angezeigt, wenn die Vorstellungswelt der Eltern von starken und rigiden Verzerrungen geprägt ist. Wurde darüber hinaus die emotionale Verfügbarkeit der wichtigsten Bezugsperson(en) als sehr kompliziert bzw. problematisch vermeidend eingeschätzt, ist zu erwägen, bei den Elternsitzungen auch interaktionsleitende Therapietechniken unter Verwendung von Videoaufnahmen und deren Besprechung mit den Eltern anzuwenden. Bei einem solchen Vorgehen wird ein Schwerpunkt darauf gelegt, den Eltern durch das Betrachten und Besprechen von Videosequenzen von ihren Interaktionen mit ihrem Kind zu einer verbesserten reflektierenden Haltung zu verhelfen. Erst wenn eine ausreichende Flexibilisierung der elterlichen Vorstellungen stattgefunden hat, können die Eltern das Kind als ein eigenes Wesen anerkennen, das nicht einfach nur den eigenen rigiden Vorstellungen unterliegt. Sind dabei nach zwölf Sitzungen noch keine ausreichenden Fortschritte erzielt, so kann auch für die Dauer der gesamten Behandlung primär mit den Eltern gearbeitet werden.

Mit Absicht haben wir bei der differentiellen Indikationsstellung eine gewisse Unschärfe zugelassen. Sind z. B. die beobachteten Interaktionen problematisch, aber nicht kompliziert/vermeidend, und werden die Mentalisierungsfähigkeit sowie triadische Kompetenz im mittleren Bereich eingeschätzt, so besteht ein gewisser Spielraum bei der Schwerpunktwahl. Manchmal führen wir dann in unseren Fokuskonferenzen ausgiebige Diskussionen, bis es zu einer Entscheidung kommt. Wichtig ist, dass die Entscheidung für einen Behandlungsschwerpunkt in kooperativer Zusammenarbeit mit Eltern und Kind getroffen wird. Eltern sind manchmal erleichtert, wenn sie das Angebot erhalten, zunächst intensiv über ihre Sichtweisen und Probleme sprechen zu können.

Nicht selten taucht die Idee auf, die Eltern in eine eigene Psychotherapie zu überweisen. Dies ist sicher eine Möglichkeit, die aber nur selten von den Eltern umgesetzt wird. Eine eigene Psychotherapie wichtiger Bezugspersonen des Kindes entbindet uns aber nicht von einer intensiven Elternarbeit, weil in der Erwachsenentherapie ja nicht unbedingt das Elternsein im Vordergrund steht. Auch gelingt es selten, eine Elterntherapie ausreichend mit einer Kindertherapie zu vernetzen. Entschließt man sich für einen Elternschwerpunkt, können im therapeutischen Verlauf immer wieder Hinweise darauf gegeben werden, dass manch persönliche Probleme der Eltern Gegenstand einer eigenen Behandlung sein könnten.

Kinder sind manchmal traurig, wenn Therapeut:innen ihnen vorschlagen, dass sie besser erst einmal mit den Eltern sprechen. Aber manchmal sind sie auch erleichtert, dass sich jemand der Probleme der Eltern annimmt. Meist schlagen wir dann vor, von Zeit zu Zeit sich mit dem Kind zu treffen, um es über den Fortgang der Arbeit zu informieren, im Sinne einer begleitenden Arbeit mit dem Kind im Rahmen eines auf die Eltern ausgerichteten Behandlungsschwerpunktes.

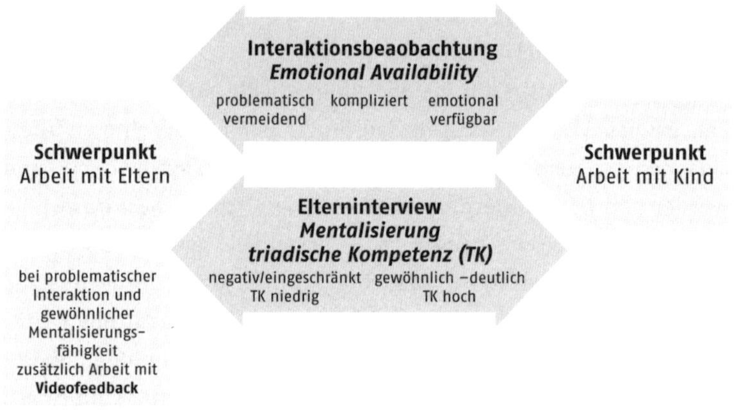

Abbildung 2-2: iKET-Wahl des Behandlungsschwerpunktes

Schwerpunkt Arbeit mit dem Kind (»Kindschwerpunkt«)

Stellt sich die Mentalisierungsfähigkeit der Eltern als deutlich bis gewöhnlich vorhanden und nicht als zu rigide verzerrend dar, verfügen die wichtigsten Bezugspersonen über eine ausreichende triadische Kompetenz, und wird die Eltern-Kind-Interaktion als ausreichend gut (d.h. gute oder mindestens komplizierte emotionale Verfügbarkeit) eingeschätzt, wird die Behandlung im klassischen Setting der Psychoanalytischen Kurzzeittherapie für Kinder vorgenommen, wie wir sie in Göttken und von Klitzing (2015) beschrieben haben. Dann können wir auf der intrapsychischen Ebene und vorwiegend in Einzelsitzungen mit dem Kind arbeiten. Bei einem Vorgehen mit diesem Schwerpunkt wird jede fünfte Sitzung als begleitende Elternsitzung durchgeführt, um die Eltern über den Fortgang der Therapie zu informieren und mit ihnen wichtige Erziehungsfragen zu besprechen. Solche begleitenden Elternsitzungen dienen dazu, die Eltern beteiligt zu halten, ihnen einen Raum für ihre Sorgen zu geben und Informationen über den Alltag des Kindes zu erhalten. Dabei sollte versucht werden, die Eltern zu motivieren, sich für den mentalen und emotionalen Hintergrund der Symptome und Schwierigkeiten des Kindes zu interessieren. Zur Erarbeitung einer wirksamen Interventions- und Deutungsstrategie für die individuellen Sitzungen mit dem Kind ist eine Einschätzung des Strukturniveaus des Kindes eine wichtige Voraussetzung. Je mehr das

Kind seine inneren Konflikte und Sorgen auf der Ebene der Interaktion durch Handeln ausdrückt, je impulsiver es ist und je weniger es spielen kann, umso mehr sollten bei der Arbeit mit dem Kind mentalisierungsfördernde Techniken angewendet werden, wie beispielsweise das Benennen von Affekten und Zuschreiben von mentalen Zuständen in der Spielsituation. Je mehr sich dagegen die Fähigkeit des Kindes zeigt, Spielfiguren mentale Zustände und Intentionen zuzuschreiben und mit diesen verbundene Konflikte zu identifizieren, umso mehr wird es dem/der Therapeut:in möglich sein, anhand des Materials des Kindes sowie anhand der sich entwickelnden Übertragungs- und Gegenübertragungskonstellationen innere Konflikte des Kindes auszumachen, einen Fokus auf den vorrangigen Konflikt zu legen und diese zu deuten und durchzuarbeiten.

Schwierigkeiten und Risiken in Bezug auf die Wahl des Behandlungsschwerpunktes

Die Kriterien zur Schwerpunktsetzung sollten als Orientierung hinzugezogen und nicht als starres Regelwerk verstanden werden. Im Prozess der Schwerpunktwahl sollte auch Raum für klinische Kriterien gelassen werden. So ist es beispielsweise möglich, zunächst einen Elternschwerpunkt zu wählen, um das Kind auch zu entlasten. Da nach der Hälfte der Behandlungsstunden eine Evaluation des Schwerpunktes empfohlen wird, kann an dieser Stelle auch über die Vor- und Nachteile der bisherigen Wahl reflektiert und der Schwerpunkt angepasst werden.

Besonders in Bezug auf vernachlässigte Kinder ist die Einschätzung des/der Therapeut:in am besten im Rahmen einer Gruppensupervision bzw. Fokalkonferenz zu beleuchten. Beispielsweise birgt das Aufkommen von »Rettungsphantasien« in dem/der Therapeut:in die Gefahr von Fehleinschätzungen und falscher Wahl der Interventionsebene.

Fallbeispiel: Desinteressierte Eltern

Die Eltern eines vernachlässigten Kindes kündigten an, nur wenig Zeit für therapeutische Sitzungen zu haben, und wirkten desinteressiert am Kind. Das Kind dagegen kam voller Freude in die erste Stunde, suchte sofort die Nähe zur Therapeutin und bewunderte das tolle Spielzeug im Therapiezimmer. Die Therapeutin fühlte sich bezüglich der Eltern resigniert und voller Ärger auf die Eltern, hatte aber das Gefühl, dass man mit dem Kind arbeiten kann.

Die Gefahr in solchen Situationen besteht darin, dass vorzeitig Einzelsitzungen mit dem Kind vorgeschlagen und die Zusammenkünfte mit den Eltern eher pflichtbewusst in geringer Frequenz durchführt werden. Solche Spaltungs-Konstellationen führen meist zum Therapieabbruch, da die Eltern sich abgewertet fühlen und die »gute« Beziehung des Kindes zur Therapeutin nicht ertragen. Auch das Kind wird bald das Interesse verlieren, weil die Wünsche gegenüber der »guten Ersatzmutter« unersättlich werden und Enttäuschungen vorprogrammiert sind. Stattdessen sollte die Therapeutin sich in solch einer Konstellation primär sorgsam den Eltern zuwenden, um deren (innere und äußere) Gründe für das Desinteresse am Kind zu verstehen. Erst wenn die Eltern sich auch bei der Therapeutin aufgehoben fühlen, werden sie dem Kind den therapeutischen Raum zugestehen.

Behandlungssetting

Psychotherapeut:innen sind gewohnt, Therapien in ihren persönlich eingerichteten Behandlungsräumen in ihrer Praxis, einer Klinik oder einer Ambulanz vorzunehmen. Viele Familien, mit denen wir im Zusammenhang mit vernachlässigenden Dynamiken zu tun haben, haben aber Mühe, zuverlässig, pünktlich und regelmäßig zu den vereinbarten Terminen dorthin zu kommen. In solchen Situationen muss erwogen werden, die Therapiesitzungen bei den Familien zu Hause, in der Kinderarztpraxis oder in Räumlichkeiten des Jugendamtes durchzuführen. Während der SarsCov2-Pandemie wurden vielfältige Möglichkeiten von Video-online-Sprechstunden entwickelt, die sich in Ausnahmefällen für Elterngespräche eignen, wenn die Gespräche in Präsenz nicht realisierbar sind. All diese Möglichkeiten sind nicht optimal und erfordern hohe Flexibilität aufseiten der Therapeut:innen. Aber grundsätzlich gilt: Es ist besser, Behand-

Tabelle 2: Wahl des Behandlungsorts in Abhängigkeit von Therapiemotivation und psychischen bzw. sozialen Ressourcen

Behandlungsort	Therapiemotivation der Eltern	Psychische und soziale Ressourcen der Eltern
Klinik- bzw. Praxisräume	Die Eltern sind sehr besorgt um das Wohlergehen des Kindes und/oder weisen eigenen starken Leidensdruck auf. Sie sind compliant in Bezug auf die Durchführung einer Behandlung.	Die Eltern sind strukturiert genug und fähig, regelmäßige Termine in der Klinik/Praxis wahrzunehmen. Die Betreuung möglicher weiterer Geschwister zu Hause während der Therapiestunden ist durch andere Bezugspersonen/externe Betreuung gegeben.
Räumlichkeiten des Jugendamts, der Schule, des Kindergarten o. a.	Die Eltern zeigen eine geringe Motivation für die Behandlung (und werden womöglich durch das Jugendamt »geschickt«). Sie sind nur wenig compliant in Bezug auf eine Behandlung.	Eigene psychische Probleme der Eltern (geringes Strukturniveau, geringe Mentalisierungsfähigkeit, psych. Erkrankungen, Persönlichkeitsprobleme, Armut etc.) beeinträchtigen die Fähigkeit, regelmäßige Termine in der Klinik/Praxis wahrzunehmen. Die Wohnverhältnisse erlauben keine Behandlung zu Hause (z. B. Beengtheit, Unsicherheit).
zu Hause	Die Eltern zeigen eine gewisse Motivation für die Behandlung (und werden womöglich durch externe Institutionen geschickt). Die Compliance leidet unter eine Reihe von Schwierigkeiten, wie z. B. weite Fahrtwege, Organisationsprobleme, Ängste das Haus zu verlassen etc. Die Familie muss daher zu Hause aufgesucht werden.	Eigene psychische Probleme der Eltern (geringes Strukturniveau, geringe Mentalisierungsfähigkeit, psych. Erkrankungen, Persönlichkeitsprobleme) beeinträchtigen die Möglichkeit, regelmäßige Termine in der Klinik/Praxi wahrzunehmen und/oder eine externe Betreuung möglicher Geschwisterkinder während der Therapiestunden ist nicht möglich. Die Wohnverhältnisse erlauben Behandlung zu Hause.

lungen unter solchen angepassten Settingbedingungen durchzuführen als gar keine Behandlung. Ähnlich wie bei der Eltern-Kleinkind-Therapie in Misshandlungsfamilien (Lieberman & van Horn, 2005) gilt: Die Psychotherapie ist dort durchzuführen, wo Eltern und Kind hinkommen. Kommt eine Familie nicht zum/zur Therapeut:in, muss diese/dieser eben zur Familie gehen.

Bei der Wahl des Behandlungsortes sollten also innere und äußere Voraussetzungen der Familie berücksichtigt werden. Das Vorgehen hierbei ist in Tabelle 2 dargestellt. Die verschiedenen Orte sind sowohl mit Vor- als auch mit Nachteilen für die Behandlung assoziiert, die in der Tabelle gegenübergestellt werden. Eine wichtige Voraussetzung für die Durchführung therapeutischer Sitzungen im Rahmen von Hausbesuchen ist, dass dort die Sicherheit des/der Therapeut:in jederzeit gewährleistet wird.

Tabelle 3: Vorteile und Nachteile bzw. Herausforderungen bei der Behandlung in Abhängigkeit vom Behandlungsort

Behandlungsort	Vorteile	Nachteile/Herausforderungen
Klinik-/Praxisräume, Räumlichkeiten des Jugendamts o. a.	Ablauf der Therapiestunde planbarer/vorhersehbarer, sicherer haltender Rahmen (Probleme können dort ausgelebt und bessere Lösungs- bzw. Handlungsstrategien erprobt werden)	Akute Stressoren, die das alltägliche Leben der Familie beeinträchtigen, werden u. U. nicht oder erst später bemerkt
zu Hause	Kann seitens des:der Therapeut:in ein Signal an Familie sein, dass er:sie bereit ist, die familialen Umstände und das Lebensumfeld der Familie kennenzulernen, zu verstehen und zu würdigen. Therapeut:innen können sich ein gutes Bild von der Situation zu Hause machen.	Ablauf der Therapiestunde weniger planbar/ vorhersehbar, äußere Umstände könnten Konzentration auf Behandlungsziele stören, mögliche Rollenkonfusion des:der Therapeut:in (professionelle Rolle als Therapeut:in vs. Rolle als Gast im Haus der Familie).

10.3 Therapeutisches Vorgehen

10.3.1 Vorgehen beim Behandlungsschwerpunkt Arbeit mit den Eltern

Wurde für die erste Therapiephase (Sitzungen 4 + n bis 12) festgelegt, vorwiegend auf Elternebene zu arbeiten, sollte dem Kind in einer eigenen Sitzung der Grund hierfür in kindgerechter Sprache erklärt werden.

Fallbeispiel: Kindgerechte Erklärung

Therapeut: »Du hast ja mitbekommen, dass deine Mami manchmal ganz liebevoll mit dir ist und dann plötzlich wieder so wütend. Außerdem sind sich Mami und Papi gar nicht einig, wie sie dich behandeln. Das macht dir sicher Sorgen. Ich möchte erst einmal eine Zeit lang mit Mami und Papi diese Dinge besprechen und klären. Ich hoffe, du wirst merken, dass es deinen Eltern mit der Zeit besser gehen wird, und das könnte dich auch erleichtern. In ein paar Wochen werde ich dich dann wieder zu mir einladen und dann können wir miteinander sehen, wie es weitergeht.«

Zunächst sollte mit den Eltern und/oder anderen wichtigen Bezugspersonen in Gesprächen ihre Sichtweise und ihr inneres Erleben erkundet werden. Insbesondere wenn starke projektive Verzerrungen und Spaltungen vorliegen, sollten diese oft extremen inneren Sichtweisen benannt werden. Häufig ist es sinnvoll, auch die anamnestischen Hintergründe der jetzigen Haltung zu besprechen. Häufiger einleitender Satz: »*Ich möchte Sie bitten, einmal zu erzählen, wie es bei Ihnen war, als Sie so alt waren, wie Ihr Kind heute ist.*« Wenn die Erzählungen karg sind oder gar Erinnerungen fehlen, liegt nahe, dass selbst erlebte Kindheitstraumata für diese Erinnerungslücken verantwortlich sind. Auch das ist offen mit den Eltern anzusprechen. Gerade wenn man als Therapeut:in auch das Leiden der Eltern in ihrer eigenen Kindheitsgeschichte wahrnimmt, fällt es einem leichter, Empathie mit möglicherweise vernachlässigenden Müttern, Vätern oder anderen wichtigen Bezugspersonen zu entwickeln. Eine solche Empathie und auch partielle Identifikation sind eine gute

Voraussetzung dafür, mit den Eltern in ein Arbeitsbündnis zu kommen, welches wiederum unbedingte Voraussetzung für eine erfolgreiche Therapie des Kindes ist. Typische Sätze: »*Nachdem Sie mir Ihre eigene Geschichte erzählt haben, wird es für mich nachvollziehbar, wie schwierig es für Sie ist, jetzt als Mutter mit einem so bedürftigen Kind umzugehen, und wie sehr Sie das Gefühl haben, keine gute Mutter zu sein, ein Gefühl, unter dem Sie sehr leiden*«.

Ziel der Gespräche ist, die widersprüchlichen Gefühle und Haltungen der Eltern besser integrieren zu helfen, bei Konflikten zwischen den Eltern auf eine lösungsorientierte, einheitlichere Haltung hinzuwirken und so den inneren Raum für das Kind zu vergrößern. Es geht darum, den Eltern akzeptieren zu helfen, dass das Kind sich in einem einzeltherapeutischen Prozess seinen eigenen Entwicklungsmöglichkeiten zuwendet. Sollte diese Voraussetzung bis zur Stunde 12 nicht ausreichend geschaffen werden können, muss notfalls auch in der zweiten Therapiephase (13 bis 25) auf Elternebene bei nur gelegentlichen Einzelsitzungen mit dem Kind weitergearbeitet werden. Diese Verteilung kann je nach Einschätzung des/der Therapeut:in flexibel gehandhabt werden. Auch können videogestützte Eltern-Kind-Interaktionssitzungen (»Interactional Guidance«) durchgeführt werden, wenn das Vertrauensverhältnis zwischen Eltern und Therapeut:in das zulässt und die Eltern diesem Vorgehen zustimmen.

Ziele und Inhalte der Elterngespräche

Ziele der Arbeit mit den Bezugspersonen (Mutter, Vater, beide Eltern zusammen, anderen primären Beziehungspersonen wie Pflegeeltern etc.) sind:

1. Auf die emotionale Situation und Belastung des Kindes aufmerksam machen

Oftmals klagen die Bezugspersonen des Kindes v.a. allem über schwierige Verhaltensweisen wie oppositionelles Verhalten, Aggression, Hyperaktivität etc. Symptome, die im Bezug zum emotionalen Erleben des Kindes stehen, wie Angst und depressive Verstimmung, werden in solchen Fällen übersehen. Der Ansatz der iKET richtet sich auf die emotionale Verstimmung und das Leiden des Kindes. Um mit den Eltern in ein Arbeitsbündnis zu kommen, ist es wichtig, dass sie bezüglich dieser emotionalen Symptome aufmerksamer werden. Wenn Eltern merken und sich Sorgen machen, dass ihr Kind in letzter Zeit vermehrt verstimmt ist oder übermäßig unter Ängsten vor Trennung, sozialen Begegnungen oder phobischer Art leidet, sind sie in diesem Erkennen zu bestärken. Sie werden gelobt und darin unterstützt, dass sie so aufmerksam gegenüber den Gefühlsäußerungen ihres Kindes sind.

2. Neugierde auf die Bedeutung der Symptome im familialen Beziehungsnetz wecken

Eltern erwarten vielfach von Therapeut:innen, dass sie Ratschläge geben, wie sie mit störenden Verhaltensweisen ihres Kindes umgehen sollen. In der iKET versuchen wir, den Fokus der Eltern von der Klage über das beeinträchtigende Symptom hin zu einem Wunsch zu lenken, die Bedeutung dieses Symptomes zu verstehen. Gelingt dies, so können Eltern vermehrt ihre Fähigkeit, sich in das Kind einzufühlen und die Bedeutung des kindlichen Verhaltens zu erkennen, entwickeln: »*Welche Rolle spielt das Symptom/das Verhalten unseres Kindes in unseren familialen Beziehungen?*« Die Arbeit mit den Eltern und anderen wichtigen Bezugspersonen trägt Früchte, wenn ihre Neugier auf die Entwicklung ihres Kindes (wieder) geweckt wird: »*Ich will verstehen, was das Verhalten des Kindes bedeutet.*«

3. Das Gefühl elterlicher Kompetenz vermitteln

Oftmals kommen Eltern mit einem sehr geringen Selbstvertrauen oder dem Gefühl, als Eltern nichts zu taugen, weil ihr Kind so schwierig ist, in die Therapie. Ein solches Gefühl ist auch bei Pflegeeltern oft problematisch. Wenn der/die Therapeut:in die Kompetenz der Eltern und deren Stärken unterstützt, die Aufmerksamkeit auf eine genaue Symptomwahrnehmung und auf die Bedeutung dieser Symptome lenkt, steigt in der Regel das Kompetenzgefühl der Eltern, was ihnen bei der Entwicklung einer angemessenen erzieherischen Haltung hilft.

Probleme der Eltern

Eltern vernachlässigter und emotional misshandelter Kinder sind häufig von eigenen Kindheitsgeschichten voller Widrigkeiten, Vernachlässigung, Traumatisierung etc. geprägt. Sie sind deshalb oft vulnerabel, psychisch leidend und/oder krank. Meistens besteht ein großer Wunsch, den eigenen Kindern gegenüber bessere Eltern zu sein, als sie es selbst von ihren Eltern erfahren haben. Auf der anderen Seite werden aber durch die eigene Elternschaft viele der schwierigen Erlebnisse wieder aktualisiert (»Recycling des Unbewussten«, Offermann-Zuckerberg, 1992). Therapeut:innen müssen sich diese transgenerationale Problematik vor Augen führen und mit folgenden Gefühlen und Abwehrformationen aufseiten der Eltern rechnen:

1. Schuldgefühle

Schuldgefühle empfinden Eltern dann, wenn sie merken, dass sie ihr eigenes Ideal von der Elternschaft nicht erfüllen (können). Gerade in der Konstellation, in welcher Eltern ihren Kindern gegenüber etwas wiedergutmachen wollen, was sie selbst negativ erfahren haben, dann aber merken, dass ihnen das aufgrund eigener Probleme nicht gelingt, kann das Gefühl von Schuld immens sein. Schuldgefühle sind keine guten Voraussetzungen für entwicklungsförderliche elterliche Haltungen; man kann Kindern gegenüber keine gute pädagogische Haltung einnehmen, wenn man sich ihnen gegenüber schuldig fühlt. Jede erzieherische Grenzsetzung, beispielsweise notwendige Beschränkungen im Umgang mit Computerspielen, ist verbunden mit negativen Beziehungsgefühlen (Wut, Ablehnung etc.), die u. U. eigene traumatische Erlebnisse wiederaufleben lassen.

Auch Pflegeeltern oder Erzieher:innen in Kinder-WGs haben meist ein relativ hohes Ideal von dem, wie sie die ihnen anvertrauten Kinder behandeln sollten. Nicht selten führen ungelöste Konflikte in der eigenen Kindheit dazu, dass sie in die Pflege- oder Betreuungssituation Wiedergutmachungswünsche einbringen. Werden die damit verbundenen idealisierten Vorstellungen von der anzustrebenden Beziehung zum Kind durch Krisen und Aggressionen verletzt, kommt es rasch zu Schuldgefühlen. Ein besonders unangenehmer

Verarbeitungsmechanismus besteht in der Externalisierung der Schuld. Die Schuld wird in das Gegenüber, beispielsweise in den/die Therapeut:in oder in andere Helfer (Jugendamtsmitarbeiter:innen, Kinderärzt:innen, Erziehungshelfer:innen) projiziert. Dann kann die helfende Person nie als gut genug erlebt werden, und es werden ihr für jede kleine Schwierigkeit, die in der gemeinsamen Arbeit auftaucht, Vorwürfe gemacht. In solchen Konstellationen wir darauf hingearbeitet, das Erleben von Schuld (sowohl in den Elternfiguren als auch in dem/der Therapeut:in) in eine gemeinsame Besorgnis um und für das Kind umzuwandeln. Hierfür muss der/die Therapeut:in immer wieder werben. Sie/er kann dies auch ganz offen zum Ausdruck bringen: *»Ich mache Fehler, Sie machen Fehler, das machen alle, die mit Kindern zu tun haben. Aber es macht wenig Sinn, wenn wir uns gegenseitig diese Fehler vorwerfen; wir sollten unsere Energie eher in eine gemeinsame Anstrengung stecken, Ihrem Kind bei der Bewältigung seiner Schwierigkeiten zu helfen.«*

2. Neid

Gerade in Konstellationen, in welchen Eltern oder andere wichtige Bezugspersonen in ihrer eigenen Kindheit Traumatisierungen und/oder Vernachlässigung ausgesetzt waren, bleibt in ihnen oft ein ganz tiefes Gefühl, zu kurz gekommen zu sein, zurück. Dieses Gefühl konkurriert mit dem Gefühl, das Beste für das Kind erreichen zu wollen. Im oftmals unbewussten Erleben der Eltern führt jede Zuwendung, die sie dem Kind geben, dazu, dass das Kind etwas erhält, was sie selbst nicht erhalten haben oder in ihrem jetzigen Leben nicht erhalten. Solche Divergenzen bringen unweigerlich Neidgefühle mit sich, die, weil so schmerzhaft, oft unbewusst sind. Solche unbewussten Neidgefühle können dazu führen, dass Eltern zwar das Beste für ihr Kind wollen, aber gleichzeitig sehr destruktives und schädigendes Verhalten ihm gegenüber an den Tag legen. Solche Konstellationen sind in der Therapie problematisch, denn die Zuwendung des/der Therapeut:in zum Kind geht dann auch mit Neidgefühlen bei den Elternfiguren einher. Aber der/die Therapeut:in merkt auch, dass er/sie den Eltern gar nicht genug Zuwendung geben kann, um deren oftmals unstillbare Zuwendungswünsche zu befriedigen. Mit solche einer Konstellation sollte offen umgegangen werden. In solchen Situationen muss sich der/die Therapeut:in zunächst intensiv mit der betroffenen Elternfigur beschäftigen, Verständnis aufbringen, Aufmerksamkeit schenken und Hilfe geben, sie unterstützen etc., ohne aber den Anspruch aufzugeben, eigentlich das Problem des Kindes angehen zu wollen. Es ist zu empfehlen, dieses Dilemma mit den Eltern offen anzusprechen. Oft kann es darum gehen, dass die Eltern, wenn sie sich ausreichend verstanden fühlen, dem Kind erlauben, Hilfe von der/dem Therapeut:in zu erhalten und für sich zu nutzen. Eine solche Erlaubnis kann man sogar in einem Vertrag festhalten.

Fallbeispiel: Jürgen, 6 Jahre

Die Mutter hatte vier Kinder von vier verschiedenen Partnern. Sie lebte jetzt mit einem neuen Partner zusammen. Der Indexpatient war der sechsjährige Jürgen, welcher auf der einen Seite erhebliches aggressives Verhalten zeigte, auf der anderen Seite aber auch voller Angst war. Jürgen wurde von dem jetzigen Partner der Mutter schlecht behandelt, was die Mutter auf die Palme brachte. Sie war selbst aber völlig überfordert und wütend auf Jürgen, weil er ihr solche Schwierigkeiten bereitete. So wurde sie beispielsweise wiederholt von Jürgens Lehrer einbestellt, weil er sich in der Schule so aggressiv verhielt und den Unterricht störte. Die Mutter kam selbst aus einer stark vernachlässigenden Familie und lebte mit einem tiefen Gefühl, zu kurz gekommen zu sein. Sie hatte aber auch hohe Ansprüche, wusste theoretisch genau, was ein Kind braucht. Diese Diskrepanz führte zu einer ständigen Unzufriedenheit. Der Therapeut merkte dies daran, dass die Mutter sich zwar intensiv für die Therapie ihres Kindes einsetzte, wenn dann aber die Stunden vereinbart wurden, entweder zu spät kam oder sie ausfallen ließ oder vergaß. Der Therapeut beschloss, zunächst einmal, die individuelle Behandlung des Kindes zu verschieben und eine Serie von Gesprächen mit der Mutter zu führen, d. h. mit einem Elternschwerpunkt zu arbeiten. Er war dabei relativ offen in seiner Sichtweise, fragte die Mutter, was sie braucht und was sie glaubt, dass ihr Kind braucht. Es wurde deutlich, dass der Therapeut der Mutter gar nicht all das Verständnis geben konnte, welches sie sich innerlich erhoffte. Dies wurde auch der Mutter deutlich. Und nun bat der Therapeut die Mutter um Erlaubnis, trotzdem das Kind behandeln zu dürfen, auch wenn die Mutter sich in einem solchen Zusammenhang vom Therapeuten u.U. vernachlässigt fühlte. An dieser Stelle sagte die Mutter klar: »Nein, nein, ich will unbedingt, dass es meinem Kind besser geht. Sie dürfen es behandeln, auch wenn es mir schlecht geht.« Ab diesem Moment wurde das Kind immer pünktlich in die Behandlung gebracht, und es fiel auch kein Termin mehr aus.

3. Projektion aggressiver Gefühle

Selbst vernachlässigte Väter oder Mütter tragen oft einen sehr tiefen Hass in sich, der ursprünglich den vernachlässigenden eigenen Eltern gilt. Dieser Hass sucht ein Beziehungs-Objekt (ein Gegenüber, auf das er sich richten kann), und oftmals ist das Kind das nächste zur Verfügung stehende Objekt. Der Hass wird auf das Kind gerichtet oder in das Kind projiziert, d.h., die Elternfigur spaltet ihre eigenen Hassgefühle vom bewussten Selbsterleben ab und legt sie in das Kind hinein, sieht also dann das Kind als hassvolles feindliches Gegenüber. Auf diese Weise interpretieren die Eltern das Verhalten ihres Kindes dahingehend, dass es sie gezielt angreift und ihnen Schmerz zufügen will. Die Elternfigur begegnet praktisch im Kind ihren eigenen abgespaltenen negativen Gefühlen, welche sie schlecht bei sich selbst akzeptieren könnte. So erlebt die Elternfigur das Kind nun als Angreifer und reagiert ihrerseits mit Hass (»projektive Identifikation«). Dies ist ein Vorgang, der unbewusst abläuft und deshalb schwer auflösbar ist. Eine Möglichkeit besteht darin, dass die projektive Identifikation sich vom Kindobjekt auf das Therapeut:innen-Objekt verlagert. Der Hass einer Mutter oder eines Vaters wird nun in den/die Therapeut:in projiziert, und die Elternfigur beginnt, den/die Therapeut:in als hasserfüllten Feind zu erleben. Dies ist zunächst schmerzhaft für den/die Therapeut:in, ermöglicht ihr/ihm aber die Position des Kindes besser zu verstehen. Wichtig wäre, dass der/die Therapeut:in diese Hassgefühle in sich hält, psychisch verdaut und versucht, der Mutter oder dem Vater diesen projektiven Mechanismus aufzuzeigen. Dies ist kompliziert, birgt aber die Chance, dass die Elternfigur nun nicht ihrerseits mit einem/einer hassenden Therapeut:in konfrontiert wird, sondern erlebt, wie man Wutgefühle innerlich verdauen und abbauen kann. Eine zu starke Identifikation mit dem angegriffenen Kind kann den Hass einer Mutter oder eines Vaters noch vergrößern. Daher muss der/die Therapeut:in versuchen, hier zwischen Eltern und Kind zu vermitteln, was sie/er aber erst kann, wenn sie/er in ihrem/seinem eigenen Erleben die schwierigen Affekte integriert hat. Auch ist es wichtig, dass die Wutgefühle der Eltern überhaupt zur Sprache kommen und so die Eltern erleben, dass das Gegenüber durch diese unsagbare Wut gar nicht zerstört wird. Negative Gefühle von Müttern oder Vätern gegenüber dem Kind, aber auch gegenüber dem/der Therapeut:in müssen unbedingt so früh und so klar wie möglich angesprochen werden, um sie aus dem unbewussten Projektionsvorgang herauszulösen und in Worte zu fassen.

4. Gegen den/die Therapeut:in gerichtete feindliche Gefühle

Innerpsychisch nicht integriertes Beziehungserleben und Gefühle können mittels Projektionen in das Gegenüber, d.h. in den/die Therapeut:in verschoben werden. Dies führt in der subjektiven Resonanz des/der Therapeut:in oft zu eigenen Verzweiflungs-, aber möglicherweise auch Hassgefühlen. Er/sie wird zum Feind, d.h., das aggressive Element wird in ihn/sie verlagert. Aus diesem Grund ist es enorm wichtig, dass ein/eine Therapeut:in in dem Moment, in welchem er/sie die Angriffe von Elternfiguren und/oder sich selbst voller aggressiver und ablehnender Gefühle gegenüber den Elternfiguren erlebt, zunächst innehält, die aus der eigenen Biographie stammenden innere Haltung gegenüber solchen negativen Gefühlen reflektiert und ansonsten die aggressiven Projektionen erst einmal akzeptiert und innerlich verdaut, damit sie/er nicht in ein spontanes Gegenagieren gerät. Typische Ausdrucksformen von Gegenagieren könnten darin bestehen, sich gegenüber Vorwürfen zu verteidigen, sich zu wünschen, die Therapie zu beenden, Therapiestunden zu vergessen, extrem müde zu werden etc. Bemerken Therapeut:innen bei sich solche Tendenzen, müssen sie sich zunächst selbst daran hindern, diese in Handlung umzusetzen (»ausagieren«). Hilfreich ist in der Regel, solche Gegenübertragungsgefühle in Fokuskonferenzen bzw. Super- oder Intervisionen zu besprechen, um sie in eine verstehende Haltung gegenüber der Situation der Eltern umzuwandeln. Nur wenn es dem/der Therapeut:in gelingt, in diesem Zusammenhang Ruhe zu bewahren, die negativen Gefühle zu relativieren und eine gleichbleibend freundlich zugewandte und haltende Einstellung gegenüber den angreifenden Eltern zu entwickeln, können solche negativen Gefühle bewältigt und letztendlich in die entwicklungsförderliche Einstellung der Eltern integriert werden.

Therapeutische Vorgehensweisen im Umgang mit negativen Gefühlen bei der Arbeit mit den Eltern

1. Akzeptierende Aufmerksamkeit gegenüber den in der eigenen psychischen Resonanz/Gegenübertragung auftauchenden negativen Gefühlen, diese innerlich integrieren und modulieren, sie aber keinesfalls den Eltern gegenüber offenbaren. Eltern wären mit einer solchen Offenbarung (z. B. *»Sie machen mich wütend.«*) aufgrund ihrer Kränk- und Verletzbarkeit überfordert.
2. Ansprechen negativer Gefühle wie Wut, Neid, Schuld etc. – z. B.: *»Mein Eindruck ist, dass diese Eigenschaft Ihres Kindes Sie immer wieder unglaublich wütend macht.« »Mein Eindruck ist, dass Sie sich jetzt von mir angegriffen fühlen.« »Mein Eindruck ist, dass Sie sich sehr bedroht fühlen, wenn Ihr Kind auch Beziehung zum Vater aufnimmt.«*
3. Akzeptanz gegenüber negativen Gefühlen; Versuch, sich so gut wie möglich auch bezüglich dieser Gefühle in die Elternfiguren einzufühlen, so dass die empathische Haltung gegenüber den Eltern aufrechterhalten werden kann.
4. Vermitteln, dass negative Gefühle weder in der Eltern-Kind- noch in der therapeutischen Beziehung eine reale Gefahr bedeuten, d. h., dass sie innerpsychisch oder auch auf angemessener verbaler Ebene innerhalb der Beziehung gehalten werden können (*»Ihr Kind macht Sie wütend, aber über die Wut zu sprechen führt zu keinem Schaden.«*).
5. Wenn möglich, aber erst in zweiter Linie, diese inneren Gefühle in einen biographischen Zusammenhang bringen. Z. B.: *»Sie haben als Kind selbst sehr viel Verzweiflung und Wut erlebt, weil sich Ihre Eltern so wenig um Sie gekümmert haben. Diese Gefühle tauchen jetzt wieder*

Ihrer Beziehung zu Ihrem Kind auf; dabei haben Sie sich doch vorgenommen, Ihrem Kind gegenüber die beste Mutter/der beste Vater zu sein.«

6. Negative Gefühle wenn möglich mit vorhandenen positiven Empfindungen verbinden. Z. B.: *»Das macht Sie unglaublich wütend auf Ihr Kind, aber gleichzeitig lieben Sie es ja.« »Diese Gefühle sind schwer zusammenzubringen.« »Sie suchen bei mir als Therapeut:in Rat und Trost und gleichzeitig merken Sie, wie wütend es Sie macht, dass ich auch Verständnis für den Vater/das Kind etc. habe.«* Das Ziel ist, den Eltern zu helfen, die Fähigkeit zu entwickeln, Ambivalenz auszuhalten und zu einer angemessenen Erziehungshaltung zu integrieren.
7. Werben für ein Arbeitsbündnis: Versuchen, die Gefühle von Schuld, Neid und Ablehnung und die mit diesen verbundenen Energien in eine Haltung gemeinsamer Sorge für und um das Kind umzuwandeln. Z. B.: *»Wenn ich als Therapeut:in mich in der Therapie um Ihr Kind kümmere, merken Sie eigentlich erst selbst, wie sehr Sie sich im Leben zu kurz gekommen fühlen. Vor dem Hintergrund dieser Gefühle ist es eine sehr große Leistung von Ihnen als Mutter/als Vater, das Kind in die Therapie zu bringen und ihm dadurch neue Entwicklungsmöglichkeiten zu eröffnen. Vielleicht können wir miteinander einen Weg finden, dass es dem Kind in seiner Entwicklung besser geht, auch wenn Sie das selbst als Kind nicht erleben durfte.«*

Erst wenn die Eltern innerlich das Kind auch für einen therapeutischen Prozess »freigeben« und so ein Arbeitsbündnis zwischen Eltern und Therapeut:in geschlossen werden kann, sollte sich der/die Therapeut:in vermehrt in Einzelsitzungen dem Kind zuwenden. Wenn dies nicht gelingt, kann auch die gesamte Behandlungszeit über die Arbeit mit den Eltern mit intensiven Elterngesprächen und Eltern-Kind-Sitzungen in den Vordergrund gerückt werden. Günstig ist, wenn man Gespräche mit den Eltern und allen wichtigen Bezugspersonen gemeinsam führt, soweit dies möglich ist. Einzelsitzungen mit einer Mutter oder Vater können aber durchaus auch eingeschoben werden, wenn dies ihnen hilft, ihre schwierigen Gefühle besser zum Ausdruck zu bringen.

Familienzerfall/Ausschluss wichtiger Beziehungspersonen

Im Zusammenhang mit komplexen interpersonalen Dynamiken bei Familien mit Vernachlässigungstendenzen ist auch der Umgang mit zerfallenen Familienkonstellationen zu sehen, z. B. mit Trennungen der Eltern, Ausschluss relevanter Elternfiguren (oft des Vaters) aus dem Kontakt mit dem Kind, Rivalitäten zwischen Pflege- und biologischen Eltern etc. In der Regel werden ausgeschlossene Elternfiguren von den im Umgang mit dem Kind stehenden anwesenden Elternfiguren sehr negativ beschrieben. Dies hängt zum einen mit in der Vergangenheit gemachten negativen Beziehungserfahrungen zusammen, wie z. B. Gewalt in der Partnerschaft, Folgen von Alkohol- und sonstigem Substanzmissbrauch, Desinteresse gegenüber dem Kind etc. Diese realen Faktoren vermischen sich häufig mit auf die interpersonale Ebene verschobenen abgewehrten intrapsychischen Gefühlen. So können z. B. nicht bewusstseinsfähige eigene Hassgefühle einer Mutter auf den Ex-Partner (den Vater des Kindes) projiziert werden, der dann verteufelt wird. Für das Kind führt das meist zu einer schwer auflösbaren Problematik: Einerseits fühlt sich das Kind loyal an den anwesenden und versorgenden Elternteil gebunden und macht sich in dieser Verbindung die negativen Bewertungen gegenüber der abwesenden Elternfigur zu eigen. Auf der anderen Seite identifizieren sich viele Kinder unbewusst auch mit dem ausgeschlossenen und abgewerteten Elternteil. Oft entwickelt ein Kind auch eine unbewusste Loyalität gegenüber dem abwesenden Elternteil (beispielsweise dem Vater). So übernehmen Kinder nicht selten unbewusst gerade die verteufelten Eigenschaften abwesender Väter und damit auch deren negative Rolle in der Partnerschaft zur Mutter. Wenn man beispielsweise Mütter, die nach einer zerfallenen Partnerschaft den abwesenden Vater sehr negativ beschreiben und gleichzeitig die Verhaltensprobleme ihres Kindes beklagen, fragt: »*Von wem hat ihr Kind das denn?*«, so werden sie in der Regel antworten: »*Das hat er/sie von seinem/ihrem Vater.*«

Einbeziehung ausgeschlossener Elternteile

Um in solchen verstrickten Situationen auch nur im Entferntesten die Möglichkeit zu haben, dem Kind zu einer autonomen psychoemotionalen Entwicklung zu verhelfen, welche frei ist von den Verzerrungen und Projektionen der Eltern ist, ist es für Therapeut:innen entscheidend, dass sie grundsätzlich den Zugang zu jeder relevanten

Beziehungsperson des Kindes haben, auch wenn dieser noch so negativ beschrieben wird. Verbietet beispielsweise die Mutter eines Kindes den Kontakt des/der Therapeut:in zum getrennt lebenden Vater, so ist zunächst mit dem Jugendamt zu klären, wie die Umgangsregelung des/der Therapeut:in mit diesen ausgeschlossenen Partnern zu gestalten ist. Grundsätzlich kann keine Therapie begonnen werden, so lange der/die Therapeut:in nicht die Zugangserlaubnis zu allen – also auch getrennt lebenden, aber relevanten – Elternfiguren des Kindes hat. Ein Verbot in dieser Hinsicht spricht für einen manipulativen Umgang des verbietenden Elternteils, d.h., er/sie versucht, mittels Kontaktverbot den relevanten Beziehungsanteil des Ausgeschlossenen aus der therapeutischen Beziehung herauszuhalten. In einer solchen Situation sollte die Therapie nicht begonnen werden. Für das Kind kann es von großer Bedeutung sein zu wissen, dass der/die Therapeut:in z.B. einen verteufelten Vater kennengelernt hat und mit ihm in Kontakt steht. Wenn in einer solchen Situation ein Vater nicht zur Mitarbeit bereit ist, kann man dies nicht ändern. Die Therapie muss dann unter diesen erschwerten Bedingungen trotzdem stattfinden. Aber dann ist wenigstens klar, dass der Vater von sich aus sich an dem Prozess nicht beteiligen will und nicht an der Mitarbeit gehindert wird. Durch das persönliche Kennenlernen eines ausgeschlossenen Dritten wird es aber für den/die Therapeut:in viel leichter, in den Gesprächen mit einer Mutter bzw. einem Kind die Position dieses Dritten, welcher letztendlich Träger abgespaltener Beziehungsanteile ist, zur Sprache zu bringen, was der Beginn einer Integrationsbewegung sein könnte.

10.3.2 Behandlung bei außerfamilialer Unterbringung des Kindes (in einer stationären Jugendhilfeeinrichtung oder bei Pflegeeltern)

Nicht selten werden uns Kinder vorgestellt, bei denen im Zusammenhang mit Vernachlässigung, emotionalen oder anderen Formen von Misshandlungen das Kindeswohl in ihrer Herkunftsfamilie so gefährdet war, dass das Jugendamt eine Unterbringung außerhalb der Familie veranlasst hat. Auch kann es sein, dass Eltern sich so überfordert gefühlt haben, dass sie von sich aus eine Fremdunterbringung initiiert haben. Kinder leben dann in Pflegefamilien oder stationären Jugendhilfeeinrichtungen, meistens Wohngruppen (WGs). Häufig zeigen Kinder mit Vernachlässigungserfahrungen auch bei einer ausreichend guten Unterbringungssituation außerhalb ihrer Herkunftsfamilie Symptome von Angst und Depressivität und oft auch Verhaltensprobleme. Pflegeeltern möchten oft wissen, wie das Verhalten ihres Pflegekindes zu verstehen ist und ob es einen Behandlungsbedarf gibt. Manche Kinder laufen wegen ihres schwierigen Verhaltens Gefahr, von der betreuenden Einrichtung oder Familie wieder ausgestoßen zu werden. Eine gezielte psychotherapeutische Intervention nach der iKET kann in solchen Situationen indiziert sein, wobei dann die Behandlungen an speziellen Gegebenheiten solcher Fremdunterbringungen angepasst werden müssen.

Behandlungsvoraussetzungen

Nicht selten liegt das Personensorgerecht noch bei einem oder beiden Elternteilen. Meist werden dann die Gesundheitsfürsorge und damit die Verantwortung in Bezug auf eine psychotherapeutische Behandlung mittels einer einfachen mündlichen oder schriftlichen Vereinbarung an die Pflegeeltern oder WG-Betreuer:innen delegiert. In solchen Fällen müssen schon rein rechtlich die Eltern als Inhaber des Personensorgerechtes unbedingt bei der Indikationsstellung einbezogen werden und der Behandlung auch zustimmen. Liegt das Personensorgerecht bei einem/einer (Amts-)Betreuer:in, muss diese/dieser einbezogen und informiert werden und er/sie muss zustimmen.

Bei Unterbringungen in einer stationären Jugendhilfeeinrichtung gibt es in der Regel eine/einen verantwortliche/n Mitarbeiter:in des Jugendamtes (Fallverantwortliche/r), der/die Auftraggeber:in für die Betreuung in der Fremdunterbringung ist und sich über die Situation des Kindes regelmäßig informieren muss. Lebt das Kind in einer Pflegefamilie, bleibt das Jugendamt in Deutschland zu regelmäßigen Kontrollen der Verhältnisse des Pflegekindes verpflichtet. Es ist immer daran zu denken, dass die stationäre Maßnahme in einem Auftragsverhältnis durchgeführt wird, d. h., die Inhaber:innen des Personensorgerechts sowie die Jugendschutzbehörde beauftragen WGs oder Pflegeeltern, das Kind anstelle der Eltern zu beherbergen und zu betreuen. Oft werden Unterbringungen in WGs mit der Zielsetzung verbunden, das Kind in angemessener Zeit wieder in die Herkunftsfamilie zurück zu integrieren. Manchmal sind die Vereinbarungen diesbezüglich unklar formuliert oder unrealistisch.

Es empfiehlt sich, die geplante Therapie mit allen Beteiligten gut abzusprechen und den Therapierahmen sorgfältig zu vereinbaren sowie eine Helferrunde als Absicherungssystem vor Behandlungsbeginn zu etablieren. Diese sollte bestehen aus dem/der zuständigen Vertreter:in des Jugendamtes/des Pflegekinderwesens, einem/einer leitenden Vertreter:in der Einrichtung und/oder der Bezugsperson des Kindes sowie gegebenenfalls Vertreter:innen anderer beteiligter Institutionen (wie Schule, Kindergarten etc.). Wünschenswert ist, dass sich die Helferrunde regelmäßig während des Behandlungsverlaufes trifft; denkbar ist aber auch eine Ad-hoc-Einberufung, wobei alle Beteiligten das Recht haben müssen, die Helferrunde einzuberufen, wenn sie Entwicklungen beobachten, die Anlass zur Sorge geben (unregelmäßiger Schulbesuch, Ausfall von Therapiesitzungen, Ausstoßungstendenzen bei den Betreuer:innen). Die Helferrunde stellt ein Sicherheitsnetz für die Behandlung dar. Für Psychotherapeut:innen ist das besonders wichtig, wenn stationäre Jugendhilfeeinrichtungen Psychotherapien zwar initiieren, sie dann aber nicht mit der notwendigen Sorgfalt unterstützen. In solchen Fällen werden Therapiesitzungen »vergessen«, andere Aktivitäten des Kindes »vorgeschoben« oder Kinder wegen Überlastung der Erzieher:innen nicht zur Therapie gebracht. Die Psychotherapie droht dann abzubrechen oder im Sande zu verlaufen. Dieser Tendenz ist unbedingt vonseiten des/der Therapeut:in bzw. der indikationsstellenden Personen vorzubeugen, am besten, indem alle Beteiligten davon überzeugt werden, dass die Psychotherapie mindestens ebenso wichtig ist wie andere medizinische Behandlungen und dass ein Abbruch sich katastrophal auf die weitere Entwicklung auswirken kann. Der/die Therapeut:in muss das Recht haben, bei fehlender Compliance die entsprechenden Stellen (Jugendamt, Heimleitung, Träger etc.) zu informieren und in gemeinsamer Absprache Gegenmaßnahmen zu initiieren. Die Psychotherapie muss integraler Bestandteil des Kindesschutzsystems sein. Der Transport des Kindes von der stationären Einrichtung/der Pflegefamilie zum/zur Therapeut:in und zurück muss so organisiert sein, dass er verlässlich erfolgt. Ein Ausfall von Psychotherapiestunden in solchen Settings muss unbedingt vermieden werden. Wenn nicht anders möglich, muss die Behandlung vor Ort in der WG in einem reservierten Therapieraum stattfinden.

Eine wichtige Voraussetzung dafür, dass die Psychotherapie eines Kindes überhaupt Aussicht auf Erfolg hat, ist, dass das Kind in stabilen und verlässlichen Verhältnissen lebt. Für die Zeit der Behandlung muss deshalb zwischen allen Beteiligten vereinbart werden, dass das Kind nicht von der betreuenden Einrichtung/der Pflegefamilie aus der Betreuungssituation entlassen bzw. das Betreuungsverhältnis gekündigt wird. Wird vor Beginn der Behandlung formuliert, dass das Verhalten des Kindes derart schwierig ist, dass die WG/die Pflegefamilie sich mit dem Gedanken trägt, das Betreuungsverhältnis zu kündigen, muss für die Zeit der Psychotherapie ein Moratorium vereinbart werden, währenddessen nichts Wesentliches an der Unterbringung des Kindes und seiner Lebenssituation verändert wird. Therapeut:innen sollten sich ihrerseits dazu verpflichten, die betreuenden Bezugspersonen in der WG oder die Pflegeeltern des Kindes regelmäßig über den Verlauf der Therapie und über ihre Einschätzung der psychischen Situation des Kindes, nicht aber über detaillierte Therapieinhalte zu informieren.

Therapiebegleitende Arbeit mit den Bezugspersonen

Vor dem Beginn der Therapie wird gemeinsam abgestimmt, wer die Hauptbezugsperson(en) des Kindes während des Therapiezeitraums sein wird/werden. Dies könnte beispielsweise eine Pflegemutter, ein Pflegevater, beide Pflegeeltern oder eine Bezugsperson bzw. ein Bezugsteam innerhalb der Kinder-WG sein. Zur Sicherstellung eines Arbeitsbündnisses werden sie darüber informiert, dass die Therapie auch regelmäßige therapiebegleitende Gespräche mit ihnen beinhalten wird. U. U. werden an solchen Terminen die Probleme des Kindes in der Betreuung auf der Ebene der Erwachsenen besprochen oder interaktionsanleitende Sitzungen durchgeführt. Eine Therapie wird nicht begonnen, wenn die Hauptbezugspersonen für solch eine Mitarbeit nicht bereit oder in der Lage sind. Es gilt, sie zu motivieren und die Wichtigkeit der Zusammenarbeit aufzuzeigen.

Ziel der Zusammenarbeit ist, bei den Bezugspersonen des Kindes Verständnis für den Hintergrund und die Bedeutung der oftmals als störend empfundenen Symptome zu finden und die Aufmerksamkeit auch auf die emotionalen Probleme des Kindes (Angst und Depression) zu lenken. Sehr oft geht es v. a. darum, die Wutgefühle des Kindes und die mit diesen einhergehende Dynamik im Zusammenhang mit den Vernachlässigungserfahrungen zu erarbeiten. Kinder erleben die Vernachlässigung ihrer emotionalen Bedürfnisse über längere Zeit als einen absoluten Bruch in Bezug auf ihre berechtigten Erwartungen an eine ausreichend gute Beziehungsumwelt. Die Erfahrung, nicht das an Beziehung und Zuwendung erhalten zu haben, was einem eigentlich zusteht, erzeugt in erster Linie ein inneres (oft unbewusstes) Gefühl von Wut (Deprivationswut). Doch Wut sucht ein Objekt, auf welches sie sich richtet; das Kind braucht ein Gegenüber, auf welches es wütend sein kann. Trifft das Kind auf eine liebevolle Betreuung durch eine Pflegemutter, einen Pflegevater oder durch ein engagiertes pädagogisches WG-Team, ist es zunächst einmal erleichtert, dass es nun in einer besseren Umwelt lebt. Aber die inneren Wutgefühle sind nach wie vor vorhanden und suchen ein Gegenüber. Meist richtet ein Kind seine Wut dann genau auf die Person, die ihm am verlässlichsten zur Verfügung steht. So kann es dazu kommen, dass gerade sehr engagierte, liebevolle und fürsorgliche Betreuungspersonen nun Objekte aggressiver Gefühle und Handlungen des Kindes werden (Treten, Beißen, Schlagen, Stehlen etc.). Dies stößt zunächst bei den betreuenden Personen auf Verunsicherung und Unverständnis: »*Ich wende mich dem Kind doch so engagiert zu, warum greift es mich an?*« Hier ein Verständnis dafür zu wecken, dass es ein Zeichen für eine gute Beziehung ist, dass das Kind seine negativen Gefühle in diese Beziehung einbringt und auf die verlässlichste Bezugsperson richtet, kann bei betreuenden Personen zu Erleichterung und Entspannung führen. Es gilt dann, gemeinsame pädagogische Konzepte zu erarbeiten, wie die Wut des Kindes besser reguliert werden kann, wie sich die betreuende Person schützen und wie man die Gefühle aus dem Bereich des Handelns in den Bereich des Denkens und der Sprache (Symbolisierung) überführen kann. Diese Form der Arbeit mit Pflegeeltern oder WG-Erzieher:innen hat zum Ziel, die psychische Resonanz der betreuenden Personen, die oftmals auch mit projizierter Gewalt und Wut aufgeladen ist, zu »entgiften«. Sie kann eine heilende Wirkung entfalten und letztlich dem Kind zugutekommen. Neben Gesprächen können auch gezielte Sitzungen zur Verbesserung der Bezugspersonen-Kind-Interaktion (»Interactional Guidance« s. u.) hilfreich sein.

Für die oftmals zahlreichen Helferpersonen ist Psychotherapie zwar oft eine sehr erwünschte Interventionsform, trotzdem werden der/die Therapeut:in und das Therapieangebot oft auch nicht genügend ernst genommen. Hier können auch Ambivalenzen und Neidgefühle der betreuenden Personen eine Rolle im Sinne einer Phantasie spielen: *»Ich habe es mit dem Kind so schwer, es tritt mich, es greift mich an, obwohl ich mich doch an vielen Tagen rund um die Uhr so intensiv und liebevoll um das Kind kümmere; und dann geht es zum/zur Therapeut:in und spielt dort 50 Minuten, die haben's dann schön miteinander.«* Solche neidgeprägten Gefühle sind nachvollziehbar und sollten angesprochen werden. Das Vergessen von Therapiestunden durch professionelle Helfer ist *immer* eine Form der Abwehr und des Widerstandes, welcher bearbeitet werden muss. Der regelmäßige Kontakt zu den Betreuungspersonen ist essenziell. Erfolgreich ist die therapiebegleitende Arbeit mit den Bezugspersonen dann, wenn diese erleben, dass die Psychotherapie des Kindes für sie nicht nur Aufwand, sondern auch Hilfe bedeutet, so dass ihre innere Motivation zur Unterstützung des therapeutischen Prozesses steigt.

Einbeziehung der Eltern

Wenn immer möglich sollte der/die Therapeut:in auch Gespräche mit den Eltern führen, um sie kennenzulernen und dem Kind auch zu vermitteln, dass er/sie die Eltern kennt. Meistens sind die Kinder innerlich noch ausgesprochen loyal an die Eltern gebunden. Hat das Kind keinerlei Kontakt mehr zu seinen Eltern, sollte trotzdem versucht werden, mindestens ein Gespräch mit ihnen zu führen. Hat das Kind aber noch regelmäßig Kontakt zu den Eltern oder besucht diese gar am Wochenende, ist eine aktive Mitarbeit der Eltern unerlässlich und muss vor Therapiebeginn vereinbart werden. Grundsätzlich ist es enorm wichtig, vor Therapiebeginn alle Beteiligten auf eine für das therapeutische Arbeitsbündnis dringend notwendige Mitarbeit einzuschwören.

Fallbeispiel: Monika, 5 Jahre

Die fünf Jahre alte Monika lebte schon seit einer geraumen Zeit in einer Kinder-WG und hatte keinen Kontakt mehr zu ihren vernachlässigenden Eltern. Sie wurde primär vorgestellt wegen starker Aggressionen und Angriffen sowie oppositionellem Verhalten gegenüber den WG-Betreuer:innen, wenn diese ihr nicht alle Wünsche erfüllen konnten. In der Diagnostik zeigten sich darüber hinaus starke Ängste des Kindes und eine andauernde emotionale Gereiztheit.

Als Therapiesetting wurde vereinbart, dass das Kind wöchentlich zu therapeutischen Einzelsitzungen kommt und dass die Therapeutin regelmäßig mit der Bezugsperson in der WG-Beratungsgespräche führt. Eine erste Bezugsperson war offen für den therapeutischen Ansatz und verstand auch bald, dass im Hintergrund von Monikas Wutausbrüchen auch eine große Verzweiflung und Gefühle von Verlassenheit standen.

Monika wurde regelmäßig in die Therapie gebracht, aber der Therapeutin gelang es kaum, mit den betreuenden Personen im Kontakt zu bleiben. Bald hatte die Bezugsbetreuerin die WG verlassen und die betreuenden WG-Mitarbeiter:innen wechselten immer wieder, so dass Monika keinerlei Kontinuität in ihrem Beziehungsalltag erfuhr. So regte die Therapeutin an, selbst einmal an einer Sitzung des WG-Teams teilzunehmen, um über Monikas Probleme zu sprechen. Dazu kam es dann auch, und das gemeinsame Gespräch wurde von den betreuenden Pädagog:innen gut aufgenommen. Trotzdem gelang es im weiteren Verlauf kaum noch, telefonische Termine zu vereinbaren. Die Psychotherapeutin alarmierte die Helferrunde, zu der auch die fallverantwortliche Mitarbeiterin des Jugendamtes und die Leiterin der

WG gehörten. Die Psychotherapeutin teilte in einer telefonisch durchgeführten Helferkonferenz ihre Sorge über diese Diskontinuität mit und äußerte die absolute Notwendigkeit, regelmäßig mit dem Team sprechen zu können. Das Jugendamt nahm gegenüber der WG eine klare Position ein und verlangte von allen Mitarbeiter:innen, die Psychotherapie zu unterstützen und sich an den Gesprächen mit der Therapeutin zu beteiligen, ähnlichwie sie es ja auch tun müssten, wenn das Kind an einer schwereren somatischen Erkrankung leiden würde und regelmäßige Arzttermine bräuchte. Daraufhin verbesserte sich die Situation, und die Therapeutin kam regelmäßiger in Kontakt mit dem pädagogischen Team. Ziel war es, immer wieder den Fokus im Erleben der Betreuer:innen, welche Monika gegenüber relativ starke Wutgefühle entwickelt hatten (projizierte Wut), auf die emotionale Not des Kindes zu lenken und auf den emotionalen Hintergrund der Wut aufmerksam zu machen und so einer Reinszenierung des Ausgestoßenwerdens entgegenzuwirken (vgl. Kapitel 6).

Monika profitierte von den einzeltherapeutischen Sitzungen. In diesen konnte sie jeweils am Anfang immer wieder ihre Not und ihr Gefühl der Verlassenheit auf spielerischer Ebene thematisieren. In der Mitte der Stunde aber zerfiel diese mentale symbolisierende Arbeit des Kindes regelmäßig, und sie begann, die Therapeutin herumzukommandieren, repetitiv und stereotyp zu spielen oder auch Dinge im Therapieraum zu zerstören. Dies konnte in der Fokusgruppe als ein Zeichen von Regression hin zu einer handelnden Form, Not, Verlassenheitsgefühle und Wut auszudrücken, verstanden werden. Der Fokus der Therapie war auf die Wut des Mädchens und ihre Ängste gelegt worden, dass sie mittels dieser Wut ihre Objekte zerstören könnte. Tatsächlich geschah dies dann auch in den zweiten Teilen der Sitzungen.

An einem Therapietag nach einer längeren Weihnachtsunterbrechung erzählte Monika: »Ich habe morgen Geburtstag, aber dann bin ich nicht mehr da.« Die Therapeutin verstand diese Aussage dahingehend, dass der Geburtstag für Monika ein wichtiges Ereignis war, aber sie darunter litt, dass sie an einem solchen wichtigen Tag ohne die Therapeutin auskommen musste. Die

Therapeutin schlug Monika vor, in der nächsten Therapiestunde eine »therapeutische Geburtstagsfeier« nachzuholen, erfüllte somit also den Wunsch des Kindes auf Anwesenheit der Therapeutin auf symbolische Art, mutete dem Kind aber gleichzeitig einen »dosierten Triebaufschub« zu. Hierauf reagierte Monika positiv und brachte bei der nächsten Sitzung eine kleine Schachtel voller Süßigkeiten mit, die sie von ihrer Geburtstagsfeier für die therapeutische Sitzung aufbewahrt hatte. Gemeinsam mit der Therapeutin bastelte sie einen Als-ob-Kuchen und konnte so auf spielerisch symbolischer Ebene ihren Geburtstag feiern.

10.3.3 Videofeedback als eine mögliche Behandlungsoption[5]

Die Arbeit an der Eltern-Kind-Interaktion stellt eine zentrale Ebene der Eltern-Kind-Psychotherapie dar. Die Technik des Videofeedbacks hat sich dabei als wirksame Interventionsmöglichkeit erwiesen (Juffer et al., 2008; McDonough, 2004; Schechter & Willheim, 2009). Insbesondere wird das Videofeedback in der Arbeit mit Eltern von Säuglingen und Kleinkindern angewandt (Downing & Ziegenhain, 2001; Wollwerth de Chuquisengo & Papoušek, 2004), jedoch ist es auch in der Therapie mit Kindern im Vorschul- und Schulalter ein effektives Mittel, um an der Eltern-Kind-Beziehung zu arbeiten (Bakermans-Kranenburg et al., 2003; Mesman et al., 2008). Ein Vorteil des Videofeedbacks ist, dass der/die Therapeut:in die schnell wechselnden Prozesse der Interaktion zwischen Elternteil und Kind im Video gründlicher beobachten kann als in einer Live-Situation. Es ist möglich, ein Standbild einzufangen oder auch bestimmte Sequenzen zu wiederholen, um sie genauer zu analysieren. Das Medium Video kann auch den Eltern die Selbstwahrnehmung erleichtern, da sie sich selbst im Umgang mit ihrem Kind aus der Perspektive eines Beobachters wahrnehmen können. Die Vorgehensweise des Videofeedbacks im Rahmen der iKET integriert behaviorale, systemische und psychoanalytische Konzepte.

5 Die Ausführungen zum Videofeedback wurden in wesentlichen Teilen von Dr. phil. Maria Licata-Dandel erstellt.

Die Rolle der therapeutischen Beziehung

Voraussetzung für das Gelingen der Intervention ist ein gutes Arbeitsbündnis, das geprägt ist durch Wertschätzung und Betonung des Positiven in der Eltern-Kind-Interaktion. Die Rolle des/der Therapeut:in besteht in erster Linie darin, Eltern und Kind Sicherheit zu vermitteln und die Eltern in ihren Kompetenzen zu stärken. Durch Empathie, Wertschätzung und Unterstützung kann eine Beziehungserfahrung des Gestützt- und Gehaltenwerdens ermöglicht werden. Im Rahmen einer wertschätzenden Beziehungsgestaltung soll den Eltern Raum gegeben werden für angestaute Enttäuschungen, Trauer und Wut sowie für vernachlässigte eigene Bedürfnisse. Neben der Benennung der aktuellen Belastungen soll der Fokus auf familiale Ressourcen gelegt werden, um die Eltern zu stärken. Zentral ist, dass eine schuldhafte Verarbeitung verhindert wird; vielmehr soll den Nöten der Eltern mitfühlendes Verständnis entgegengebracht werden, ohne dabei jedoch den Blick für das Kind zu verlieren. Dies stellt eine zentrale Herausforderung in der Eltern-Kind-Therapie dar und sollte in der Supervision kontinuierlich reflektiert werden.

Die Videoaufnahme

Der/die Therapeut:in bittet Vater, Mutter oder eine andere wichtige Bezugsperson, mit dem Kind so zu spielen, wie sie/er es zu Hause auch machen würde. Bei Bedenken vonseiten der Eltern versucht der/die Therapeut:in, diese wertschätzend aufzunehmen und erfragt die Befürchtungen. Er/sie versichert den Eltern, dass Hemmungen, gefilmt zu werden, ganz normal sind und dass die Eltern sich in der Regel schnell an die Situation gewöhnen.

Für die Videoaufnahme eignet sich am besten ein freies Spiel, da bestimmte Dynamiken in Regelspielen mit zu vielen starren Regeln nicht so gut erkennbar werden. Erwachsene Bezugsperson und Kind sollen sich am besten schräg gegenübersetzen, damit von beiden die Mimik auf dem Video erkennbar ist. Der/die Therapeut:in positioniert die Kamera so, dass sowohl die Bezugsperson als auch das Kind gut zu sehen sind; die Entfernung sollte nicht zu groß sein, da ansonsten die Mimik der Interaktionspartner:innen nicht gut erkennbar ist. Der/die Therapeut:in verlässt nach Drücken des Aufnahmemodus den Raum und sagt, dass er/sie in etwa zehn Minuten wiederkommen wird.

Vorbereitung der Videofeedback-Sitzung: Die Videoanalyse

Der/die Therapeut:in wählt aus der zehnminütigen Videoaufzeichnung eine oder mehrere Sequenzen von jeweils höchstens einer Minute aus. Videosequenzen können hinsichtlich folgender Aspekte analysiert werden:

- Kontakt der Interaktionspartner:innen zueinander: Verhaltensabläufe, Bezogenheit, Emotionsausdruck (positiv? authentisch? geteilt?)
- Körper- und Blickkontakt: Ist der Körperkontakt entwicklungsangemessen? Ist Blickkontakt vorhanden?
- Verhalten der erwachsenen Bezugsperson: Unterstützt sie das Explorationsverhalten des Kindes? Gibt sie einen entwicklungsangemessenen Rahmen vor? Dominiert sie die Interaktion? Wirkt ihr Verhalten intrusiv (z.B. Unterbrechen der Aktivität des Kindes, übermäßig laute Stimme, keine Rücksichtnahme auf das Spielinteresse des Kindes etc.)?
- Responsivität des Kindes: Reagiert das Kind affektiv positiv auf die Bezugsperson? Oder vermeidet das Kind den Kontakt mit ihr? Liegt eine Rollenumkehr vor/verhält sich das Kind wie ein Erwachsener?

Als Erstes wird nach einer Sequenz gesucht, die einen signifikanten, positiven Moment der Eltern-Kind-Interaktion enthält. Wenn möglich sollte aus ihr ersichtlich werden, dass das Kind dem Elternteil zugewandt ist und Freude zeigt.

In einem zweiten Schritt wählt der/die Therapeut:in eine negative Interaktionssequenz aus (z.B. das Elternteil ist intrusiv/übergeht das Kind – das Kind dreht sich weg; das Elternteil ist zurückgezogen – das Kind vermeidet Blickkontakt; das Kind schlägt das Elternteil – das Elternteil setzt keine Grenzen etc.).

Der/die Therapeut:in macht sich Notizen zu den oben genannten

Aspekten, aber auch zu anderen Aspekten, wie beispielsweise zu Gefühlen, die in ihm/ihr beim Anschauen des Videos ausgelöst werden. Der/die Therapeut:in notiert jeweils die genaue Zeit auf dem Video.

Die Videofeedback-Sitzung

Analyse einer positiven Sequenz Der/die Therapeut:in und die Bezugsperson schauen zusammen zunächst höchsten drei Minuten eines Videoausschnitts an, der möglichst mindestens eine positive Sequenz enthält, und tauschen sich dann über ihre Eindrücke aus. Der/die Therapeut:in kann mit einer offenen Frage starten. Hierzu eignen sich Fragen nach den Gefühlen der Eltern während des Anschauens *(»Wie ging es Ihnen während des Schauens des Videos?«)* sowie nach spontanen Einfällen, Eindrücken und Gedanken des Elternteils *(»Was ist Ihnen aufgefallen?«)*. Diese Fragen haben sich als guter Einstieg bewährt, da die Eltern selbst ihre Gedanken und Gefühle zum Video wiedergeben, anstatt sofort direktiv von dem/der Therapeut:in in eine Richtung gelenkt zu werden. Der/die Therapeut:in nimmt die Aussagen des Elternteils mit einer empathischen Haltung auf. Äußert das Elternteil nur negative Eindrücke, ist es die Aufgabe des/der Therapeut:in, die negative Sicht an dieser Stelle nicht zu verstärken und zu vertiefen, da zur Stärkung der ohnehin meist sehr verunsicherten Eltern zuerst ein positiver Aspekt besprochen werden soll. Die selbstkritischen Gedanken können aber im Laufe der Sitzung(en) nochmals aufgegriffen und vertieft werden.

Nachdem die Bezugsperson ihre Gedanken und Gefühle frei geäußert hat, fragt der/die Therapeut:in, ob es in Ordnung sei, wenn er/sie nun eine Sequenz herausgreife und zeige. Der/die Therapeut:in zeigt die zuvor ausgewählte positive Sequenz von ca. einer Minute. Sie/er stoppt das Video im Optimalfall so, dass das Video an einer positiven Sequenz als Standbild eingefroren wird. Anschließend stellt der/die Therapeut:in wieder die Frage, was dem Elternteil aufgefallen sei. Der/die Therapeut:in lenkt die Aufmerksamkeit dabei auf positive Aspekte der Interaktion, indem er/sie die positive Sequenz detailliert beschreibt (z.B. *»Das Kind schaut Sie an, Sie lächeln daraufhin, das Kind lächelt zurück«*). In der Regel löst dies bei den Eltern positive Gefühle aus; die Eltern werden darin bestätigt, dieses Verhalten häufiger zu zeigen. Es wird besprochen, wie Eltern die Interaktion mit ihrem Kind häufiger auf eine solch positive Weise gestalten können. Hier sollen auch Gedanken und Gefühle der Eltern thematisiert werden. Zudem werden die Eltern angeleitet, die Perspektive des Kindes zu übernehmen. Der/die Therapeut:in betont immer wieder, dass die Eltern die Experten für ihr Kind sind und ermutigt die Eltern, darüber nachzudenken und zu formulieren, wie sich das Kind fühlen könnte. Es bietet sich an, zuerst mehr auf das Verhalten des Kindes zu fokussieren, da es den Eltern so leichter fällt, auch etwas über sich selbst rückgemeldet zu erhalten. Generell sollte aber immer die Dyade im Blick behalten werden *(»Wie fühlen sich Elternteil und Kind miteinander?«)*. Dies hilft, eine Schuldzuweisung bzw. eine schuldhafte Verarbeitung der Eltern möglichst zu vermeiden.

Analyse einer negativen Sequenz Für verunsicherte Eltern ist die Beobachtung ihres eigenen Interaktionsverhaltens oft schmerzhaft. Häufig sehen sie sich kritischer, als dies die Beobachter tun. Wenn Eltern in ihrer Selbstkritik zu destruktiv sind (z. B. *»Ich versage als Mutter auf der ganzen Linie!«)*, sollte man auf die Präsentation und das gemeinsame Anschauen negativer Interaktionssequenzen verzichten. Sollte der/die Therapeut:in zu der Einschätzung kommen, dass den Eltern die Besprechung einer negativen Sequenz (in der ersten Sitzung oder auch generell) zumutbar ist, kann der/die Therapeut:in deren selbstkritische Äußerungen aufgreifen und das Video an einer Stelle stoppen, zu der die Eltern sich kritisch geäußert hatten. Haben Eltern keinerlei selbstkritische Gedanken geäußert, sollte sich der/die Therapeut:in in einem vorbereitenden Gespräch mit ihnen darüber verständigen, dass alle Eltern immer wieder Fehler im Umgang mit ihren Kindern machen und dass Kinder solche Fehler gut verkraften, solange die Erwachsenen sich um deren Reparatur bemühen. Falls der/die Therapeut:in sich für die Besprechung einer negativen Sequenz entscheidet, fragt er/sie das Elternteil, ob es in Ordnung sei, nun eine weitere Sequenz vorzuspielen. Er/sie zeigt nun die zuvor ausgewählte negative Interaktionssequenz und stellt wieder offene Fragen nach Eindrücken, Gedanken und Gefühlen des Elternteils.

Therapeutische Herangehensweise und Techniken Die therapeutische Arbeit richtet sich in erster Linie auf die beobachtete Eltern-Kind-Interaktion. Die Ausrichtung auf konkretes Verhalten in der Interaktion ermöglicht einen unmittelbaren Zugang zu den aktuellen Gefühlen und Gedanken der Eltern. So kann z. B. einer Mutter aufgezeigt werden, dass ein beobachtetes problematisches Verhalten im Umgang mit ihrem Kind noch lange nicht ihre Selbstanklage *»Ich bin eine schlechte Mutter«* bestätigt, da ja auch die besten Eltern Fehler machen. Im Gegenteil: Die Bereitschaft zur selbstkritischen Auseinandersetzung zeigt ja gerade, wie sehr sie sich um ihr Kind bemüht. Sofern die Eltern kognitiv dazu in der Lage sind und eine solche Ebene nicht abwehren, ist es sinnvoll, nicht nur auf der Ebene des Verhaltens, sondern auch auf der Ebene der diesem Verhalten zugrunde liegenden Repräsentationen (Phantasien, innere Bilder und Erklärungsweisen zum Selbst, dem Kind und der Beziehung) zu arbeiten. Dabei können eigene Beziehungserfahrungen der Eltern in ihrer eigenen Kindheit erfragt und in Verbindung mit der Beziehung zu ihrem Kind gebracht werden. In diesem Kontext auftauchende ungelöste Konflikte aus der Kindheitsgeschichte (»Gespenster im Kinderzimmer«, vgl. Fraiberg et al., 1975) und die mit diesen verbundenen Ängste können vorsichtig angesprochen werden. Der/die Therapeut:in nimmt auch hier eine empathische, unterstützende Rolle ein. Wichtig ist, dass die Therapiesitzung insgesamt ressourcen- und lösungsorientiert gestaltet wird, d. h., dass auf die positiven Aspekte fokussiert und die Bezugsperson ermutigt wird, in der Zukunft »mehr vom Positiven« wahrzunehmen und zu zeigen. Sinnvoll ist dabei zu besprechen, was den Eltern helfen würde, positive Interaktionsangebote häufiger in die Interaktion mit ihrem Kind einzubringen. In den folgenden Therapiesitzung wird jeweils mit den Eltern ausgewertet, wie die Umsetzung geklappt hat. Gegebenenfalls kann eine erneute Videoaufnahme gemacht werden, um diese in der darauffolgenden Sitzung erneut zu besprechen.

Die klassische videogestützte interaktionsanleitende Therapie wird vorwiegend anhand der Zweierinteraktion zwischen Kind und einem Elternteil oder einer anderen Bezugsperson durchgeführt (»dyadisch«). Hierzu liegen bei Weitem die meisten Erfahrungen und auch wissenschaftliche Evaluationen vor. Auch im Rahmen von psychotherapeutischen Behandlungen haben wir es ja sehr häufig mit einer relevanten Bezugsperson zu tun, die die ganze Last der Elternschaft auf sich vereint, also beispielsweise eine alleinerziehende Mutter, eine Pflegemutter, eine WG-Bezugsperson etc. Aber manchmal gibt es ja auch Schwierigkeiten und Konflikte im Mehrpersonensetting, also Konflikte zwischen Mutter und Vater, Pflegemutter und biologischer Mutter, mehreren WG-Erzieher:innen etc. In solchen Fällen kann eine interaktionsanleitende Behandlung u. U. auch mit Mutter und Vater sowie dem Kind durchgeführt werden (»triadisch«), wobei die Interaktionen dann komplexer und die Auswertungen der Videosequenzen schwieriger werden. Eine gute theoretische und praktische Grundlage für die therapeutische Arbeit mit Eltern-Kind-Triaden stellt das »Spiel zu Dritt«-Paradigma dar (Fivaz-Depeursinge et al., 2010), welches auch schon für interaktionsanleitende Therapie genutzt wurde (Hedenbro et al., 2006).

10.3.4 Vorgehen beim Behandlungsschwerpunkt

Arbeit mit dem Kind

Die Herausforderung der individuellen therapeutischen Arbeit innerhalb der iKET besteht darin, psychoanalytische Behandlungsgrundsätze im Rahmen einer relativ kurz dauernden Therapie mit aufgrund der erfahrenen Vernachlässigung z. T. recht schwer gestörten Kindern zur Anwendung zu bringen. Wenn Therapeut:innen sich nach der differential-indikatorischen Abklärungsphase (mit mindestens einem Eltern-Kind-Erstinterview, einem Gespräch mit den Eltern und eines mit dem Kind) gemäß der oben beschriebenen Kriterien für den Behandlungsschwerpunkt »individuelle Arbeit mit dem Kind« entschieden haben, stehen ihnen hierfür eine begrenzte Sitzungsanzahl (im Rahmen unserer Therapiestudie höchstens 22 Sitzungen) zur Verfügung. Wenn zuvor aber noch eine gewisse Anzahl von Elternsitzungen (Behandlungsschwerpunkt Arbeit mit den Eltern) durchgeführt wird, kann sich die individuelle Therapie mit dem Kind auf ca. zehn Sitzungen verkürzen.

Für eine solche auf einen relativ kurzen Zeitraum ausgerichtete Arbeit mit vernachlässigten Kindern greifen wir auf die psychoanalytische Tradition der Fokaltherapien zurück, wie sie u.a. von Balint et al. (1972) begründet und im deutschen Sprachraum von Klüwer (1971) ausführlich bezüglich der Psychotherapie Erwachsener beschrieben wurden. Grundsätzlich werden in Fokaltherapien nicht wie bei langfristig angelegten psychoanalytischen Behandlungen alle nach und nach auftauchenden unbewussten Konfliktdynamiken bearbeitet, sondern die Therapeut:innen widmen sich schon nach einer kurzen Orientierungsphase in Absprache mit ihren Patient:innen bevorzugt oder ausschließlich einem im Vordergrund stehenden Konflikt (»dem Fokus«), der die Symptomatik und das psychische Leiden in besondere Weise bestimmt. Die Erarbeitung eines solchen Fokus ist höchst anspruchsvoll, weil sie in einer ganz frühen Phase der Behandlung ein psychoanalytisches Verstehen der zentralen Störungsdynamik erfordert, auf die sich Therapeut:in und Patient:in in einem offenen Dialog verständigen müssen. Deshalb haben sowohl Balint als auch Klüwer ihre Eindrücke detailliert und intensiv mit ihren psychoanalytischen Kolleg:innen in »Fokusgruppen« besprochen und in diesen Gruppen auch um die Formulierung der Foki gerungen. Dies ist eine psychoanalytische Tradition, die wir gerne bei unserer Arbeit im Rahmen der iKET übernommen haben.

Tanja Göttken und ich haben das Konzept der psychoanalytischen Fokaltherapie aufgegriffen und für die Behandlung von Kindern angepasst und dies in einem Manual zur psychoanalytischen Kurzzeittherapie für Kinder (PaKT) ausführlich dargelegt (Göttken & von Klitzing, 2015). In einer ersten Studie konnte die Wirksamkeit der psychoanalytischen Fokaltherapie bei Kindern mit Angststörungen gezeigt werden (Göttken et al., 2014). Bei der iKET mit dem Behandlungsschwerpunkt »Arbeit mit dem Kind« werden die Grundsätze der PaKT angewandt. Im Folgenden sollen diese zusammenfassend dargelegt werden.

Übersicht: Das Dreieck psychodynamischer Konstellationen

Die an die PaKT angelehnte Arbeit besteht aus Einzelsitzungen mit dem Kind und ca. an jedem fünften Termin stattfindenden begleitenden Elternsitzungen. Ausgehend von einigen wenigen Sitzungen mit dem Kind zu Beginn der Behandlung und den ebenfalls erfolgten Elterngesprächen wird der Fokus für die Arbeit mit dem Kind entwickelt. Ziel dabei ist, mit dem Kind ein den Symptomen zugrunde liegendes Beziehungsthema zu erarbeiten und zu bearbeiten. Diesem Beziehungsthema stützt sich auf eine psychodynamische Hypothese darüber, welche Funktion die Symptomatik (z. B. eine Angstproblematik, Verstimmungen, Verhaltensprobleme) für das Kind bei der Bewältigung seiner bisherigen Lebenserfahrungen und momentanen Beziehungsprobleme haben könnte. Dabei fließen drei Informationsebenen ein, die zu einem »Dreieck psychodynamischer Konstellationen« zusammengefasst werden (»Triangle of Psychodynamic Constellations, ToP«).

Drei Ebenen von ToP (Dreieck psychodynamischer Konstellationen):

1. Symptome und deren Bedeutung im Beziehungsgeschehen zwischen Eltern und Kind,
2. Material, welches das Kind in der therapeutischen Sitzung einbringt (Zeichnungen, Spielinhalte, Gesprochenes, Träume, Verhalten),
3. Beziehungsgeschehen, wie es sich zwischen Eltern, dem Kind und dem/der Therapeut:in entfaltet.

Die Erstellung und Formulierung eines solchen Dreiecks psychodynamischer Konstellationen dienen als Hilfe in dem Prozess, die komplexen verbalen und nonverbalen Informationen, die von den Eltern und dem Kind eingebracht und mit den analytischen Wahrnehmungen des/der Therapeut:in angereichert werden, so zu integrieren, dass ein Verständnis der Symptome des Kindes als ein Beziehungsthema im Zusammenhang mit zugrunde liegenden unbewussten Konflikten möglich wird. Für die Eltern bedeutet das: *»Sie wünschen sich, dass die unangenehmen Verhaltensprobleme ihres Kindes beseitigt werden. Zunächst gilt es aber gemeinsam zu verstehen,*

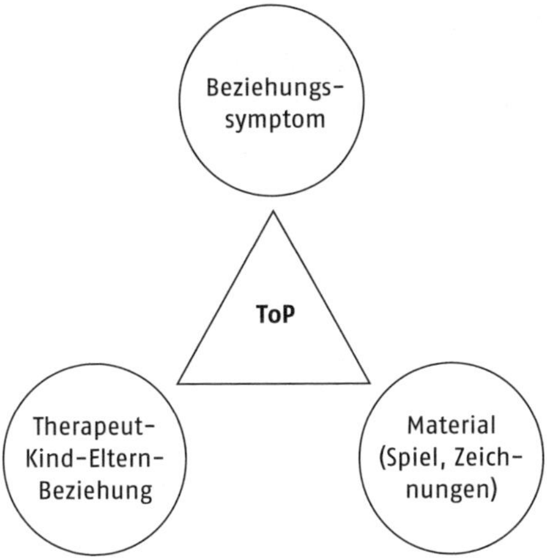

Abbildung 10-1: ToP: Triangle of Psychodynamic Constellations (Dreieck psychodynamischer Konstellationen) aus Göttken & von Klitzing, 2015, S. 148

welche Funktion und Bedeutung diese Symptome in ihren Beziehungen hat.« Für das Kind bedeutet das: *»Ich komme gerne in die Therapiestunde, weil sich mein/meine Therapeut:in mir dann ganz zuwendet und wir miteinander spielen können. Aber mein/meine Therapeut:in möchte mit mir darüber nachdenken, was dieses Spiel zum Verständnis meiner Probleme beiträgt. Das finde ich ein bisschen komisch, aber mal sehen, was dabei herauskommt.«* Für den/die Therapeut:in bedeutet das: *»Das Kind mit seinem Leiden aber auch mit seinem schwierigen bzw. herausfordernden Verhalten löst in mir ganz unterschiedliche Gefühle aus, da kann ich die Eltern schon gut verstehen, wenn diese sich ihrem Kind nicht so liebevoll zuwenden können. Wie kann ich meine emotionale Resonanz auf die Familie zu einem Verständnis der zugrunde liegenden unbewussten Konflikte nutzen?«*

Die psychotherapeutische Arbeit mit dem Kind kann z. B. darauf abzielen, seine im Rahmen von Internalisierungsprozessen gegen das Selbst gewandte Aggression kennenzulernen und sie bewusst zu machen, um nach besseren Lösungen zu suchen. Oft geht es auch darum, den nachvollziehbaren Versuch des Kindes, angesichts vieler erlittener Beziehungsenttäuschungen nicht zu verzweifeln und eine aktive Position in Beziehungen auch um den Preis ausgesprochen destruktiver Beziehungsgestaltung zu erringen, aufzuzeigen. Ziel dabei ist, dass das Kind zunehmend auf symbolischer Ebene einen Zugang zu Mangel, Verlust und Enttäuschung findet, die der gegen das Selbst gewandten Aggression und der destruktiven Beziehungsgestaltung zugrunde liegen. Dies kann besonders dann sehr wirksam sein, wenn die erlittenen Mangelerfahrungen und die Enttäuschung gegenüber Beziehungsobjekten auch in der Übertragungsbeziehung innerhalb der Therapie ihren Ausdruck finden. Die Übertragungsbeziehung eröffnet dem Kind auch die Möglichkeit zu einer besseren Lösung des Konflikts. Wichtig ist, dass es ein Gegenüber erlebt, das auf seine Aggression nicht mit Gegenaggression oder Kontaktabbruch reagiert. Der/die Therapeut:in versucht, neben seiner/ihrer Beteiligung am Beziehungsgeschehen eine dritte Position des Verstehens einzuführen, welche dem Kind dabei helfen kann, Aggression nicht mehr nur handelnd (z.B. durch Attacken auf den/die Therapeut:in), sondern auch symbolisch im Spiel, Gestalten und durch Sprache auszudrücken. Dies kann zu einer Flexibilisierung der Abwehr, weniger Selbstvorwürfen und Destruktivität sowie zu einer Aufweichung von Entwicklungshemmungen und mehr Vitalität führen.

Beispiel für eine Fokusformulierung

Die sechs Jahre alte Anna wurde von ihren Eltern wegen depressiver Symptome zur Behandlung vorgestellt. Häufig äußerte sie: »Ich mag mich nicht gerne! Ich tauge nichts! Ich kann nichts.« Ein weiteres Problem bestand darin, dass es immer wieder zu heftigem Streit zwischen dem Kind und ihrer Mutter kam, verbunden mit auch manchmal tätlich aggressiven Handlungen. Die Mutter forderte von ihrer Tochter bestimmte Verhaltensweisen, gegen die Anna sich wehrte. Im Erstgespräch sagte sie: »Es ist ja sowieso egal, was ich sage.«

Beide Eltern waren stark beruflich absorbiert. Die Mutter arbeitete als Verkäuferin in einem Großhandel, der Vater war Ingenieur in einem mittelgroßen Betrieb. Die Mutter kam aus schwierigen Verhältnissen, war als Kind selbst vernachlässigt worden, hatte im Jugendalter Drogen konsumiert und war schon vor der Volljährigkeit von zu Hause ausgezogen. Sie hatte sich aufgrund ihrer eigenen emotionalen Überforderung ihrem Kind in den ersten drei Lebensjahren emotional kaum zuwenden können. Sie fühlte sich unter Druck und erhielt kaum Unterstützung vom Vater, der sich aus allen Bereichen der Familie herauszog. Sie wollte unbedingt, dass ihr Kind eine bessere Entwicklung nehmen würde als sie selbst, wartete dabei aber mit recht rigiden Erziehungsvorstellungen und Forderungen an ihre Tochter auf. Wenn die Therapeutin diesbezüglich flexibilisierend auf die Eltern eingreifen wollte, spürte sie sofort eine heftige Rivalität ihr gegenüber vonseiten Annas Mutter.

Anna freute sich sehr, in die Behandlung zu kommen, schätzte die ungeteilte und liebevolle Aufmerksamkeit ihre Therapeutin, gab aber am Anfang an, nicht zu wissen, was sie malen oder spielen sollte. Spontan malte sie dann ein Bild mit zwei sehr hohen Bäumen an den Bildrändern und in der Mitte eine ganz kleine auf dem Wasser schwimmende Ente. Die Therapeutin fühlte sich in die Einsamkeit der verloren wirkenden Ente (und damit auch in Annas Einsamkeit) ein und fragte, was man denn machen könne, um dieser mehr Zuwendung zu ermöglichen. Anna meinte: »Man muss die großen Bäume fällen, um an ihren Samen heranzukommen. Mit dem kann man ja viele neue Bäume pflanzen.« Als im weiteren Verlauf der ersten Stunde Anna immer mehr von ihrer inneren Leere zeigte und keinerlei Einfälle mehr hatte, schlug die Therapeutin das Squiggle-Spiel vor: »Einer von uns malt einen Kritzel und der andere macht daraus ein Bild.« Nachdem sie den ersten Kritzel vorgeben hatte, blühte Anna auf und äußerte leicht verächtlich: »Das ist ja pipieinfach!«, und begann ein phantasievolles Bild zu malen. Dieser Vorgang wiederholte sich mehrfach.

In der Fokalkonferenz wurden verschiedene Aspekt von Annas Entwicklung und der ihrer Familie diskutiert: ihre Identifikation mit der als depressiv erlebten Mutter, der nicht ausreichend als Dritter zur Verfügung stehende Vater, die rigide Erziehungshaltung der Mutter, mit der sie ihre eigenen Selbstwertprobleme zu kompensieren versuchte. Am Ende überwog der Eindruck, dass Anna durchaus mit der Mutter um den fernen Vater rivalisierte, sich selbst aber aus Schuld und angesichts der persönlichen Schwäche ihrer Mutter innerlich zurücknahm, was ihre Entwicklung sichtlich hemmte.

Die Therapeutin entschloss sich, den Fokus auf der Ebene der sich andeutenden Übertragungskonstellation zu formulieren: »Wenn wir zusammen malen, dann findest du alles pipieinfach, hast das Gefühl, eigentlich besser malen zu können als ich. Aber es macht dir Angst, dass mich das ärgern und traurig machen und ich mich von dir deshalb zurückziehen könnte. Denn du wünscht dir ja so sehr, dass ich mich um dich kümmere.« Und in einem zweiten Schritt: »Das geht dir wohl auch mit deiner Mama so: Du fühlst dich manchmal als ein viel tolleres Mädchen als sie und denkst, dass du für deinen Papa die tollere Frau sein könntest. Aber das macht dir Angst, weil du ja die Mama sehr brauchst, gerade weil der Papa so wenig Zeit für dich hat.«

Den Eltern sagte die Therapeutin: »Sie haben so eine schlaue und kreative Tochter. Es wäre gut für sie, wenn Sie, der Papa, ihre Tochter mehr beachten würde und mehr Zeit für sie hätten. Aber auf der anderen Seite spürt Anna auch, wie traurig und selbstzweifelnd Sie, die Mama, oft sind. Und dann hat sie Angst, alle ihre Fähigkeiten zu zeigen, weil sie befürchtet, dass ihre Rivalität mit Ihnen sie noch verzweifelter machen könnte. Aber sie liebt Sie (die Mama) ja auch und braucht Sie auch. Dieser Konflikt macht ihrer Tochter wohl große Angst. Hier haben wir auch manchmal so eine Situation. Sie wünschen sich so sehr von mir, dass ich Ihnen als Eltern helfe. Aber andererseits nagt es an Ihrem elterlichen Selbstwertgefühl, wenn das Gefühl in Ihnen aufkommt, ich wüsste besser, wie mit Ihrem Kind umzugehen ist.«

Ablauf der Behandlung im Schwerpunkt »Arbeit mit dem Kind«:

- Erstgespräch: erste Sitzung mit beteiligten Eltern und/oder anderen wichtigen Bezugspersonen und dem Kind; Ziel: Erfassung der Symptome; erste Besprechung möglicher Bedeutung der Symptome;
- ein bis zwei Elterngespräche zur Erfassung der Mentalisierungsfähigkeit und triadischen Kompetenz der Eltern;

- ein bis zwei Sitzungen mit dem Kind zur Erfassung der Struktur, der vorherrschenden Konflikte und Beziehungsgestaltung des Kindes (die Reihenfolge von Elterngesprächen und Sitzungen mit dem Kind kann auch alternierend sein);
- genaue Analyse des vom Kind eingebrachten Materials (Zeichnungen, Träume, Gestaltetes, Gesprochenes etc.); Erarbeitung eines Arbeitsbündnisses mit dem Kind;
- Integration des Materials zu einer psychodynamischen Hypothese, ToP (Triangle of Psychodynamic Constellations), je eine Sitzung mit dem Kind und den Eltern zur gemeinsamen Formulierung des wichtigsten Beziehungsthemas als Fokus;
- Durcharbeiten des im Fokus formulierten wichtigsten Beziehungsthemas in den einzeltherapeutischen Sitzungen mit dem Kind und begleitenden Elterngesprächen nach jeder vierten Einzeltherapiesitzung. Hat man aufgrund einer längeren Arbeit im Schwerpunkt Elternarbeit für die Behandlungsphase »Arbeit mit dem Kind« weniger Zeit, muss der Ablauf entsprechend angepasst werden.
- Abschlusssitzungen: In jedem Fall sollte eine separate abschließende Sitzung mit den Eltern am Ende der Therapie eingeplant werden, auch wenn gegebenenfalls dadurch das Verhältnis von Eltern- zu Kindsitzungen im Rahmen der 25 Sitzungen nicht vollständig ausgewogen ist. Etwa vier bis sechs Sitzungen vor Ende der Therapie empfiehlt es sich, den bevorstehenden Abschied zu thematisieren und die Aufteilung der verbleibenden Stunden zwischen Kind- und Elternsitzung gemeinsam festzulegen. Wichtig ist dabei, dass die Symptome in der letzten Behandlungsphase noch einmal aufgegriffen werden, um zu besprechen, wie diese sich im Zusammenhang mit möglichen Veränderungen in den Familien entwickelt haben.

Setting

Die einzeltherapeutischen Sitzungen mit dem Kind benötigen in erster Linie eine festgelegte Zeit (meist 50 Min.) sowie einen geschützten Raum, in welchem die Behandlung stattfindet. In der Regel befindet sich der Raum in der Praxis oder der Institution, in der der/die Therapeut:in arbeitet. Alternativen sind geschützte

Räume im Kindergarten, in der Schule, in der Kinder-WG oder bei Kinderärzten etc. Nur in Ausnahmefällen kann auch ein abgetrennter Raum im Elternhaus des Kindes genutzt werden, sofern ein solcher zur Verfügung steht. Dem Kind wird am Anfang gesagt: *»Du kannst hier tun, was dir in den Sinn kommt«* oder *»Es ist dir überlassen, was wir tun, ob wir spielen, sprechen oder schweigen.«* Gibt es Bereiche im Zimmer, zu denen das Kind keinen Zugang hat (z. B. Schreibtisch oder Schrank des/der Therapeut:in), sollte dies von Anfang an deutlich gemacht werden. Jedes Kind erhält einen Karton oder eine Schachtel, in welchem Material aus der Stunde (Bilder, Gebasteltes etc.) aufbewahrt werden kann. Kann ein Kind sich in den ersten Stunden angstvoll von seiner Mutter, seinem Vater oder anderen begleitenden Bezugspersonen nicht trennen, wird diesen Zugang zum Therapiezimmer gewährt, ihnen aber eine möglichst passive Rolle zugewiesen und nach und nach eine Trennung initiiert, wenn das Kind mehr Vertrauen in die/der Therapeut:in gefasst hat. Sofern Kinder unbedingt etwas aus der Therapiestunde mitnehmen wollen, kann dies erlaubt werden, wobei aber Therapeut:innen deutlich machen sollten, dass sie bevorzugen, wenn das Material aus den Stunden auch im Therapiezimmer bleibt. Am Ende der Behandlung wird besprochen und miteinander entschieden, was aus dem Inhalt der Schachtel des Kindes wird.

Mögliche Ausstattung des Behandlungszimmers

Das angebotene Material sollte einen altersangemessenen Aufforderungscharakter haben, aber durchaus bescheiden und nicht überbordend sein. Es geht nicht darum, dass das Kind im Therapiezimmer die großartigsten Spielsachen vorfindet, sondern es sollte eher Material vorhanden sein, das die Phantasie anregt und zu gemeinsamen Gestalten anregt, z. B.

Stifte, Papier
Schnur, Klebstoff, Schere
Knet- oder Modelliermasse
Tierfiguren (Hund, Katze, Kuh, Pferd etc.)
Spielfiguren (Mama, Papa, 4 Kinder, Oma und Opa, Arztfigur etc.)
Handpuppen

Psychotherapeutisches Arbeiten mit Kindern auf verschiedenen Strukturniveaus

Schon in der(n) ersten Sitzung(en) und dann weiterhin im Laufe des therapeutischen Prozesses sollte der/die Therapeut:in sich immer wieder fragen, auf welchen Niveaus sich das Kind strukturell in der Behandlung bewegt. Es wird empfohlen, sich für diese Einschätzung die Ausführungen zur Achse »Struktur« der Operationalisierten Psychodynamischen Diagnostik im Kindes- und Jugendalter zunutze zu machen (Arbeitskreis OPD-KJ-2, 2013). In diesem diagnostischen Manual wird psychische Struktur definiert als »das Ergebnis einer bidirektionalen Wechselwirkung von angeborenen Bereitschaften und interaktionellen Erfahrungen« (S. 85). Individuelle Erfahrungen und angeborene Dispositionen führen zu charakteristischen Erlebens- und Handlungsbereitschaften des Kindes in der Auseinandersetzung mit seiner Innen- und Außenwelt. Im Rahmen der Behandlungsplanung der iKET sollte daher die Wahl der therapeutischen Technik an das Strukturniveau des Kindes angepasst werden.

Gemäß der OPD-KJ-2 (S. 198 ff.) werden die strukturellen Fähig- und Möglichkeiten eines Kindes anhand der folgenden Dimensionen beschrieben:

- Steuerung (Fähigkeit zur Impulssteuerung, Affekttoleranz, Nutzung von Steuerungsinstanzen und Selbstwertregulation),
- Identität (Fähigkeit zu kohärenter Selbstwahrnehmung, Selbst- und Objekterleben, Selbst- und Objektdifferenzierung und Zugehörigkeitsgefühl zur Gleichaltrigengruppe),
- Interpersonalität (Fähigkeit zur Phantasietätigkeit und Mentalisierung, Reziprozität in der Beziehung zu anderen, Affekterleben, Empathie und altersangemessener Trennung von den wichtigsten Bezugspersonen),
- Bindung (Zugang zu Bindungsrepräsentationen, Fähigkeit, allein zu sein und sich sicher zu fühlen, Fähigkeit zur Nutzung von Bindungsbeziehungen).

In dem diagnostischen Manual wird zwischen guter, eingeschränkter und geringer und DesIntegration unterschieden.

Ist das Kind aufgrund seines guten Strukturniveaus in der Lage, seine Impulse angemessen zu regulieren und einen inneren Phantasieraum herzustellen, der ihm ein Probehandeln ermöglicht und den es mit einem Gegenüber teilen kann, so kann konfliktzentriert, aufdeckend und einsichtsfördernd gearbeitet werden (wie im vorangegangene Fallbeispiel zur Fokusformulierung). Stehen dem Kind aufgrund struktureller Defizite diese Regulationsmechanismen nur unzureichend zur Verfügung, so sollten die Funktionen des Haltgebens, die Nutzung der reflektiven Funktion des/der Therapeut:in und die daraus hervorgehende Unterstützung von Mentalisierungsfunktionen des Kindes im Vordergrund stehen.

Gute strukturelle Integration Die psychotherapeutische Arbeit an Konflikten setzt voraus, dass sie sich auf einer symbolischen Ebene ausdrücken. Das Spiel im Als-ob-Modus kann unter dieser Voraussetzung genutzt werden, um die kognitiv-emotionalen Stile des Kindes zu flexibilisieren und die der Symptomatik zugrunde liegenden unbewussten Konflikte sowohl im symbolischen Material als auch in der Übertragungsbeziehung mit dem Kind aufzuspüren und zu deuten.

Als Hinweise auf ein hohes Strukturniveau des Kindes im Vorschul- und jungen Schulalter gelten die Integration guter und böser Objekt- und Selbstanteile, die Zurückdrängung des Narzissmus zugunsten der Objektliebe, der Zugang zu ödipalen Konflikten, das Erreichen triadischer Kompetenzen sowie das Vorherrschen einer gut funktionierenden Realitätsprüfung. Das psychoanalytische Verstehen unbewusster Konflikte anhand des symbolischen Materials kann unter der Voraussetzung einer gut integrierten Struktur von Anfang an den Mittelpunkt der gemeinsamen therapeutischen Arbeit bilden. Kinder mit Ängsten und depressiven Symptomen können auch trotz gut integriertem Strukturniveau im gemeinsamen Spiel sehr gehemmt und phantasielos wirken. Es fällt ihnen dann schwer, zusammen mit dem/der Therapeut:in die Innenwelt spielerisch zu erkunden. In solchen Situationen sollte dem Kind behutsam vermittelt werden, dass im gemeinsamen Spiel alles gesagt, gespielt und gedacht werden darf und dass es keine »guten«

oder »schlechten« Spiele gibt. Oft lockert sich diese Spielhemmung mit der Zeit, wenn Kinder sich von dem/der Therapeut:in »abschauen«, wie diese/dieser spielt und dem Spiel Bedeutung beimisst. Ist die Spielfähigkeit gehemmt, wird deren (Wieder-)Herstellung zu einem wichtigen Therapieziel. Therapeut:innen sollen durchaus lustvoll mit dem Kind mitspielen, aber sie sollten nicht zu gute Mitspieler:innen werden, einerseits um die Interaktion mit dem Kind nicht zu dominieren, anderseits aber auch, weil sie neben der Teilnahme am Spiel noch die Aufgabe haben, über das Spiel nachzudenken und die Ergebnisse dieses Nachdenken in für das Kind nutzbare Deutungen einfließen zu lassen. Diese doppelte Funktion sollten sie dem Kind erklären.

Mäßige strukturelle Integration Eine mäßige Integration liegt vor, wenn Impulse nur eingeschränkt reguliert und negative Affekte nur zeitweise toleriert werden können. Kinder mit mäßiger struktureller Integration sind enorm kränkbar, haben kein sicheres Gefühl der eigenen Identität und können ihre Wünsche nur wenig mit denen ihres Gegenübers abgleichen. In ihrer Sicht sowohl auf die Beziehungspersonen als auch auf sich selbst neigen sie dazu, rasant von positiven zu negativen Bewertungen zu wechseln (»Ich bin ein gutes Kind« vs. »Ich bin ein böses Kind«; »Du bist ein geliebter Therapeut« vs. »Du bist der schlimmste Therapeut auf der Welt«), ohne dass solche Wechsel erklär- oder vorhersehbar wären.

Kinder, deren Strukturniveau mäßig integriert ist, zeigen sich in der Regel von Anfang an lebendig und wenig gehemmt in ihrem Spielverhalten. Sie sind in der Lage, im Als-ob-Modus zu spielen, und ihr Spiel zeichnet sich oft durch eine ausgesprochen reichhaltige Phantasie aus. Allerdings wechseln ihre Spielinhalte meist abrupt, und sie spielen wenig fokussiert, was es dem/der Therapeut:in schwermacht, sich am gemeinsamen Spiel zu beteiligen und über die Inhalte des Spiels nachzudenken.

Kinder mit mäßig integrierter Struktur sind häufig ambivalent gegenüber ihrem/ihrer Therapeut:in. Die Übertragung gestaltet sich wechselhaft. Sie richten oft schnell wechselnd libidinöse wie auch aggressive Gefühle auf ihre Therapeut:innen. So können die Stunden oft sehr wechselhaft verlaufen und der/die Therapeut:in erlebt sich in ein unübersichtliches Übertragungsgeschehen verwickelt. Oft dominieren diese Kinder ihre/ihren Therapeut:in, erteilen ihm/ihr Befehle und lassen ihm/ihr durch den oftmals sehr rasanten Spielfluss keinen Spielraum, eigene Gedanken zu entwickeln. Vernachlässigte Kinder bringen häufig sowohl ihre Objektsehnsucht als auch ihren Objekthass in die therapeutische Beziehung ein, ohne dass Liebe und Hass zu einer einheitlichen Gefühlsausrichtung intergriert werden. In der Gegenübertragung fühlen sich Therapeut:innen dann oft verwirrt und in einem Wechselbad von Gefühlen. Versucht der/die Therapeut:in, die Aufmerksamkeit des Kindes auf mentale Prozesse zu lenken (z. B. Sätze wie »Ich überlege mir, ob …« oder »Was meinst du, was könnte das bedeuten«) oder Affekte anzusprechen (z. B. »Das Kind in deinem Spiel muss sich aber wütend fühlen …«), so wird das manchmal vom Kind aufgenommen und weiterverfolgt, manchmal möchte das Kind aber auch ganz im Handeln bleiben (z. B. »Hör auf zu reden, zu denken, mach jetzt lieber …«).

Geringe strukturelle Integration und Desintegration Kinder, deren Strukturniveau gering oder gar desintegriert ist, setzen ihre Impulse unmittelbar in Handlung um. Ihre Affekte meist von Wut und manchmal auch von Trauer brechen völlig unerwartet durch, ohne dass ein Bezug zur Situation ersichtlich wird. Sie haben kein kohärentes Bild von sich selbst und in ihrer Beziehungswelt ist die Unterscheidung zwischen sich und dem Gegenüber brüchig. Oft geht der Realitätsbezug verloren. Phantasie und Wirklichkeit werden kaum voneinander unterschieden. Am Ende der Therapiesitzung verlassen sie die gemeinsame Beziehung entweder ohne jede sichtbare Regung oder sie können das Stundenende überhaupt nicht ertragen und weigern sich, den Therapieraum zu verlassen. Sie fühlen sich oft massiv gekränkt, weil sie Affektäußerungen ihrer Beziehungspersonen einseitig als gegen sich gerichtet interpretieren.

Bei einem Kind mit geringer struktureller Integration geht es darum, den Realitätsbezug in Grundzügen zu erhalten. Das Kind kann kaum im Als-ob-Modus spielen. Sein Spiel ist chaotisch, bizarr und von destruktiven Handlungen geprägt. Die Affekte des Kindes sind flach, und es entwickeln manchmal erschreckende Spielinhalte (z. B. ein Kind verletzt sich, wird dafür noch von den Elternfiguren bestraft und am Ende fliegen alle mit einer Rakete in den Himmel, um dann abzustürzen), ohne dass der Affekt des Kindes in irgendeiner Weise diese Schrecklichkeit widerspiegelt. Der/die Therapeut:in wird zum entsetzten Zuschauer des destruktiven Spiels. Oft werden die schrecklichen Spielinhalte wiederholt (repetitives Spiel) und es kommt zu gar keiner Lösung. Dadurch wird das Spiel starr. Im Vordergrund steht eine Art Zwang zum Handeln, so dass der symbolische Charakter des Spiels verloren geht bzw. gar nicht erst aufkommt.

Hierbei ist es wichtig, dass die therapeutischen Interventionen sich auf die Arbeit an der Differenzierung von Selbst- und Objektgrenzen sowie von Realität und Phantasie konzentriert und eine aktive, strukturgebende therapeutische Technik angewandt wird. Ein Kind, das (noch) nicht über die stabile Fähigkeit verfügt, die innere Realität der Gedanken von der äußeren Realität zu unterscheiden, sollte zunächst unterstützt werden, seine aggressiven Impulse zu steuern; erst danach sollten die den destruktiven Phantasien zugrunde liegenden unbewussten Konflikte angesprochen werden. Zu früh gegebene Inhaltsdeutungen können zu einer weiteren Destabilisierung führen.

Oft ist es wichtig, die Handlungen und gemeinsamen Interaktionen einfach zu benennen und ihnen möglicherweise aufkommende Gefühle und Gedanken zuzuordnen. Therapeut:innen sollten in der Lage sein, sich auf das psychische Funktionsniveau des Kindes einzustimmen. Auf dieser Basis kann langsam mit der Verbalisierung von Wünschen, Gedanken und Affekten begonnen werden. Aggressive Phantasien sollten nur vorsichtig gedeutet werden, da dies bei rigidem desintegriertem Über-Ich zu starken Schuldgefühlen und einem selbstdestruktiven Strafbedürfnis des Kindes führen könnte.

Therapietechniken

Eine psychoanalytisch ausgerichtete Kindertherapie ist von einer therapeutischen Haltung geprägt, welche jedem Kind ein individuell ausgerichtetes entwicklungsförderliches therapeutisches Milieu eröffnet. Diese Haltung beinhaltet eine Unvoreingenommenheit und eine möglichst große Offenheit gegenüber jeder neuen Stunde sowie den Entwicklungen des Kindes. Für die Sicherung des therapeutischen Prozesses ist es wichtig, den Rahmen (Ort, Zeit, Regelmäßigkeit etc.) der Behandlung zu definieren und zu sichern. Für den/der Therapeut:in gilt es, die eigenen therapeutischen Funktionen (z.B. die eigene Denkfähigkeit und wohlwollende Zugewandtheit) auch angesichts verwirrender Beziehungsepisoden sowie Aggressionen in der Übertragung und Gegenübertragung zu sichern.

Nicht zu vernachlässigen sind die Rahmenbedingungen der Therapie, d.h. der therapeutische Raum, das konstante Setting und die therapeutische Beziehung als sicherer Ort der Patient:innen, an welchem sie gesehen, verstanden und gehalten werden. Die Bemühungen des/der Therapeut:in um ein solch stabiles Setting, im Falle der iKET auch in möglichst enger Zusammenarbeit mit dem Helfersystem, sind als Grundlage für jegliche therapeutische Technik in ihrer Bedeutung nicht zu unterschätzen.

Auf der Basis eines sicherheitgewährenden Settings geht es darum, ein auf das individuelle Kind abgestimmtes förderliches therapeutisches Milieu entsprechend der haltenden Funktion einer »ausreichend guten« Bezugsperson bereitzustellen. Diese Funktion ist gekennzeichnet durch eine zugewandte, offene Haltung dem Kind gegenüber, unabhängig davon, welche heftigen, manchmal destruktiven Affekten dieses zeigt und manchmal auch auf den/die Therapeut:in richtet und wie heftig sich mögliche aggressiv-aversive Gegenübertragungen (vgl. Winnicott, 1968) in dem/der der Therapeut:in entwickeln.

Das Aufnehmen der vom Kind oder seinen Eltern ausgehenden in den/die Therapeut:in projizierten oder auf den/die Therapeut:in gerichteten Aggressionen und deren innerliche Regulierung und Verarbeitung (psychische Verdauung), ohne diese Affekte abzuweisen oder in Form von Angriffen auf das Kind bzw. seine Eltern zurückzuwerfen, hat Bion (1962b) »Containment« genannt. Da wir bei Kindern mit Vernachlässigungserfahrung von sehr viel Wut und Hass ausgehen können, welche sich in der Beziehung ein Gegenüber suchen, ist das Containment eine der wichtigsten therapeutischen Funktionen.

Ein Königsweg, einen Zugang zur inneren Welt des Kindes zu erhalten, ist das ***Spiel***. Das Spiel eröffnet dem Kind die Möglichkeit zum Probehandeln in einem Übergangsbereich zwischen dem eigenen Selbst, den inneren Konzepten vom Selbst und den Objekten der äußeren Beziehungswelt. Das Spiel des Kindes ist vergleichbar mit der freien Assoziation des Erwachsenen in der analytischen Kur. Kinder im Vorschul- und jungen Schulalter zeigen meist eine ganz spontane Tendenz zum Spielen. Mit zunehmendem Alter kommt es zuweilen zu einer größeren Zurückhaltung in Bezug auf das Spiel. Für Schulkinder bietet sich die ***Squiggle-Technik*** nach Winnicott (1971), mit welcher auch ein Übergangsraum zwischen der Phantasiewelt des Kindes und der des/der Therapeut:in eröffnet wird. Manche Kinder finden Gefallen am Squigglen und wollen es jede Stunde wieder tun. Dies sollte ermöglicht werden, aber das Spiel darf nicht zu einem reinen Ratespiel (»*Rate, was ich gezeichnet habe!*«) verkommen, sondern der/die Therapeut:in sollte immer wieder dazu anregen, die zu den Zeichnungen gehörenden Phantasien in den therapeutischen Dialog einzubringen. Auch können Träume der Kinder besprochen werden.

Bei vernachlässigten und traumatisierten Kindern kann die Fähigkeit zum Spielen, und sich dabei auch mit den Gefühlen und mentalen Zuständen der Spielprotagonisten zu beschäftigen, gehemmt sein. Dann benötigen sie die Unterstützung des/der Therapeut:in, um einen Zugang zum Spiel und zur mentalen Funktion zu erhalten. Es können ***mentalisierungsfördernde Techniken*** vonseiten des/der Therapeut:in genutzt werden, um dem Kind einen Zugang zu den eigenen Gefühlen und auch zu Gefühlen sowie mentalen Zuständen anderer zu erleichtern. Z. B. können in freien Spielsituationen Affekte der Spielprotagonisten identifiziert, benannt und mit möglichen Spielthemen in Verbindung gebracht werden (»*Da hat die Figur (z. B. das Kind, die Elternfigur etc.) aber Angst*«, wenn das Kind im Spiel eine Figur sich verstecken lässt). Wenn das Kind nicht frei spielt, können gezielt Spiele eingesetzt werden, um die Mentalisierungsfähigkeit der Kinder zu stärken. Ein Beispiel ist hierfür das Spiel »*Magische Fernbedienung*«, bei dem eine alte oder imaginierte Fernbedienung genutzt werden kann, damit das Kind per Knopfdruck auf der Fernbedienung das Verhalten des/der Therapeut:in steuern kann, wie es will. Wichtig ist bei diesem Spiel, dass sich der/die Therapeut:in im Rahmen seiner/ihrer Grenzen zur Verfügung stellt und das Kind immer wieder dazu anregt, gemeinsam darüber nachzudenken, wie sich die gesteuerten oder steuernden Personen fühlen und was sie denken. Das Spiel kann auch mit umgekehrten Rollen, also indem der/die Therapeut:in das Kind mit der Fernbedienung »steuert«, gespielt werden (Asen & Scholz, 2012).

Deutungen sind verbale Äußerungen des/der Therapeut:in, welche dem/der Patient:in zeigen, dass der/die Therapeut:in die emotionale Situation des Kindes versteht und mögliche unbewusste Bedeutungen der Symptome im Auge hat. Der/die Therapeut:in versucht in Worte zu fassen, »was in Gang ist.« (Winnicott, 1974). Die Kunst des Deutens besteht darin, das Strukturniveau des Kindes zu beachten und es weder zu über- noch zu unterfordern. Hierbei werden je nach Strukturniveau verschiedene Deutungsansätze unterschieden, die im Folgenden überblicksartig vorgestellt werden.

Ebenen des Deutens Alvarez unterscheidet drei Typen von Bedeutung, welche für Deutungen gewählt werden können:

1. Erklären, lokalisieren (alternative Bedeutungen anbieten)
2. Beschreiben, benennen (Bedeutung erweitern) und
3. Vitalisieren (auf Bedeutung insistieren) (Alvarez, 2012, S. 80)

Die **erklärende** Deutungsebene wird klassischerweise gewählt, wenn das Kind gut strukturiert ist und seine Symptome sich aus unbewussten Konflikten heraus entwickelt haben. Das Kind verfügt also über stabile, wenn auch nicht konfliktfreie Repräsentationen bezüglich seines Selbst und der Objekte, und seine Ich-Funktionen sind einigermaßen intakt. In solchen Deutungen werden Überzeugungen oder Empfindungen des Kindes aufgegriffen und mit vorbewussten Inhalten verknüpft und/oder die Abwehr gegen solche Verknüpfungen benannt. Oft beinhalten diese Deutungen kausale Verknüpfungen (»Du ärgerst dich über …, weil …«; »Traust dich nicht …, weil du Angst vor … hast.«) Wichtig ist dabei, dass das Kind auf mehreren Ebenen denken kann und ihm Verknüpfungen zugemutet werden können.

Die **beschreibende** und **benennende** Deutungsebene wird gewählt, wenn die psychische Struktur des Kindes mäßig integriert ist. In der Terminologie von Alvarez wird u. a. von »Entwicklungsverzögerung« und »Borderline« gesprochen. Bei solchen Kindern ist es nach Ansicht der Autorin wichtig, dass der:/die Therapeut:in die Projektionen aufnimmt (»contain«), ohne sie ungefiltert zurückzugeben. »Der Analytiker kann dann die Natur des fehlenden Anteils des Patienten explorieren und containen, bis der Patient fähig ist, ihn sich anzueignen oder wiederanzueignen.« (S.77). Deutungen sind dann Feststellungen, die sich nur auf eine Ebene des Denkens beziehen und auf Verknüpfungen verzichten: »du ärgerst dich …«; oder wenn dieser direkte Bezug zum Selbst zu viel Angst auslöst, allgemeiner: »es ist ärgerlich wenn …«.

Die **vitalisierende** Deutungsebene wird gewählt, wenn die psychische Struktur des Kindes nur gering integriert oder gar desintegriert ist. Alvarez spricht in diesem Zusammenhang von einer autistischen, psychotischen oder von starker Verzweiflung geprägten Befindlichkeit (»State of Mind«). »Auf der Ebene der schwersten Psychopathologie – und deshalb extremsten Ebene der Technik –, stellt sich die Frage, ob Gefühle und Bedeutungen für Patienten in affektlosen Zuständen von Autismus, Dissoziation oder Apathie nach chronischer Verzweiflung überhaupt eine Rolle spielen.« (S.78). Wichtig für das Verständnis ist dabei, dass hier unter Autismus nicht die gleichnamige psychiatrisch diagnostische Entität gemeint ist, sondern ein mentaler Zustand, in welchem ein überwältigendes Gefühl der Verzweiflung (aufgrund von Beziehungslosigkeit und Vernachlässigung in der frühen Kindheit) durch eine autistoide Abwehr jeglichen Affektes und jeglicher Lebendigkeit erträglich zu machen versucht wird. Dabei geht es um »Defizite im Ich wie auch im inneren Objekt, wenn beide als tot und leer oder nutzlos erlebt werden.« (S.79) Es geht dabei nicht um die Frage einer oder zweier Denkspuren, sondern darum, das Kind in der therapeutischen Situation wiederzufinden, in welcher der/die Therapeut:in es völlig zu verlieren droht.

Mögliche Ebenen der Deutung

Basierend auf dem Strukturniveau des Kindes werden drei mögliche Ebenen der Deutung unterschieden (in Anlehnung an Alvarez, 2012):

1. Gute strukturelle Integration

Erklären, lokalisieren, alternative Bedeutung anbieten und verknüpfen: z. B. »*Vielleicht geht es dir auch manchmal so wie dem Kind in deinem Puppenspiel. Du fühlst dich so ängstlich, weil du einerseits so gerne ganz nahe bei Mama sein willst, andererseits aber manchmal auch sehr wütend auf sie bist. Dann hast du Angst, sie mit deiner Wut zu zerstören.*«

2. Mittlere strukturelle Integration

Beschreiben, benennen und Bedeutung ausweiten: z. B. »*Dieses Kind in deinem Spiel ist aber wirklich wütend auf die Mama!*«

3. Geringe strukturelle Integration

Das Kind mittels Vitalisierung zu erreichen versuchen: z. B. »*Hey, wenn eine Mama so ist, dann wird man aber wütend!*«

Es ist eine große Herausforderung, gerade in Kurzzeittherapien die richtige, an die psychische Struktur des Kindes angepasste Deutungsebene zu finden. Einerseits versuchen wir, uns so früh wie möglich schon in der Phase der Fokusformulierung ein Bild vom psychischen Strukturniveau des Kindes zu machen und im Folgenden unsere Interventionen danach auszurichten. Andererseits können junge Kinder in ihren affektiven und mentalen Zuständen auch noch fluktuierend sein, besonders wenn sie sowohl vernachlässigende als auch liebevolle Beziehungen erlebt haben. Deshalb müssen Kindertherapeut:innen sich sehr flexibel auf die wechselnden Strukturniveaus ihrer Therapiekinder immer wieder neu einstellen (»kalibrieren«, Alvarez). Es wäre ein zu hoher Anspruch, immer sofort die richtige Deutungsebene finden zu wollen. In analytischen Psychotherapien werden auch »Fehl-Kalibrierungen« verziehen, sofern sie bemerkt und korrigiert werden. Eine Faustregel dabei ist: Therapeut:innen müssen genau beobachten, was unmittelbar nach ihren Deutungen passiert. Verschlechtert sich das Funktionsniveau des Kindes nach einer Deutung, was man z. B. an einer desintegrierteren Form des Spielens merkt, so war man mit seiner Deutung auf einer zu hohen Ebene. Setzt sich das Spiel des Kindes dagegen auf sinnvolle Weise fort oder wird es sogar kohärenter, dann hat man wahrscheinlich die richtige Ebene getroffen.

Fallbeispiel: Jo, 6 Jahre

Der sechsjährige Jo stammt aus einer bürgerlichen Familie. Seine Mutter, die außerordentlich stark an ihren Vater gebunden war, verliebte sich in einen Mann afrikanischer Herkunft. Jo glich seinem Vater enorm, hatte schwarzes gelocktes Haar und eine dunkle Hautfarbe. Als er zwei Jahre alt war, trennten sich seine Eltern, er lebte dann bei seiner Mutter und seinen beiden Großeltern, hatte aber noch regelmäßig Kontakt mit seinem Vater. Als er vier Jahre alt war, begab sich sein Vater auf eine Reise in sein Herkunftsland und kehrte nie mehr zurück.

Die Mutter war etwas minderbegabt, unsicher, emotional wenig verfügbar und dem Temperament ihres Sohnes nicht gewachsen. Die Großeltern verwöhnten ihn. Die Partnerschaft der Mutter mit dem Vater wurde im bürgerlichen Milieu der Großeltern tabuisiert. So wuchs das Kind in einer emotionalen Vernachlässigung auf und musste darüber hinaus ohne jede Erklärung den plötzlichen Verlust seines Vaters verkraften.

Er entwickelte sich zu einem sehr schwierigen Kind, das überall aneckte, aber auch unsicher und ängstlich war. In den Erstuntersuchungen spielte er nicht, rannte dauernd weg und provozierte seine Mutter und die Therapeutin. Es fiel schwer, ihn zu mögen.

Aber er freute sich auf die Therapiestunden. Einmal brachte er der Therapeutin Muscheln als Geschenk mit, die er tief in ihrem Sandkasten vergrub. Die Therapeutin war ganz gerührt und wandte sich ihrerseits aufmerksam und liebevoll dem Kind zu. Plötzlich aber veränderte sich sein Verhalten, er vollzog provozierende Handlungen. In atemberaubender Geschwindigkeit griff er sich einen Stempel inkl. das dazugehörige schwarze Stempelkissen und begann, den hellbeigen Teppich im Therapiezimmer zu »stempeln«. Die Therapeutin bekam einen Schreck und schrie unverzüglich »Nein!«.

In der Fokuskonferenz wurde eingehend über die Bedeutung dieses Vorganges diskutiert. Der Junge war wohl auf der Suche nach einer Beziehung. Er hatte ein Konzept von Beziehung und wünschte sich eine gute enge Beziehung mit der Therapeutin. Aber er hatte in seinem Leben erfahren, dass man sich auf Beziehungen nicht verlassen kann, dass seine Mutter emotional zu wenig verfügbar war und dass sein Vater ihn unvermittelt verlassen hatte. Er konnte also gar nicht darauf vertrauen, dass eine gute Beziehung kontinuierlich andauern und dass man sich auf sie verlassen kann. Im Gegenteil: Er hatte die Erfahrung gemacht, dass er dem Abbruch und der Zurückweisung vonseiten seiner Beziehungspersonen passiv ausgeliefert war. Unbewusst versuchte er nun, dieses passive Ausgeliefertsein in eine aktive Kontrolle der Beziehung, wenn auch auf negative Art, in den Griff zu bekommen. Sein provozierendes Verhalten war also Ausdruck einer Ich-Leistung um den Preis einer negativen Beziehungsgestaltung. Darüber hinaus hatte das Stempeln des Therapeutenteppichs mit schwarzer Farbe offensichtlich eine sehr symbolische Bedeutung, denn so konnte er sicher sein, bei der Therapeutin ganz konkret Spuren von sich als »schwarzem Kind« von einem »schwarzen Vater« zu hinterlassen.

Für die Therapeutin eröffneten sich nun Deutungsmöglichkeiten auf verschiedenen Ebenen. Sie konnte einfach mal feststellen: »Du tust so viel dafür, dass wir es gut miteinander haben, bringst mir sogar Geschenke. Und dann plötzlich kommen wir in Ärger und Streit. Ich überlege mir, was das bedeutet.« Eine solche Deutung hätte zum Ziel, dem Kind eine mögliche Alternative zur rein handelnden Ebene zu eröffnen, nämlich die Ebene der Bedeutungen und Gedanken. Das Kind könnte so Einblick in das mentale Funktionieren der Therapeutin erhalten und hätte die Chance, sich für diese zu interessieren oder sich gar mit diesem Aspekt der therapeutischen Beziehungsgestaltung zu identifizieren. Die Therapeutin könnte aber auch die Handlungsebene mit einer Bedeutung kausal verknüpfen: »Du stempelst meinen Teppich mit schwarzer Farbe, damit du so Spuren von dir bei mir hinterlässt.« Sie könnte diese verknüpfende Deutung sogar mit einer biographischen Erfahrung des Kindes verknüpfen: »Mir geht es da besser, als es dir ergangen ist, denn dein Vater ist einfach abgehauen, ohne dass er bei dir Spuren hinterlassen hat.« Denkbar ist aber, dass das Kind aufgrund der langfristig erlebten emotionalen Mangelerfahrung unter einem so starken Handlungsdruck steht, dass es sich solchen »wohlformulierten« deutenden Worten gar nicht öffnen kann, die Bedeutungsebene also von der Handlungsebene völlig »überwuchert« wird. In einer solchen Situation wäre es wichtig, dass die Therapeutin ganz unmittelbar versucht, sich mit dem Kind in emotionaler Betroffenheit zu verbinden: »Wow! Es ist toll, solche schwarzen Stempel bei mir sichtbar zu machen!« Man könnte auch die Aggression des Kindes adressieren, wobei nicht klar ist, ob es im Moment des Stempelns überhaupt Wut spürt. Die Therapeutin darf oder sollte durchaus hinzufügen: »Ich muss nur schauen, wie ich meinen Teppich schütze, denn ich möchte, dass meine Sachen nicht kaputt gehen/verderben.« Damit würde die Therapeutin dem Kind die Sicherheit geben, dass sie seine Attacken überlebt, nicht nur körperlich faktisch, sondern auch mental, weil das ja die Voraussetzung dafür ist, dass sie sich trotz der Attacken weiterhin therapeutisch gegenüber dem Kind verhalten kann.

Welche Deutungsebene nun die richtige ist, hängt vom strukturellen Funktionsniveau des Kindes ab und ist in einer Therapiestunde nie ganz eindeutig vorauszusagen. Letztlich muss die Therapeutin zunächst intuitiv sich für eine der Ebenen entscheiden und dann genau beobachten, was nach der Deutung geschieht. Verbessert sich die Qualität des Spieles nach einer Deutung (z. B. hin zu einem symbolischeren Spiel), so war die Deutung genau auf dem richtigen Niveau. Ändert sich nichts, dann war die Deutung auf einer zu primitiven Ebene. Zerfällt das Spiel des Kindes nach der Deutung, so war diese auf einem zu hohen und das Kind überfordernden Niveau angesiedelt.

10.4 Wirkung, Risiken und Nebenwirkungen

Folgende Veränderungen werden mit der iKET angestrebt:

- Veränderungen beim Kind
  - Im Kontext einer haltgebenden therapeutischen Beziehung eröffnet sich dem Kind die Möglichkeit, seine innere von Beziehungshunger und destruktiven Impulsen geprägte Welt auf symbolischer Ebene in Worten, Spiel und Gestaltung darzustellen und zu bearbeiten. Kann es sich zumindest teilweise mit der symbolisierenden und deutenden Funktion des/der Therapeut:in identifizieren, bietet sich ihm die Chance, Auswege aus dem Wiederholungszwang zu finden und sich nicht mehr dazu getrieben zu fühlen, erlittene Enttäuschungen aktiv in neuen Beziehungen immer wieder in Szene zu setzen.
  - Dadurch eröffnen sich dem Kind neue Entwicklungsmöglichkeiten. Beziehungen zu Gleichaltrigen, zu Betreuungspersonen in Kindergarten und Schule sowie zu den Herkunftseltern bzw. Pflegeltern oder WG-Betreuer:innen werden vom destruktiven Handlungsdrang des vernachlässigten Kindes entlastet und können so für die weitere Entwicklung besser genutzt werden.
  - Es ist nicht der Anspruch der Behandlung, alle Symptome zu beseitigen, zumal diese ja im psychoanalytischen Sinn auch als Ich-Leistungen verstanden werden. Aber es ist dennoch wichtig, Symptome dort, wo sie entwicklungshemmend wirken, zu verändern. So wird angestrebt, depressive Symptome in angemessene Traurigkeit über erlittene Beziehungsenttäuschungen und Vernachlässigungserfahrungen zu verwandeln sowie Ängste erträglicher und entwicklungsgerechter zu gestalten. Aggressive Gefühle, Neid und Frustrationswut gehören zum Gefühlsleben vernachlässigter Kinder und müssen der Beziehungsumwelt weiterhin zugemutet werden. Sie sollten aber an destruktiver Kraft verlieren und v. a. neuen altersgerechten Beziehungserfahrungen mit Gleichaltrigen, (Ersatz-)Eltern und Lehrpersonen nicht mehr im Wege stehen.

- Veränderungen bei den Eltern und anderen wichtigen Bezugspersonen
  - Die intensive Arbeit mit allen wichtigen Bezugspersonen des Kindes hat zum Ziel, deren Kompetenzen und v. a. haltgebende Funktion so zu stärken, dass vernachlässigende und emotional missbräuchliche Aspekte der Beziehungsumwelt des Kindes deutlich reduziert werden.
  - Auf diese Weise sollen die Fähigkeiten und Möglichkeiten von Eltern und Bezugspersonen gefördert werden, dem Kind einen flexiblen Beziehungsraum zu eröffnen, in welchem seinen entwicklungsgerechten körperlichen und emotionalen Bedürfnissen in angemessener Weise Rechnung getragen wird.
  - Ziel ist es, Eltern und/oder andere wichtige Bezugspersonen ein Verständnis für die Bedeutung der Symptome des Kindes zu vermitteln. Eltern, die ihr Kind (zeitweise) vernachlässigt und/oder emotional misshandelt haben, gilt es, zur Einsicht in die Folgen solcher missbräuchlichen Beziehungsgestaltungen zu verhelfen, ohne dass Schuldgefühle in ihrem Erleben dominant werden. Anstelle von Suche nach dem/der Schuldigen ist ein Sinn für die gemeinsame Verantwortung für die weitere Entwicklung des Kindes zu fördern.

Folgende Risiken der iKET und mögliche unerwünschte Wirkungen gilt es zu beachten:

- Generell ist es ein nicht zu vertretendes Risiko, die Psychotherapie eines misshandelten Kindes zu beginnen, ohne dass ausreichend für den Schutz des Kindes vor weiteren Misshandlungen gesorgt ist. Ohne ausreichende begleitende Kindesschutzmaßnahmen (ambulante und/oder stationäre Erziehungshilfe, verbindliche Helferkonferenzen, angemessene Kontrolle der Maßnahmen etc.) besteht die Gefahr, dass die Psychotherapie zu einem Alibi für fehlenden Kindesschutz verkommt und das Kind weiterhin vernachlässigt, körperlich und/oder emotional misshandelt wird.
- Wenn der Schwerpunkt und das Setting der Behandlung am Anfang nicht sorgfältig genug geplant werden, besteht ein hohes Ri-

siko, dass es zu einem Misserfolg der Therapie und womöglich dadurch auch zu einer Verschlechterung der Situation des Kindes kommt. Begibt man sich z. B. verfrüht in eine einzeltherapeutische Beziehung mit dem individuellen Kind, ohne mögliche Gefühle der Eltern, selbst zu kurz zu kommen, und damit einhergehende Neid- und Hassgefühle in Elterngesprächen aufgegriffen und bearbeitet zu haben, wird die Psychotherapie chronisch von Abbruch bedroht sein. Ein Therapieabbruch kann aber für ein Kind, welches sich womöglich gerade gegenüber seinem/r Therapeut:in zu öffnen begonnen hat, eine Katastrophe bedeuten.

- Die Symptome des Kindes können sich im Laufe der Behandlung (zunächst) verstärken und/oder verschieben. Ein depressives Kind kann seine Wut auf die vernachlässigenden Beziehungspersonen entdecken. Umgekehrt kann ein v. a. aggressives Kind im Laufe der Behandlung depressiver werden. Hierauf müssen die Eltern und alle weiteren Beziehungspersonen des Kindes vorbereitet werden. Außerdem müssen u. U. Sicherheitsabsprachen in Hinblick auf mögliche selbstschädigende oder suizidale Handlungen getroffen werden. Nach unserer Erfahrung sind solche Phänomene meist vorübergehender Natur, v. a. wenn mit den Eltern ausreichend über die Bedeutung des Symptomverlaufes gesprochen wird.
- Am Ende der Behandlung können Kinder, die in ihrer/m Therapeut:in vielleicht zum ersten Mal in ihrem Leben auf ein verständnisvolles Gegenüber getroffen sind, sich u. U. sehr alleingelassen fühlen. Deshalb ist es wichtig, dass von Anfang an viel Wert auf eine transparente Information über die Behandlungsdauer sowohl für das Kind als auch für die Eltern gelegt und im Behandlungsprozess schon rechtzeitig vor Therapieende ein Prozess des Abschiednehmens eingeleitet wird.

Ausblick

Weltweit leben viele Kinder und Jugendliche unter sozialen Bedingungen, die für ihre weitere körperliche und psychische Entwicklung alles andere als günstig sind. Dabei empfinde ich es als sehr bedrückend, dass auch in wohlhabenden westlichen Industrieländern mehr als 10 % aller Kinder unter psychosozial vernachlässigenden Bedingungen aufwachsen. Armut, Krankheiten der Eltern sowie der Zerfall gesellschaftlicher und familialer Strukturen sind bekannte Risikofaktoren. Historisch betrachtet sahen sich Kinder zu allen Epochen mit einem Mangel an Fürsorge, emotionaler und körperlicher Gewalt sowie sexuellen Übergriffen konfrontiert. Auch unsere Sozialstaatstrukturen vermögen trotz nicht geringer finanzieller Ressourcen dies nicht ausreichend abzufedern. Doch wir zahlen einen hohen Preis für diese Defizite. Nicht nur sind die vielen von Vernachlässigung betroffenen Kinder einem erheblichen Risiko für ihre eigene psychische und körperliche Entwicklung ausgesetzt, sondern es ist auch der Zusammenhalt unserer Gesellschaften von diesen schädlichen Einflüssen auf einen nicht geringen Anteil der jüngeren Generation in negativer Weise betroffen. Das in der Kindheit erworbene Grundgefühl, zu kurz gekommen zu sein, bricht bei vielen Menschen ein Leben lang immer wieder auf und führt oft zu nicht unerheblichen Verwerfungen in Partnerschaften, Familien, Beziehungen zu den eigenen Nachkommen, aber auch im gesellschaftlichen Zusammenleben.

Das weit verbreitete Problem der Kindesvernachlässigung ist also ein gesellschaftliches Thema mit einer erheblichen politischen Dimension. In meiner langjährigen Leitungstätigkeit in kinderpsychiatrischen Kliniken, in meiner Mitarbeit in unzähligen Kindesschutzgruppen und auch in vielen Psychotherapien mit Patient:innen, die unter dem Zuwenig an erfahrener Liebe und Zuwendung litten, habe ich mich immer wieder gefragt, ob individuelle Behandlungsansätze ausreichen und nicht vielmehr eine grundsätzliche gesellschaftliche Veränderung herbeigeführt werden muss. Auch beim Schreiben dieses Buches fühlte ich mich oft verführt, von der Darstellung detaillierter Behandlungstechniken im Umgang mit vernachlässigten Kindern und ihren Familien abzulassen und mich mehr der politischen Forderung nach konsequentem Umsetzen der Kinderrechte zuzuwenden. Tatsächlich sind wir in unseren Gesellschaften noch weit entfernt davon, dem Wohl des Kindes in allen gesellschaftlichen Bereichen gerecht zu werden. Die Diskussion um die spezifische Integration der Kinderrechte in das Grundgesetz der Bundesrepublik Deutschland ist ein Beispiel für die angedeuteten Defizite in diesem Bereich.

Eine Schwierigkeit besteht darin, dass Kinder ihre Rechte nicht in gleicher Weise wie Erwachsene selbst vertreten können und Eltern gerade angesichts von vernachlässigenden Beziehungen hierzu auch kaum in der Lage sind. In Deutschland wurde deshalb die Position des unabhängigen Beauftragten in Fragen des sexuellen Missbrauchs etabliert, der immer wieder konsequent die Position des Kindeswohls in die öffentliche Diskussion einbringt. Aber so wichtig auch diese spezielle Fragestellung angesichts der Aufdeckung missbräuchlicher Praktiken in vielen Institutionen und Familien ist, so wenig sind andere Misshandlungsformen und v.a. die weit verbreitete Kindesvernachlässigung bisher ausreichend adressiert. Gerade in Phasen gesellschaftlicher Krisen, wie beispielsweise der durch Corona-Viren ausgelösten Pandemie, wird die erschreckende Situation vieler unter Vernachlässigungsbedingungen lebender Kinder besonders deutlich. Durch Wegfall oder Reduktion von Kindergarten- und Schulbesuchen sind Kinder in vernachlässigenden Familien plötzlich gänzlich auf sich selbst gestellt, was bei Medziner:innen, Lehrer:innen, Erzieher:innen und Jugendämtern große Sorgen auslöst. Auch hier zeigt sich, dass in allen gesellschaftlichen Bereichen dringend Repräsentanten des Kindeswohls und der Kinderrechte erforderlich wären, denen ähnliche Kompetenzen eingeräumt werden wie Finanzexpert:innen, Virolog:innen, Datenschützer:innen und Umweltbeauftragten.

Macht es trotz dieser politischen Dimension des Themas Sinn, an der Verbesserung von Beratungs- und Therapiekonzepten in Medizin, Psychotherapie und Jugendhilfe zu arbeiten? Viele meiner Mitarbeiter:innen in der kinderpsychiatrischen Klinik und ich drohten immer wieder zu resignieren, wenn uns beispielsweise ein vernachlässigtes Kind wegen massiver Wutausbrüche vom Notarzt »bei Nacht und Nebel« in die Klinik eingeliefert wurde und wir sehen mussten, dass es mittlerweile zum wiederholten Male aus einer Einrichtung der Jugendhilfe herausgeworfen worden war und alle unsere Behandlungs- und Betreuungsvorschläge aus den vorangegangenen Klinikaufenthalten nicht umgesetzt worden waren. Oft erlebten wir unsere Bemühungen wie eine Sisyphos-Arbeit, d.h., wir entwickelten zwar meist eine Vorstellung davon, wie dem Kind zu helfen sei, mussten aber erfahren, dass der Sog zur immer gleichen Entgleisung der sozialen Systeme und des Entwicklungsgleichgewichts stärker war als unsere Helferanstrengungen. In kaum einer Region auf der Welt werden so viele finanzielle Ressourcen in Jugendhilfe und Kinderpsychotherapie investiert wie in Deutschland, Österreich und der Schweiz. Und trotzdem erleben wir, dass die Hilfen in vielen Fällen nicht ausreichen, ähnlich wie früh vernachlässigte Kinder erleben müssen, dass ihre Bedürfnisse nach Liebe, Fürsorge und Versorgung nie gestillt werden können.

In diesem Buch habe ich mich bemüht, Argumente für qualitative Verbesserungen in der Jugendhilfe sowie bei der psychotherapeutischen Behandlung vernachlässigter Kinder vorzubringen und v.a. für eine Verbesserung der interdisziplinären Zusammenarbeit zu werben. Ich bin der festen Überzeugung, dass es nicht primär um ein Mehr an Ressourcen geht, die in die pädagogische, soziale und psychotherapeutische Arbeit mit vernachlässigten Kindern fließen sollten, sondern um eine Verbesserung unserer Konzepte. Aufgabe der ambulanten und stationären Jugendhilfe ist es, Kindern, die im familialen Kontext zu wenig Halt haben, um sich gesund entwickeln zu können, ausreichend Unterstützung zu geben, damit sie sich einigermaßen in ihrem Lebenskontext sicher fühlen können. Aufgabe ist es auch, mit den komplexen Übertragungsdynamiken, die vernachlässigte Kinder in Beziehungen einbringen, so zurechtzukommen, dass die mühsam aufgebaute haltende Umwelt nicht in Gefahr gerät. Aufgabe der Psychotherapie ist es, dem individuellen Kind und seinen wichtigen Bezugspersonen Verarbeitungsmöglichkeiten für seine Mangelerfahrungen zu eröffnen, die nicht primär von der Wiederholung destruktiver Erfahrungen geprägt sind, sondern im Gegenteil neue Entwicklungswege aufzeigen. Beide Aufgaben und Herangehensweisen bedingen einander. Das pädagogische Bereitstellen haltgebender Strukturen im Rahmen der Jugendhilfe profitiert von der psychodynamischen Sicht auf die individuellen Verarbeitungsweisen des Kindes. Das psychotherapeutische Bearbeiten erlebter Fürsorgedefizite und die Eröffnung von entwicklungsförderlichen Lösungen der mit diesen Defiziten verbundenen Konflikte sind nur möglich im Rahmen von ausreichend haltgebenden pädagogischen Strukturen, die das Kind nutzen kann, um nicht immer wieder in die Bodenlosigkeit der Vernachlässigung abzugleiten. Der Anspruch der in diesem Buch aufgezeigten Behandlungsprogramme ist es, sich über die Grenzen der eigenen fachspezifischen professionellen Sichtweisen hinauszubewegen und endlich zu einer interdisziplinären Sichtweise auf das vernachlässigte Kind zu kommen.

Ich habe mich für eine psychoanalytische Herangehensweise in der Psychotherapie vernachlässigter Kinder entschieden, weil es für diese Kinder nach meiner Überzeugung nicht darum geht, sich in ihrem Verhalten an eine soziale Norm anzupassen. Dies ergäbe für sie ja gar keinen Sinn, weil es gerade jene sozialen Bedingungen sind, die ihnen ihr Leiden zugefügt haben. Vielmehr geht es darum, vernachlässigten Kindern eine heilsame Beziehung anzubieten, in welcher sie ihre nachvollziehbare Wut, aber auch ihre Verzweiflung darüber einbringen können, nicht das Beziehungsangebot erhalten zu haben, welches eigentlich für eine gedeihliche Entwicklung erforderlich gewesen wäre. Der psychoanalytische Ansatz in der Behandlung von Kindern bietet für die Gestaltung eines solchen heilsamen Beziehungsangebotes die besten Bedingungen des Verstehens und Therapierens. Nicht die Reduzierung von für ihre Umwelt beschwerlichen lärmenden Symptomen ist das primäre Ziel unserer Therapie, sondern die Integration heftiger Gefühle von Liebe und Hass in die therapeutische Beziehung ohne deren Zerstörung. Da Psychotherapie sich in einem medizinischen Kontext bewegt, in welchem Symptome als Ausdruck einer tieferliegenden Destabilisierung des körperlichen und/oder psychischen Gleichgewichtes zu verstehen sind, haben wir in unseren Therapieprogrammen Angst und Depression als Zielsymptome definiert, weil diese sich meist im Hintergrund der aggressiven und lärmenden Symptomatik befinden und auf die Verzweiflung über die Erfahrung einer insuffizienten Beziehungsumwelt hinweisen.

Was nützt es, hervorragende Psychotherapiekonzepte zu entwickeln, die sich am Ende im Kontext vernachlässigender Beziehungen und Sozialsysteme als nicht durchführbar erweisen? Sehr oft wird gesagt: »Dieses Kind ist innerlich so verletzt, dass es einer ganz langen Therapie bedarf, um den großen Schaden zu heilen.« Das Ideal der Langzeittherapie mit vernachlässigten Kindern ist nachvollziehbar und berechtigt, führt aber in den betroffenen vernachlässigenden Kontexten oft dazu, dass überhaupt keine Psychotherapie durchgeführt werden kann. Eine kurze Intervention birgt unabweisbar die Gefahr einer »Unterdosierung« in sich. Und trotzdem müssen wir uns der großen Zahl von psychisch schwerkranken Kindern aus vernachlässigenden Familien stellen. In unserer Arbeitsgruppe haben wir diese Herausforderung aufgegriffen und ein Konzept für eine Kurzzeittherapie vernachlässigter Kinder mit Angst- und Depressionssymptomen erarbeitet, welche wir seit geraumer Zeit an zwei klinischen Zentren in München und Leipzig systematisch durchführen und in vielen Fokusgruppen auswerten. Um diesen Behandlungsansatz auch mittels Methoden der klinischen Therapieforschung evaluieren zu können, haben wir unsere Erfahrungen genutzt und ein Behandlungsmanual erstellt, das im zweiten Teil dieses Buches in verdichteter Form dargestellt ist. Angesichts der großen Not, in der die von uns behandelten Kinder stecken, wirken die Ausführungen des Therapiemanuals zuweilen etwas technisch und nüchtern. Aber solche technischen Anleitungen helfen uns Therapeut:innen dabei, trotz des sichtbaren Leidens der Kinder und der Attacken, denen wir häufig in unserer therapeutischen Arbeit ausgesetzt werden, die haltende Struktur in der Psychotherapie zu bewahren. Sehr schmerzlich erleben wir manchmal, wie sehr wir auch auf die Unterstützung der erweiterten Familien (Eltern, Großeltern, Nachbarn etc.) der Kinder und der betreuenden Jugendämter, Familienhelfer:innen und Lehrer:innen angewiesen sind, damit das psychotherapeutische Abenteuer gelingen kann.

Worin sehen wir mögliche Wirkmechanismen dieses Psychotherapieansatzes? In der Psychoanalyse ist oft von einer korrigierenden therapeutischen Beziehung (»re-parenting«) die Rede. Ehrlich gesagt, bin ich hier skeptisch, weil es nicht meiner Erfahrung entspricht, dass durch insuffiziente Beelterung erfahrene Beziehungsdefizite in der frühen Kindheit durch spätere psychotherapeutische Beziehungen, so gut sie auch gemeint sind, wiedergutgemacht werden können. Oft führt ein solcher Ansatz zu erneuten Enttäuschungen aufseiten des Kindes und der Therapeut:innen. Hilfreicher empfinde ich den u.a. von Anna Freud vorgetragenen Ansatz, dass es in der Psychotherapie von Kindern darum geht, Entwicklungsbarrieren beiseite zu räumen, damit die Entwicklungspotenziale der Kinder sich besser entfalten können.

Eine oftmals nicht überwindbar scheinende Entwicklungsbarriere vernachlässigter Kinder besteht darin, dass ihre mit den Vernachlässigungserfahrungen verbundenen Wutgefühle in aktuellen Beziehungen wiederbelebt werden und sich destruktiv auf diese auswirken. Dies führt zu einem wiederkehrenden Teufelskreis zwischen Beziehungsaufnahme, Wut und in der Folge Zerstörung der Beziehung. Das Ich des Kindes erlebt es in diesem Prozess als vorteilhaft, der destruktiven Beziehungsgestaltung nicht einfach passiv ausgeliefert zu sein, sondern sie aktiv zu gestalten und sie so scheinbar zu kontrollieren. In der Therapie gilt es, diesem scheinbaren Vorteil einen alternativen Beziehungsweg entgegenzusetzen. Für das Kind ist es wichtig zu erleben, dass der/die Therapeut:in sich und die Beziehung eben nicht zerstören lässt. Vielmehr hilft er/sie mittels der eigenen reflektiven Funktion dabei, die Zerstörungsdynamik, die ja auf frustrierten Liebesgefühlen beruht, verständlich zu machen und auf der Ebene von Symbolen (Sprache, Zeichen, Spielhandlungen etc.) auszudrücken. Hierfür benötigen Psychotherapeut:innen eine intensive eigene Ausbildung, welche u.a. viel Selbsterfahrung und Supervisionen beinhalten sollte. Erfahrungen in einer sorgfältig gestalteten therapeutischen Beziehung kann im Kind Spuren hinterlassen. Wenn auch gleichzeitig das Familienumfeld des Kindes und/oder die sozialen Systeme, in denen es lebt, durch ein gemeinsam mit dem/der Therapeut:in erarbeitetes Verständnis des Beziehungsgeschehens flexibler im Umgang mit dem Kind werden, eröffnet sich dem Kind die Chance, eigene reparative Kräfte zu mobilisieren und in seiner Entwicklung voranzuschreiten. Die Wirkung der Behandlung kann also erzielt werden, wenn alle Beteiligten, Eltern, Pädagog:innen, Therapeut:in und Kind, sich angesichts eines in der frühen Vernachlässigung wurzelnden destruktiven Beziehungsgeschehens bemühen, sich vom Handeln und Wiederholen hin zur Nutzung mentaler Funktionen zu entwickeln. Für manche Kinder kann eine solche Bewegung trotz aller inneren Verletzungen heilsam sein.

Anhang

Glossar

(*Kursivierungen* weisen auf Erklärungen an anderer Stelle im Glossar hin)

Allostase

umfasst biologische, psychologische und verhaltensmäßige Anpassungsprozesse des Organismus als Reaktion auf stressbedingte Herausforderungen. Sie haben das Ziel, ein bio- psychologisches Gleichgewicht (Homöostase) aufrecht zu halten bzw. wiederherzustellen. Beispiele sind die Erhöhung der Körpertemperatur bei Infekten oder Puls- und Blutdruckerhöhung bei körperlicher Beanspruchung. Die Auseinandersetzung mit einer stressvollen Beziehungsumwelt kann zu einer erhöhten Ausschüttung von Stresshormonen führen, welche die körperliche Reaktion auf die Stresserfahrung fördern. Wird dieses System durch wiederholten, übermäßigen Stress und/oder durch Dysregulation im biologischen Stress-Antwort-System überfordert, kann die allostatische Belastung zu einer Überbelastung (»allostatic overload«) führen, welche langfristig krankmachende Prozesse in Gang setzen kann.

Alpha-Elemente, Alpha-Funktion

»Alpha-Elemente« (nach Bion, 1962b, 1962a) sind in der psychischen Welt des Individuums bewältig- und denkbare Gedanken, Emotionen, Impressionen, Phantasien und Wahrnehmungen. Mittels der »Alpha-Funktion« können *Beta-Elemente* psychisch verdaut und für das Denken verfügbar gemacht werden. In der frühen Entwicklung werden unintegrierte und undenkbare mentale Zustände vom Baby in die Mutter oder andere primäre Bezugspersonen *projiziert*, in deren Innenwelt sie umgewandelt (»verdaut«) und von dort wieder als erträgliche und potentiell denkbare Zustände in das Baby zurückgeführt werden.

Amygdala

Amygdala oder Mandelkern ist die Bezeichnung für ein Kerngebiet des Gehirns, welches zusammen mit dem Hippocampus als Teil des *limbischen Systems* eine zentrale Rolle bei der Wahrnehmung, Verarbeitung und Gedächtnisbildung von Emotionen, z. B. von Angst spielt.

Anaklitische Depression

von Spitz und Wolf (1946) beschriebene Depressionssymptome erheblich vernachlässigter und abrupt von ihren primären Bezugspersonen getrennter Säuglinge und Kleinkinder. Diese Symptome sind schwerwiegend, lehnen sich an den Selbsterhaltungstrieb an und führen zu einem starken Vitalitätsverlust.

Angststörungen

Eine Gruppe von psychischen Störungen, die durch starke, nicht entwicklungsgerechte und/oder die Entwicklung hemmende Ängste gekennzeichnet sind. Hierzu gehören Panikstörungen, Phobien und generalisierte Angststörungen.

Arbeitsbündnis

Bezeichnet die Arbeitsbeziehung zwischen Therapeut:in, Kind und Eltern (und/oder anderen wichtigen Bezugspersonen). Hierzu gehören gemeinsam vereinbarte Ziele und Arbeitsweisen der Psychotherapie. Bei Kinderpsychotherapien kommt es darauf an, dass die Vereinbarungen und Arbeitsweisen entwicklungsgerecht formuliert, d. h. vom Kind auch verstanden werden und dass die Eltern sich zu einer Mitarbeit verpflichten. Da vernachlässigende Eltern oft kein inneres Bild von hilfreichen Beziehungen haben, ist in der Behandlung vernachlässigter Kinder ein besonderes Augenmerk auf die Etablierung des Arbeitsbündnisses zwischen allen Beteiligten zu richten.

Aufmerksamkeitsdefizit-/Hyperaktivitätsstörungen (ADHS)
gehört zu den Verhaltens- und emotionalen Störungen mit Beginn in der Kindheit und Jugend. Zu dem Symptomkomplex gehören länger anhaltende Symptome von Unaufmerksamkeit, Überaktivität und Impulsivität.

Begleitende Elterngespräche
bezeichnen Gespräche mit Eltern oder anderen wichtigen Bezugspersonen im Rahmen einer Einzeltherapie des Kindes, meistens nach jeder vierte oder fünften Therapiesitzung mit dem Kind. Sie dienen dazu, die Eltern in groben Zügen über den Fortgang der Einzeltherapie mit dem Kind zu informieren und das gemeinsame *Arbeitsbündnis* zu sichern. Ziel ist auch die Stärkung der Elternfunktion.

Behandlungsschwerpunkt
bezeichnet bei der *individualisierten Kind-und Elternorientierten-Therapie* den Schwerpunkt der Behandlung. Der Behandlungsschwerpunkt kann vorwiegend interpersonal mit Elterngesprächen, u. U. *Interaktionsanleitung,* und begleitenden Sitzungen mit dem Kind oder intrapsychisch mit Einzeltherapie des Kindes und begleitendt Elterngespräche ausgerichtet sein.

Behandlungssetting
bezeichnet die Rahmenbedingungen einer Psychotherapie, die zu Beginn der Behandlung zwischen Eltern, Kind und Psychotherapeut:in vereinbart werden. Die Vereinbarung des Settings ist wichtiger Bestandteil des *Arbeitsbündnisses.* Hierzu gehören Zeitpunkt, Länge und Ort der Behandlungsitzungen, vorgesehene Dauer der Therapie, Frequenz etc. Bei der *individualisierten Kind-und Elternorientierten-Therapie* (iKET) werden in der Regel eine Sitzung pro Woche bei einer Gesamtanzahl von 25 Sitzungen durchgeführt. Als wichtig für die psychotherapeutische Arbeit mit Kindern aus vernachlässigenden Beziehungsumwelten hat sich eine hohe Flexibilität bezüglich des Therapieortes erwiesen, möglichst ein ruhiger abgeschirmter Raum in der Praxis des:der Therapeut:in oder auch im

Kindergarten, in der Schule, in der Praxis des Kinderarztes, im Jugendamt oder in der Familienwohnung. Während der Sars Cov2-Pandemie hat sich auch die Durchführung von Elterngesprächen per Video via online Sprechstundenprogramme als nützlich erwiesen. Dieses Settingformat ist dagegen für Therapiesitzungen mit den Kindern weniger geeignet.

Beta-Elemente
bezeichnen untragbare, unintegrierte, undenkbare bzw. unmentalisierte Zustände im Baby oder Kleinkind. Es handelt sich um somatische und unreife emotionale Sinneseindrücke, die nicht *mentalisiert* bzw. in Gedanken gefasst werden können. Werden sie mittels *Projektion* in die Mutter oder ein mütterliches Gegenüber verlagert, können sie dort in *Alpha-Elemente* umgewandelt und in psychisch verdauter Form an das Kind zurückgegeben werden (Bion, 1962b, 1962a).

Bindung (Bindungstypen)
bezeichnet allgemein eine lang anhaltende, enge psychologische Verbundenheit zwischen Personen. Bowlby (1969), der Begründer der Bindungstheorie, verwies darauf, dass die frühsten Bindungen, die kleine Kinder zu ihrer primären Bezugsperson entwickeln, einen wichtigen Einfluss auf ihre lebenslange Entwicklung haben. Von einem evolutionären Standpunkt aus gesehen ermöglicht Bindung die körperliche Nähe des Kindes zu seiner Mutter, was seine Überlebenschancen erhöht. Ainsworth et al. (1978) definierten aufbauend auf Bowlbys Theorie Bindungstypen (sicher, unsicher ambivalent, unsicher vermeidend), welche Variationen des Normalverhaltens und keine Pathologie darstellen. Einzig der desintegrierte Typ der Bindungsstörung scheint langfristig eine pathogene Bedeutung zu haben und im Laufe der Entwicklung am ehesten mit emotional instabilen Persönlichkeitsstörungen assoziiert zu sein.

(reaktive) Bindungsstörung
bezeichnet ein Störungsbild, das sich als Folge der Erfahrung von insuffizienter Fürsorge während der frühen Kindheit entwickelt.

Dabei kann es zu einem gehemmten Beziehungsverhalten kommen, d.h. den betroffenen Kindern fehlt es an bindungstypischen Verhaltensweisen (Suchen von Nähe zu Bindungspersonen, Trostsuche in Stresssituationen etc.). In Gegensatz dazu zeigen Kinder bei der enthemmten Form der Bindungsstörung keine entwicklungsangemessene Scheu vor unbekannten Erwachsenen und überschreiten in ihrem Beziehungsverhalten soziale Grenzen. Wichtig bei der Verwendung des Begriffs Bindungsstörung ist, dass man diese Störungsbilder, die ja durch die beschriebenen charakteristischen Symptomcluster definiert sind, klar abgrenzt von den *Bindungstypen*, welche Variationen des Normalverhaltens und keine Pathologie darstellen.

Bipolare Störung
ist eine psychische Krankheit, die vom Wechsel zwischen depressiven und manischen Phasen geprägt ist. Manische Phasen sind durch eine übermäßig gehobene Stimmung, Antriebssteigerung und Selbstüberschätzung charakterisiertt. Depressive Phasen bestehen aus tiefer Verzweiflung, Antriebsarmut, Selbstvorwürfen und Lustlosigkeit. Der Wechsel ist oft unvermittelt und unvorhersehbar.

Borderline-Störung
gehört zu den emotional instabilen Persönlichkeitsstörungen. Persönlichkeitsstörungen beginnen in der Regel in der Kindheit oder im Jugendalter und sind von dauerhaften inneren Erfahrungs- und Verhaltensmustern geprägt, die deutlich von kulturell erwarteten und akzeptierten Normen abweichen. Typische Symptome der Borderline-Störung sind eine erhebliche Unsicherheit des Selbstbildes, Neigung zu intensiven, aber instabilen Beziehungen und ein anhaltendes Gefühl der inneren Leere. Besonders im Jungendalter kommt es häufig zu körperlich selbstverletzendem Verhalten. In der psychoanalytischen Strukturlehre wird die Störung an der Grenze (»Borderline«) zwischen Neurose und Psychose angesiedelt, wobei es nur selten zu kurzen psychotischen Dekompensationen kommt. Typische Abwehrmechnismen sind *Spaltung* und *projektive Identifikation*.

Compliance
bezeichnet in der Medizin im Allgemein und in der Psychotherapie im Speziellen die Bereitschaft von Patienten zum aktiven Mitwirken an den therapeutischen Maßnahmen. Im Rahmen der Kinderpsychotherapie ist nicht nur das Mitwirken des Kindes, sondern auch das seiner Eltern gefragt, z. B. ihre Bereitschaft, das Kind zu den vereinbarten Zeiten zur Therapie zu bringen und sich auch an den Elterngesprächen zu beteiligen.

Containment, Containing Function
bezeichnet die Fähigkeit etwachsener Bezugspersonen (Eltern, Pädagog:innen, Therapeut:innen), die Wutgefühle eines Kindes aufzunehmen, sie innerlich zu »verdauen« und dem Kind dabei zu helfen, diese Gefühle abzubauen oder in ein erträgliches Maß zu überführen. Bion (1962b) sprach in diesem Zusammenhang von der »Containing Function« elterlicher Beziehungspersonen, wobei der englische Begriff »containing« die Aspekte »standhalten«, »umfassen«, »eingrenzen«, »eindämmen«, »auffangen« etc. umfasst. Für den pädagogischen Umgang oder in der Therapie kommt es nicht nur darauf an, dass das Kind ein Objekt seiner Aggression findet, sondern vor allem darauf, dass dieses Gegenüber auch in der Lage ist, die Wutgefühle aufzunehmen, sie innerlich zu regulieren, ohne diese Affekte abzuweisen oder in Form von Angriffen oder Rachegelüsten auf das Gegenüber zurückzuwerfen. Auch in psychoanalytischen Behandlungen von Erwachsenen kann im Rahmen regressiver Prozesse die »Containing Funktion« von Therapeut:innen gefragt sein.

Depression
gehört zu den affektiven Störungen und ist in der Regel durch gedrückte Stimmung, Interessenverlust, Freudlosigkeit und verminderten Antrieb gekennzeichnet. Schwere Depressionen (»Major Depression«) verlaufen im Jugend- und Erwachsenenalter meist phasisch, wogegen man bei leichteren, aber chronisch verlaufenden depressiven Verstimmungen von Dysthymie spricht. Im Kindesalter sind depressive Verstimmungen seltener dauerhaft, häufiger wechselhaft und unter anderem von Gereiztheit (Dysphorie) und Spie-

lunlust geprägt. Im psychoanalytischen Verständnis wird die Depression psychosexuell der oralen Entwicklungsphase zugeordnet. Im inneren Erleben wird der mit enttäuschten Liebesgefühlen oder trennungsbedingtem Verlust zusammenhängende Hass anstatt auf das innere Bild vom enttäuschende Gegenüber (»Objekt«) auf das Selbst gerichtet, so dass es zu den typischen Gefühlen von Leblosigkeit und Entleerung kommt. Vernachlässigte Kinder haben von früh an mit einer enttäuschenden Objektwelt zu tun, so dass sie innerlich chronisch mit depressiven Verstimmungen zu kämpfen haben, die aber für das Selbst oft so unerträglich sind, dass sie mittels Handlungen (aggressives Verhalten, Hyperaktivität etc.) oder Körpersymptomen abgewehrt werden.

Depressive Position
(im Sinne Melanie Kleins) bezeichnet eine mentale Konstellation, die das Kleinkind in Laufe des erstens Lebensjahres entwickelt und die für das psychische Erleben im weiteren Lebenslauf bestimmend ist. Das Kind kommt schmerzhaft zu der inneren Erkenntnis, dass die auf ein als ausschließlich gut erlebtes Objekt (prototypisch das innere Bild einer liebevollen, zugewandten und bedürfnisbefriedigenden Mutter) gerichteten Liebesgefühle und die auf ein ausschließlich böse erlebtes Objekt gerichteten (prototypisch das innere Bild einer frustrierenden Mutter) Hassgefühle in Wirklichkeit sich auf das gleiche Objekt (prototypisch eine gute, aber nicht perfekte Mutter) streben. Diese Einsicht ist verbunden mit der Trauer darüber, dass das ideale Objekt für immer verloren ist, und erlaubt das Erleben von Besorgnis um das Wohlergehen des anderen. Im Gegensatz zur Krankheitsbezeichnung Depression bedeutet das Erreichen der depressiven Position einen Reifungsschritt des Kindes. Die mit dieser Position verbundenen Angst- und Trauergefühle können vom Kind im Rahmen einer tragfähigen Beziehung zur Mutter oder anderen wichtigen Bezugspersonen bewältigt werden. Die Erfahrungen in solchen Beziehungen können in stabiler und beruhigender Weise verinnerlicht werden, so dass das Individuum ein Leben lang auf diese »inneren Objekte« zurückgreifen kann. Fehlen solche ausreichend guten Beziehungserfahrungen in einer von Vernachlässigung

geprägten frühen Kindheit, droht das Individuum in seinem weiteren Leben immer wieder von Ängsten, Verzweiflung, Hassgefühlen und unerträglicher Einsamkeit überwältigt zu werden.

Eltern-Kind-Psychotherapie

Psychotherapie von Kleinkindern in Anwesenheit ihrer Eltern oder anderer wichtiger Bezugspersonen. Es gibt verschieden Ansätze: 1. die interaktionsanleitende Behandlung (»interactional guidance«), in welcher den Eltern Verhaltensempfehlungen zum angemessenen Umgang mit ihrem Kind unterbreitet werden; 2. die kindzentrierte Therapie, in welcher Eltern dazu angeregt werden, die von ihrem Kind ausgehenden spontanen Handlungen und Gesten zu beobachten und davon ausgehend über ihre Ängste zu sprechen; 3. die psychoanalytische Therapie, in welcher ausgehend von den in den Therapiesitzungen sich entfaltenden Interaktionen Deutungen zu Konflikten in der Eltern-Kind-Beziehung gegeben und Bezug auf relevante lebensgeschichtliche Erfahrungen der Eltern genommen wird.

Emotionale Misshandlung

bezeichnet a) das Vorenthalten von Befriedigung basaler kindlicher Bedürfnisse nach psychischer Sicherheit und Geborgenheit, Akzeptanz und positiver Aufmerksamkeit sowie altersgemäßer Selbständigkeit und b) aktive Handlungen wie Beschimpfen, Herabwürdigen, Erniedrigen, Bedrohen, Einsperren, Alleinlassen, Zerstören geliebter Objekte, zum Sündenbock machen, zu erniedrigenden Handlungen zwingen, exzessives Disziplinieren.

Auch wenn Eltern untereinander physische Gewalt im Beisein ihrer Kinder anwenden, wird das als emotionale Misshandlung der Kinder angesehen. Folgen für das Kind können sein: übermäßige Furcht, psychischer Schmerz, hohes Risiko für psychische Störungen, Entwicklungsstörungen und/oder stressassoziierte körperliche Symptome.

Emotionale Verfügbarkeit (Emotional Availability Scales) bezeichnet eine wichtige und beobachtbare Qualität in Eltern-Kind-Interaktionen.

So wird eine Mutter oder ein Vater in meist auf Video aufgezeichneten freien Spielsituationen mit ihrem Kind als emotional verfügbar eingeschätzt, wenn sie:er sich feinfühlig gegenüber den Signalen und der Kommunikation des Kindes zeigt und sich emotional positiv und angemessen responsiv gegenüber dem Kind verhält. Der Affekt ist dabei authentisch, gut reguliert und es gibt keine plötzlichen oder ausgeprägten Stimmungswechsel. Das Kind und der:die Erwachsene haben Freude an der Interaktion, wobei keine offenen oder verdeckten Zeichen von Feindseligkeit (verbal oder nonverbal) oder maximal leichte, flüchtige Zeichen von Langeweile, Frustration, Ungeduld seitens der Mutter: des Vaters gezeigt werden. Das Kind ist generell angemessen responsiv gegenüber dem:der erwachsenen Interaktionspartner:in. Es zeigt Freude und positive Affekte in der Interaktion, reguliert entsprechend seines Entwicklungsstandes seine Emotionen angemessen und erscheint insgesamt zufrieden und glücklich.

Epigenetische Veränderungen
bezeichnen Veränderungen an Genen, die nicht durch das in der DNA verschlüsselte Erbgut, sondern durch an diese angelegte Biomoleküle vermittelt werden, welche z.B. darüber entscheiden, ob bestimmte Gene und damit auch deren Einfluss auf den Organismus an- oder abgeschaltet werden. Ein Beispiel hierfür ist die Methylierung, eine chemische Kopplung von Methylgruppen an bestimmte Nukleotide der DNA, die zu einer Inaktivierung von Genen führen kann. Untersuchungen an Ratten haben gezeigt, dass die Qualität mütterlicher Fürsorge in den ersten Lebenstagen der Nachkommen, vermittelt durch solche epigenetische Veränderung, einen Einfluss auf die Wirkungsweise bestimmter Stressrezeptoren im Gehirn hat und damit auch darauf, wie stark die zentralnervöse Stressreaktion ausfällt (Meaney, 2016; Meaney et al. 2013). Anders als bei den Genen selber werden also epigenetische Veränderung erheblich von der Umwelt beeinflusst, was dazu führt, dass schädliche Umweltein-

flüsse, z. B. Vernachlässigung in der frühen Kindheit, auch biologisch auf die genetischen Funktionen einwirken und sich auch auf die nächste Generation auswirken können.

Exekutive Funktionen
umschreiben Fähigkeiten, die es ermöglichen, mittels planenden Vorgehens Ziele zu erreichen. Hierzu muss das Individuum z. B. Umweltgegebenheiten richtig einschätzen, die unmittelbare Befriedigung von Bedürfnissen aufschieben und von Fehlern lernen. Solche Fähigkeiten erwirbt das Kleinkind im Kontext relevanter haltender und leitender Beziehungen. Gerade als Folge eines tiefen inneren Gefühls, zu kurz gekommen zu sein, können vernachlässigte Kinder ihre exekutiven Funktionen oft nicht altersgerecht entwickeln.

Externalisierungssymptome, -störung, -probleme
umfassen in psychiatrischen Klassifikationssystemen nach außen gerichtete Verhaltensweisen, die von der Umwelt als störend empfunden werden. Hierzu gehören Hyperaktivitätssymptome, aggressive Verhaltensstörungen und weitere Störungen des Sozialverhaltens. In psychoanalytischen Sichtweisen werden externalisierende Verhaltensprobleme oftmals als ein Ausdruck von Abwehr gegen unerträgliche depressive Gefühle und Ängste verstanden, die das psychische Gleichgewicht vernachlässigter Kinder bedrohen.

Familienhilfe, Familienhelfer
Sozialpädagogische Familienhilfe ist in Deutschland ein Regelangebot der Jugendhilfe und gehört zu den ambulanten Hilfen zur Erziehung. Laut Sozialgesetzbuch haben Inhaber:innen des Personensorgerechtes Anspruch auf Hilfe zur Erziehung, wenn Sie eine dem Wohl des Kindes entsprechende Erziehung nicht sicherstellen können. Meistens sind es Sozialpädagog:innen, die die Familie aufsuchen und die Eltern bei Erziehungsthemen unterstützen und auch im Hinblick auf andere Familienthemen wie Wohnungsprobleme, Schwierigkeiten bei der Tagestruktur, finanzielle Probleme etc. beraten und Hilfe leisten.

Feinfühligkeit (»Sensitivity«)

bezeichnet in der Bindungstheorie die Fähigkeit von Eltern, auf die emotionalen Signale des Kindes unmittelbar, angemessen und entwicklungsgerecht einzugehen. Der Begriff wurde auf der Basis vieler beobachteter Interaktionen zwischen Müttern und Kleinkindern entwickelt, er wird aber auch für Vater-Kind-Interaktionen verwendet, obwohl er für die Vater-Kind-Interaktion weniger gut operationalisiert ist.

Fokaltherapie, Fokus, Fokusgruppe

Psychoanalytische Kurzzeittherapieansatz (ca. 3 bis 30 Sitzung) für die Behandlung von Erwachsenen, Jugendlichen und Kindern. In der Fokaltherapie werden nicht wie bei langfristig angelegten psychoanalytischen Behandlungen alle nach und nach auftauchenden unbewussten Konfliktdynamiken bearbeitet. Die Therapeut:innen widmen sich schon nach einer kurzen diagnostischen Orientierungsphase in Absprache mit ihren Patient:innen bevorzugt oder ausschließlich einem im Vordergrund stehenden Konflikt (»dem Fokus«), welcher die Symptomatik und das psychischen Leiden in besondere Weise bestimmt. Die Erarbeitung eines solchen Fokus ist höchst anspruchsvoll, weil sie in einer ganz frühen Phase der Behandlung ein psychoanalytisches Verstehen der zentralen Störungsdynamik erfordert, auf die sich Therapeut:in und Patient:in in einem offenen Dialog verständigen. Dies erfordert von der/dem Therapeut:in eine besondere Sensibilität in Bezug auf ganz früh sich in der therapeutischen Beziehung entwickelnde Konstellationen. In der regelmäßigen Fokusgruppe besprechen psychoanalytische Kurzzeittherapeuten ihre Therapien mit Kolleg:innen, um die Gruppendiskussion zur Fokusentwicklung und zur kritischen Überprüfung ihrer therapeutischen Interventionen zu nutzen. Dies ist eine psychoanalytische Tradition, die wir bei unserer Arbeit im Rahmen der *individualisierten Kind- und Elternorientierten Therapie (iKET)* übernommen haben, in welcher nicht nur die Zweierbeziehung zwischen Therapeut:in und Kind, sondern auch die komplexen Dynamiken der Familienbeziehungen im Auge behalten werden müssen.

Gegenübertragung
stellt die Reaktion des:der Therapeut:in auf den:der Patient:in und insbesondere auf dessen:deren Übertragung dar. In dem:der Therapeut:in entwickeln sich im Laufe der Behandlung unbewusste Gefühle, Haltungen und Konflikte, die als Reaktion auf die Übertragung des:der Patient:in verstanden werden können. In psychoanalytischen Behandlungen kommt es darauf an, dass der/die Therapeut:in diese Gefühle bei sich wahrnimmt, sie innerlich akzeptiert und sich soweit ein Verständnis dieser Gefühle erarbeitet, dass er/sie auch diagnostisch für ein Verständnis der unbewussten Problematik des/der Patient:in und/oder seiner/ihrer Angehörigen nutzen kann. Die Gegenübertragung von Therapeut:innen muss von deren eigenen Übertragung unterschieden werden, die aus Erfahrungen in der eigenen persönlichen Lebensgeschichte resultieren und nichts mit der Situation der Patient:innen zu tun haben. So muss ein:e Therapeut:in beispielsweise in der Lage sein zu unterscheiden, ob ein innerlich aufkommender Ärger in der Beziehung zu einem vernachlässigten Kind ein Hinweis auf eine tiefe, aber abgewehrte innere Wut des Kindes ist oder vielmehr in der Folge von in der eigenen Kindheit wurzelnden Kränkungsgefühle entsteht. Wie bei der *Übertragung* gilt auch bei der Gegenübertragung, dass ihr Inhalt zunächst unbewusst ist und sich erst im Laufe einer Behandlung aus der psychoanalytischen Situation heraus entwickelt. Spontane eigene Gefühle bei der ersten Begegnung mit dem Kind und/oder seinen Eltern müssen davon abgegrenzt und eher als psychische Resonanz des/der Therapeut:in bezeichnet werden.

Haltende Funktion
Für die Eltern kommt es darauf an, Kindern im Säuglings- und Kleinkindalter einen sicheren Halt zu geben, auf Unlustsignale zu reagieren und körperliche Bedürfnisse zu befriedigen (Winnicott, 1960). Für den Säugling ist es entwicklungsstimulierend und persönlichkeitsbildend, wenn auf sein Interaktionsangebot eine emotional angemessene Reaktion der Eltern erfolgt, d.h. wenn ihm seine Affekte gespiegelt werden und wenn seine Fürsorgeperson sich auf seine Affekte einstimmt. Dies sind Voraussetzungen dafür, dass

Eltern bzw. andere primäre Bezugspersonen und ihre Säuglinge und Kleinkinder in lustvolle emotionale Austauschprozesse treten können, denen eine zentrale Ich-bildende Funktion zugesprochen wird.

Helferkonferenz, Hilfeplangespräch

Als Instrument für die Planung und Durchführung der Hilfe zur Erziehung werden in Deutschland der festzulegende Hilfeplan und die regelmäßigen Hilfeplangespräche gesetzlich vorgeschrieben. Dies sind Gespräche unter Leitung des:r fallführenden Jugendamtsmitarbeiter:in und unter Beteiligung möglichst aller in den Fall involvierten Helferpersonen sowie den Personensorgeberechtigten und je nach Entwicklungsstand dem Kind oder Jugendlichen selber. Sie dienen der Festlegung und Evaluation der eingesetzten Hilfen zur Erziehung. Bei der Durchführung von Psychotherapien ist es essentiell, dass auch der:die Psychotherapeut:in des Kindes in das Hilfeplangespräch einbezogen wird.

Hilfe zur Erziehung

Das Verhältnis der Elternrechte zu möglichen staatlichen Hilfsangeboten ist im deutschen Sozialgesetzbuch VIII (SGB VIII) geregelt. In Absatz (1) ist festgelegt, dass »ein Personenberechtigter (…) bei der Erziehung eines Kindes oder eines Jugendlichen Anspruch auf Hilfe (Hilfe zur Erziehung) (hat), wenn eine dem Wohl des Kindes oder des Jugendlichen entsprechende Erziehung nicht gewährleistet ist und die Hilfe für seine Entwicklung geeignet und notwendig ist.« Insofern hat der Gesetzgeber/die Gesetzgeberin zunächst einmal staatliche Maßnahmen mit einem Hilfegedanken verbunden. Als angemessene Hilfemaßnahmen werden explizit erwähnt: Erziehungsberatung (§ 28), soziale Gruppenarbeit (§ 29), Erziehungsbeistand (§ 30), sozialpädagogische Familienhilfe (§ 31), Erziehung in einer Tagesgruppe (§ 32), Vollzeitpflege (§ 33), Heimerziehung und sonstige betreute Wohnform (§ 34) und intensive sozialpädagogische Einzelbetreuung (§ 35). In § 36 ist festgelegt, dass bei den Hilfemaßnahmen auf ein Mitwirken der personensorgeberechtigten Eltern hinzuwirken ist. Auch nach österreichischem Recht ist Erziehungshilfe auf Basis einer Gefährdungseinschätzung mittels eines Hilfeplanes zu planen und zu gewähren. Maßnahmen können u.a. sein: Unterstützung der Erziehung, volle Erziehung sowie Erziehungshilfen aufgrund einer Vereinbarung oder einer gerichtlichen. In der Schweiz spricht man von »Ergänzenden Hilfen zur Erziehung«, welche aufsuchende Familienarbeit in Form von sozialpädagogischer Familienbegleitung, Heimerziehung und Familienpflege umfassen.

HPA-Achse, Stressachse, biologisches Stresssystem
Die Hypothalamus-Hypophysen-Nebennierenrinden-Achse ist eine der wichtigsten physiologischen Systeme zur biologischen Stressregulation. Im Hypothalamus (Gehirnareal im Zwischenhirn unterhalb des Thalamus) werden als Folge zentralnervöser Stresssignale Steuerhormone (z.B. Releasing Hormone) freigesetzt, welche die Hirnanhangsdrüse (*Hypophyse*) zur Ausschüttung von Nebennierenrinden-stimulierenden (adrencorticotrope) Hormone in den Blutkreislauf veranlassen. Diese wiederum führen in der Nebennierenrinde zur Freisetzung von Hormonen (z.B. Cortisol), welche dem Körper dazu verhelfen, auf Stresssignale zu reagieren (z.B. Blutdruck-, Herz- und Atemfrequenzsteigerung). In einer negativen Feedback-Schleife wirken sich die Konzentrationen der Stresshormone wiederum an genetisch und epigenetisch gesteuerten Gehirnrezeptoren dahingehend aus, dass die Ausschüttung der genannten Hormone gebremst und damit die Stressreaktion abgemildert (»gepuffert«) wird.

Hypophyse (Hirnanhangsdrüse)
ist eine am unteren Gehirn befindliche Hormondrüse, die vom *Hypothalamus* gesteuert wird und Hormone ausschüttet, die der Regulation verschiedener in der Körperperipherie befindlicher Hormonsysteme dienen. So ist sie Teil der *HPA-Achse* und hat eine wesentliche Funktion in der biologischen Stressregulation.

Hypothalamus
ist ein Abschnitt des Zwischenhirns, welcher unter anderem im Zusammenwirken mit der *Hypophyse* mittels der Bildung von steuernden Hormonen (releasing/inhibiting hormones) maßgeblich die

Ausschüttung von Hormonen, u.a. von Stresshormonen in der Körperperipherie steuert.

Ich, Ich-Leistung
In der psychoanalytischen Theorie wird das Ich als die innere Instanz angesehen, die zwischen den Ansprüchen der inneren Triebe (»Es«), den Forderungen der Außenwelt und dem Einfluss des verinnerlichten unbewussten Gewissens (»Über-Ich«) vermittelt. Hierzu bedient sich das Ich der Abwehrmechanismen, die die Bewusstwerdung schmerzhafter konfliktbedingter Gefühle und Erkenntnisse begrenzt oder verhindert.

Bei vernachlässigten Kindern kann das Ich als die Instanz angesehen werden, welche Organismus und Psyche regulatorisch an die ungenügenden Umweltbedingungen anzupassen versucht. Symptome wie beispielsweise Verstimmung oder aggressives Verhalten sind als Zeichen solcher Anpassungsprozesse und damit als Ich-Leistungen zu verstehen. Die Psychoanalyse definiert Symptome als ein Hilfsmittel des Ichs, mit unlösbaren äußeren und inneren Konflikten zurechtzukommen.

Identifikation
Bezeichnet einen psychischen Vorgang, bei welchem das Individuum Funktionen und Eigenschaften einer wichtigen Beziehungsperson in sich aufnimmt und das eigene Selbst entlang dieser gestaltet. Typische persönlichkeitsbildende Prozesse wie die Entwicklung einer Geschlechtsidentität oder elterlicher Einstellungen werden maßgeblich durch Identifikationen mit Elternfiguren entwickelt. Identifikationen können sich auch mit phantasierten Eigenschaften einer abwesenden Elternfigur (z.B. einem Vater, der die Familie verlassen hat) oder mit misshandelnden Elternfiguren entwickeln (Identifikation mit dem Aggressor).

Indiskriminierendes Verhalten
Typisches Verhaltensmuster, das Kinder häufig in der Folge von langanhaltenden Vernachlässigungserfahrungen entwickeln. Sie suchen relativ wahllos Kontakt und körperliche Nähe zu unvertrauten Be-

ziehungspersonen, klammern sich an und suchen Aufmerksamkeit. Die Beziehungen haben nichts Beständiges und Selektives. Die Verhaltensmuster gelten als Kernmerkmal von reaktiven Bindungsstörungen des Kindesalters mit Enthemmung.

Individualisierte Kind- und Elternorientierte Psychotherapie (iKET)
bezeichnet eine in diesem Buch ausführlich beschriebene psychotherapeutische Behandlungsform für Kinder aus vernachlässigenden Familienkonstellationen. Ziel der Behandlung ist es, dem Kind eine innere Verarbeitung negativer Lebenserfahrungen zu ermöglichen und die Eltern für die Bedürfnisse ihres Kindes zu sensibilisieren. In dem standardisierten gestuften Vorgehen wird zunächst nach vorgegebenen Kriterien ein Behandlungsschwerpunkt erarbeitet (intrapsychisch oder interpersonal), um in einem zweiten Schritt in den Einzelstunden mit dem Kind oder in den Eltern-Sitzung einen *Fokus* zu formulieren, um welchen es in der meist auf 25 Sitzungen ausgerichteten Psychotherapie gehen soll.

Inneres Objekt
inneres Bild eines Beziehungsobjekts aus der frühen Kindheit, welches durch eine Verinnerlichung von Beziehungserfahrungen v.a. mit einer oder mehreren guten versorgenden Beziehungsperson(en) zu Stande kommt und in der lebenslangen Entwicklung des Individuums bedeutsam bleibt. Gute innere Objekte entstehen durch eine integrative Bewegung des Individuums, welche sowohl positive als auch negative Erfahrung sowie eigene Phantasien und Wünsche zu einem Bild von einem ganzen, ausreichend guten Objekt integriert. Das Vorhandensein eines guten inneren Objektes ist v.a. in Lebens- und Entwicklungskrisen entscheidend, um Vertrauen und Zuversicht aufrecht zu erhalten sowie mit Einsamkeit zurechtzukommen.

Interactional Guidance, Interaktionsanleitung
Form psychotherapeutischer Behandlung von Eltern oder anderen relevanten Beziehungspersonen mit ihrem(n) Kleinkind(ern), welche auf die Beziehung fokussiert und beobachtbare Interaktion zum

Ausgangspunkt der Intervention nimmt. Sie ist v.a. für überlastete Risikoelternschaften (durch Armut, Substanzmittelabhängigkeiten, adoleszente Elternschaft, psychische Erkrankungen) geeignet. In videogestützten interaktionsanleitenden Behandlungen geht man meist von der Analyse positiver Interaktionssequenzen aus, um sich vorsichtig auch negativen Aspekten zu nähern und diese anzusprechen, ohne das meist ohnehin brüchige Selbstwertgefühl der Eltern zu untergraben.

Internalisierungsstörungen und -probleme, internalisierendes Verhalten

Umfassen in psychiatrischen Klassifikationssystemen nach innen gerichtete Verhaltensweisen, die von der Umwelt oft weniger wahrgenommen werden, weil die Symptome eher ruhig und wenig störend sind. Im Zentrum steht die Störung der Gefühlswelt der Kinder, für welche diese aber selbst oft noch kein wirkliches Konzept haben, so dass sie sie häufig nicht ausdrücken und benennen können. Internalisierungsstörungen umfassen Depressionsstörungen (Major Depression, Dysthymien) und Angststörungen (generalisierte Ängste, soziale Phobien, spezifisch Phobien, übermäßige Trennungsängste etc.)

Introjektion, Introjekt

bezeichnet einen psychischen Vorgang, bei welchem das Individuum (meist schwerwiegende negative) Aspekte einer Beziehung oder negative Gefühle eines Gegenübers in sich aufnimmt und nicht wie bei der Identifikation in ein kohärentes Bild von sich selbst integriert. Vielmehr bleiben Introjekte oftmals unverbunden und abgesondert in der eigenen Persönlichkeit bestehen und entfalten in der weiteren Entwicklung unvermittelt ihre Wirkung, ohne dass das Ich sie in ein ganzheitliches Erleben integrieren kann. In der frühen Eltern-Kind-Beziehung kann ein Säugling oder Kleinkind unverarbeitet gebliebenen Gefühlen von Hass und Angst auf Seiten seiner Mutter (oder seines Vaters) ausgesetzt sein, die diese dann in das Kind projiziert. Die Aufnahme solcher »unverdauter« emotionaler Elemente überfordert in der Regel das Kind und führt dazu, dass es sich seinerseits dieser Elemente in Beziehungen zu anderen wichtigen Bezugspersonen (z. B. auch zu Psychotherapeut:innen) durch Projektion entledigen möchte. Psychotherapeut:innen spüren dies im Rahmen therapeutischer Beziehung meist durch eigene auftauchende Wut und Angstgefühlen. Dabei kommt es darauf an, dass sie solche malignen Introjekte im Umgang mit dem Kind nicht in destruktive Handlungen umsetzen, sondern sie im Gegenteil zu einem besseren Verständnis des inneren Funktionierens des Kindes nutzen.

Intuitive Elternkompetenz (intuitive parenting)
ist ein biologisch angelegtes und in der eigenen Sozialisation ausgeformtes Erlebens- und Verhaltensmuster, welches es Eltern ermöglicht, entwicklungsgerecht und angemessen auf die biologischen, sozialen und emotionalen Bedürfnisse ihrer Kinder einzugehen. Sie kann an einer Reihe von elterliche Verhaltensweisen beobachtet werden, die unmittelbar und ohne bewusst geplant zu sein auf die Bedürfnisse des Kleinkindes (nach angemessener emotionaler Regulation, Beruhigung, entwicklungsgerechter Nähe etc.) ausgerichtet sind.

Jugendhilfe
Die Kinder- und Jugendhilfe ist ein durch staatliche Organe (z. B. das Jugendamt) gewährleisteter Vorgang, mittels welcher Kinder und Jugendliche in ihrer Entwicklung gefördert werden und ihnen in schwierigen Situationen geholfen wird. Hierzu gehört die Beratung und Unterstützung von Eltern und anderen Personensorgeberechtigten, die Mitwirkung in familien- und jugendgerichtlichen Verfahren und der Schutz vor Gefährdung.

Kindeswohl, Kindesschutz
Unter Kindeswohl wird ein gesellschaftlich anerkanntes Mindestmaß von für eine gesunde Entwicklung notwendigen Lebensbedingungen verstanden, die Eltern oder andere Personensorgeberechtigte einem Kind zu Verfügung stellen müssen. Dies sicherzustellen und zu überwachen ist eine wichtige staatliche Aufgabe. Das Kindeswohl

ist eine Richtschnur für alle wesentlichen Fragen der Betreuung, Erziehung und Bildung des Kindes und steht in Übereinstimmung mit den weltweit in der UN Kinderrechtskonvention anerkannten Kinderrechten. Wird die Verpflichtung zur Sicherstellung des Kindeswohls von Personensorgeberechtigten nicht ausreichend eingehalten, entsteht eine Notlage, und die staatlichen Behörden sind verpflichtet, zur Sicherung des Schutzes des Kindes (Kindesschutz) einzugreifen.

Kognitiv emotionale Stile
sind verinnerlichte Erfahrungs-, Erlebens- und Handlungsmuster, welche das psychische Erleben, den Umgang mit Beziehungspersonen und das eigene Selbsterleben prägen. Sie entwickeln sich aus vielfältigen Beziehungserfahrungen während der Kindheit und prägen im weiteren Entwicklungsverlauf die Beziehung des Individuums zum Selbst und zu den anderen (Objekten) sowie die Sicht auf die Beziehung zwischen den anderen. Dabei sind kognitive Überzeugungen aufs engste verbunden mit emotionalen Erlebensweisen. In der Bindungstheorie spricht man in diesem Zusammenhang von Bindungsrepräsentationen, die aber in der Regel auf Zweierbeziehungen (Mutter-Kind, Partnerschaft etc.) beschränkt sind, wogegen kognitive emotionale Stile sich auch auf das Erleben in Mehrpersonenbeziehungen (Mutter-Vater–Kind-Beziehungen, Gruppen, Beziehungen mit Gleichaltrigen) beziehen.

Körperliche Misshandlung
wird die nicht akzidentelle Anwendung physischer Gewalt durch erwachsene Bezugspersonen bezeichnet, welche meistens relevante körperliche oder seelische Verletzungen beim Kind zur Folge hat. Typische Formen der körperlichen Misshandlung sind Schlagen, Stoßen, Fallenlassen, Treten etc. von Kindern. Die Folgen für das Kind bestehen in relevanten Verletzung oder Verletzungsgefahren sowie psychisch in einer entwicklungshemmenden Furchtreaktion.

Kulturrelativismus
bezeichnet eine Überzeugung, dass Kindesmisshandlung und ihre Formen nicht global, sondern je nach kulturellen Vorstellungen und Regeln von Gesellschafen unterschiedlich definiert werden müssen. Typisches Beispiel ist die Vorstellung, dass körperliche Bestrafungen von Kinder in Gesellschaften zu dulden seien, in welchen der Respekt vor der elterlichen Autorität höher als die körperliche Unversehrtheit des Kindes gewertet wird. Manche zentralen Bedürfnisse von Kindern sind derart entwicklungsrelevant, dass sie nicht durch kulturelle Normen relativiert werden können, so etwa das Bedürfnis nach einer fortdauernden Fürsorge möglichst durch kontinuierlich anwesende Bezugspersonen. Ebenso ist kaum anzuzweifeln, dass die Anwendung von die Integrität des kindlichen Körpers bedrohender Gewalt ebenso wie die Befriedigung sexueller Bedürfnisse von Erwachsenen im Umgang mit Kindern sowohl für die individuelle Entwicklung von Kindern als auch für ihr gesellschaftliches Zusammenleben erhebliche Risiken birgt.

Kultursensitivität
Sichtweise, die im Gegensatz zum Kulturrelativismus zwar die besondere kulturelle Bedeutung von Erziehungshaltungen im Umgang mit Kindesschutzfällen berücksichtigt, aber dennoch globale Kinderrechte und Kindesschutznormen als gültig ansieht, die aber in die Denkweisen und die Beziehungskonzepte verschiedener Kulturen übersetzt werden müssen.

Lärmende Symptomatik
ist kein in den internationalen Klassifikationssystemen psychischer Störungen festgeschriebener Begriff, sondern bezeichnet im Sprachgerbrauch v. a. psychoanalytisch orientierter Psychiater:innen und Psychotherapeut:innen Symptome vorwiegend bei Kindern und Jugendlichen, welche mit vielfältigen *externalisierenden* Verhaltensweisen (impulsives, aggressives und/oder dissoziales Verhalten) einhergehen, durch welche Kinder oder Jugendliche die Aufmerksamkeit ihrer Beziehungsumwelt auf sich ziehen, hinter denen aber vielfältige emotionale Beeinträchtigungen (wie Angst, depressive

Verstimmung, Selbstanklage etc.) stecken können, die Kinder nur schwer ertragen können und deshalb durch ein nach außen gerichtetes Verhalten abwehren. Oftmals werden durch solche Symptome eine erregte Reaktion der Beziehungsumwelt (Grenzsetzungen, Ausgrenzung, Beziehungsabbruch etc.) hervorgerufen, in deren Rahmen von der eigentlichen Not der Kinder abgelenkt wird.

Limbisches System
bezeichnet eine sich aus mehreren zwischen dem Großhirn und dem Gehirnstamm befindenden anatomischen Strukturen zusammensetzende Funktionseinheit des Gehirns, welche neben anderen Hirnregionen der Verarbeitung von Emotionen und der Steuerung von Trieben dient.

Maltreatment Classification System
ist ein System von Definitionskriterien für die verschiedenen Formen von Kindesmisshandlung (Vernachlässigung, körperliche, sexuelle und emotionale Misshandlung), die sich sowohl bei der praktischen Anwendung in der täglichen Kindesschutzarbeit in Kliniken, Praxen, Beratungsstellen und Jugendämtern als auch in der Forschung bewährt haben. Sie wurden von einer US-amerikanischen Forschungsgruppe um Barnett in den 1990er Jahren auf der Basis umfassender Auswertungen von Jugendamtsakten sowie Befragungen von Eltern und Kindern erarbeitet. Entlang der in diesem System dargelegten Kriterien können nicht nur verschiedene Misshandlungsformen voneinander abgegrenzt, sondern auch der Schweregrad von Misshandlungen eingeschätzt werden.

Manualisierung
bezeichnet die nachvollziehbare Beschreibung psychotherapeutischen Vorgehens in psychotherapeutischen Manualen. Sie dient dazu, psychotherapeutische Verfahren und Methoden genau zu charakterisieren und sie voneinander abzugrenzen. Das Vorliegen eines Psychotherapiemanuals ist eine wichtige Voraussetzung für die Durchführung von Wirksamkeitsforschung in Bezug auf verschiedene Verfahren und Methoden. Dabei muss in den Untersuchungen

jeweils die Manualtreue erfasst werden, mit der die untersuchten Therapien durchgeführt wurden.

Mentalisierung (Mentalisierungsfähigkeit)
bezeichnet die Fähigkeit, eigenes Verhalten oder das Verhalten anderer Menschen durch die Zuschreibung mentaler Zustände zu konzeptualisieren. Es geht darum, dass ein Subjekt in der Beziehung zu einem Gegenüber (Beziehungsobjekt) versucht, Handlungen und Einstellungen des Beziehungsobjektes dadurch zu verstehen, dass es eine Theorie dazu entwickelt, wie dessen Verhaltensweisen motiviert sein könnten, und diese Theorie an seinem Verständnis vom eigenen mentalen Funktionieren ausrichtet. Dabei geht es aber nicht nur darum, andere Menschen aus der Sicht der eigenen mentalen Funktionen zu verstehen, sondern auch darum, die Sicht anderer Menschen auf sich selbst zu bedenken. Für eine entwicklungsförderliche Eltern-Kind-Beziehung ist die Mentalisierungsfähigkeit der Eltern eine wichtige Voraussetzung. Dabei geht es um die Kompetenz von Eltern, auch dem Verhalten des Kindes mentale Zustände zuzuschreiben (z. B. »heute verhält sich unser Kind so aggressiv, weil seine Wünsche nach Zuwendung so enttäuscht wurden«) und das eigene elterliche Verhalten auf angenommene mentale Zustände des Kindes auszurichten. .

Narzissmus
bezeichnet im alltäglichen Sprachgebrauch die Selbstbezogenheit, wenn nicht sogar Selbstverliebtheit von Menschen. In der Psychoanalyse wird mit dem Begriff des primären Narzissmus die gesunde Fähigkeit des Säuglings und Kleinkindes bezeichnet, sich selbst libidinös zu besetzen und damit auch die Grundlage für ein Selbstvertrauen zu legen, eine Fähigkeit, die in der Beziehung zu liebevollen Elternfiguren entwickelt wird. Im weiteren Verlauf bezeichnet der sekundäre Narzissmus die Rückwendung der Libido vom Objekt (Liebe zum anderen) zum Selbst (Liebe zu sich selbst), was bestimmte Formen der Persönlichkeitsstörungen kennzeichnet.

Negative Identität

Erikson (1959) wies auf eine mögliche identitätsbildende Funktion negativen Verhaltens hin. Wenn aufgrund negativer Entwicklungserfahrungen die Heranbildung einer eigenen positiven Identität unmöglich wird, weicht das Individuum auf eine negative Identität aus, die sich sicherer anfühlt als eine Identitätsdiffusion. Die Identifikation mit einer misslungenen Beziehungserfahrung scheint in solch einer Situation zu einem sichereren Identitätsgefühl zu führen als das Streben nach neuen positiveren Beziehungserfahrungen, die dem Kind aber nicht erreichbar scheinen. Das Kind richtet sich quasi ein in der Rolle des abgelehnten, bösen Kindes.

Operationalisierten Psychodynamischen Diagnostik (OPD)

ist ein auf psychoanalytischen Krankheitsmodellen aufbauendes Diagnosesystem, mit dessen Hilfe aus Erstgesprächen erlangte Informationen und Beobachtungen mittels eines standardisierten Kodierungssystems diagnostische Einschätzungen nachvollzieh- und vergleichbar dokumentiert werden können. Sie ist als Ergänzung zu den phänomenologisch und theoriefrei konzipierten internationalen diagnostischen Systemen zu Erfassung psychischer Störungen gedacht. Sie umfasst die Achsen Beziehung, Konflikt, *Struktur,* und Behandlungsvoraussetzungen. Es gibt Versionen für die psychotherapeutische Arbeit mit Erwachsenen und mit Kindern und Jugendlichen (OPD-KJ), in welchen vielfältige auf die klinische Praxis bezogene und entwicklungsorientierte Ankerbeispiele die indikationsrelevante diagnostische Einschätzung gerade für Psychotherapeut:innen in Ausbildung erleichtern. Bei der psychotherapeutischen Arbeit mit vernachlässigten Kindern stellt die Einschätzung der strukturellen Gegebenheiten beim Kind mit Hilfe der OPD-KJ Achse »Struktur« ein wichtiges Hilfsmittel für die Therapieplanung und Erarbeitung von Deutungsstrategien dar.

Oxytocin

ist ein Schlüsselhormon des menschlichen Zuwendungs- und Elternverhaltens. Oxytocin ist ein Neuropeptid, das in bestimmten Kernregionen des *Hypothalamus* gebildet und in der *Hypophyse* ausgeschüttet wird. Dieses Hormon spielt offensichtlich bei Säugetieren eine große Rolle bei der Geburt, für die Milchbildung und die elterlichen Fürsorge.

Postpartale Depression
Der Begriff umfasst charakteristische depressive Symptome (gedrückte Stimmung, Interessen- und Appetitverlust, Schlafstörungen, Gefühle von Wertlosigkeit und Schuld, Suizidgedanken etc.), welche Mütter und auch Väter in Zusammenhang mit der Geburt eines Kindes entwickeln. Im Lebenszyklus stellt die beginnende Elternschaft eine der vulnerabelsten Phasen für die Entwicklung von Depressionen dar. Die Prävalenz wird bei Müttern bei 10 bis 15 % und bei Vätern bei 5 bis 10 % geschätzt. Ätiologisch werden hormonelle und psychosoziale Umstellung in Verbindung mit dem Schwangerschafts- und Geburtsgeschehen für diese häufige Störung verantwortlich gemacht. Da allgemein die Geburt eines Kindes und die frühe Elternschaft idealisiert wird, werden postpartale Depressionen häufig in Medizin und Gesellschaft übersehen und bleiben deshalb unbehandelt. Da der emotionale Rückzug von Müttern und Vätern in ihrer Beziehung zum neugeborenen Kind eines der Hauptsymptome ist, sind die in der frühesten Kindheit besonders auf die emotionale Responsivität ihrer Eltern angewiesenen Säuglinge meist unmittelbar von der Störung betroffen. Deswegen beinhaltet eine ausreichende Behandlung der Störung sowohl die konsequente Therapie der elterlichen Verstimmung (mittels Psychopharmaka und/oder Psychotherapie) als auch eine intensive Eltern-Kind-Psychotherapie.

Posttraumatische Störung
ist ein erstmals bei Veteranen des Vietnam Krieges beschriebenes Krankheitsbild, welches sich als Folge von traumatischen Erfahrungen mit einiger zeitlicher Verzögerung entwickeln kann. Als Kernsymptome umfasst es Intrusionssymptome (wie plötzliche stressvolle Erinnerungen, auf das Trauma bezogene Stressträume, subjektives Erleben plötzlicher Wiederkehr traumatischer Erlebnisse, heftige Körperreaktionen), Vermeidungsverhalten, langanhaltende

kognitive und emotionale Beeinträchtigungen und erhebliche Anspannung (Hypervigilanz). Für Kinder verschiedener Entwicklungsphasen sind alterstypische Symptome wie beispielsweise immer wiederkehrende, zu keiner Lösung führende Spielinhalte (repetitives Spiel) beschrieben.

Prävalenz
bezeichnet die Häufigkeit des Auftretens einer Krankheit oder eines Lebensereignisses (z. B. Kindesmisshandlung) zu einem bestimmten Zeitpunkt oder in einem bestimmten Zeitraum in einer Population. Z. B. kann mittels epidemiologischer Studien ermittelt werden, wieviel Prozent aller Kinder (bis zu einem bestimmten Alter) Misshandlungserfahrungen gemacht haben.

Primärprozess, Primärvorgang
bezeichnet in der Psychoanalyse einen Vorgang im unbewussten psychischen Leben, der vollständig nach dem Lustprinzip abläuft.

Projektion
bezeichnet in der Psychoanalyse einen Abwehrmechanismus, bei welchem das Subjekt eigene Gefühle, Eigenschaften, Wünsche etc., die es in sich ablehnt und im Zusammenhang damit bei sich auch nicht wahrhaben will, aus sich und seiner subjektiven Selbstwahrnehmung ausschließt und im Gegenüber (Objekt) lokalisiert. Gemäß Melanie Klein (1946) sind die frühesten Projektionen des Säuglings diejenigen, mit denen er diffuse innere Hassgefühle in die Mutter projiziert. Aber auch Eltern oder andere nahe Bezugspersonen können in bestimmten Situationen dazu neigen, eigene Hassgefühle, die sie keinesfalls bei sich akzeptieren können, in das Kind zu projizieren und sich dann von diesem angegriffen zu fühlen.

Projektive Identifizierung, projektive Identifikation
bezeichnet eine interpersonale Abbildung einer Projektion in einer Selbst-Objekt-Beziehung. Wie bei der Projektion werden ungeliebte, meist aggressive Teile des Selbst abgespalten und so in ein Gegenüber projiziert, dass dieses die Projektion in sich als real erlebt

und sich so auch entsprechend verhält. In einer intensiven Psychotherapie kann ein:e Patient:in beispielsweise ihre eigenen Hass und Wutgefühle in den/die Therapeut:in projizieren und sich von diesem:r schlecht bzw. aggressiv behandelt fühlen. Wenn dann in dem:r Therapeut:in aggressive Gefühle gegenüber dem:r Patient:in auftauchen und er/sie den inneren Impuls empfinden, den/die Patient:in tatsächlich schlecht zu behandeln, z. B. aus der Therapie herauszuwerfen, hat er/sie sich mit der Projektion identifiziert. Ein solcher Beziehungsprozess läuft zunächst für beide Beteiligten unbewusst ab. Aufgabe des/der Therapeut:in ist, den Vorgang anhand der eigenen *Gegenübertragungsgefühle* zu erkennen und für die Deutung negativer Aspekte der Übertragungsbeziehung zu nutzen. Die projektive Identifizierung kann auch eine wichtige Rolle v. a. in der frühen Eltern-Kind-Beziehung spielen, wenn Eltern die auf sie gerichteten Hassgefühle des Kindes in sich aufnehmen, in der Folge das Kind als Angreifer:in erleben und dann selbst Gefahr laufen, mit unangemessener Aggression auf das Kind zu reagieren. Die Elternfigur begegnet praktisch im Kind ihren eigenen abgespaltenen negativen Gefühlen, welche sie schlecht bei sich selbst akzeptieren kann. Auf diese Weise erlebt die Elternfigur das Kind nun als Angreifer und reagiert ihrerseits mit Hass. Entwicklungsförderlich dagegen ist, wenn Eltern die Projektionen des Säuglings aufnehmen, sie in sich verarbeiten, so dass sie sie zu einem angemessenen Umgang mit den Unlustgefühlen des Kindes nutzen können.

Psychische Struktur

bezeichnet die Summe aller psychischer Funktionen eines Individuums, die für die Organisation seines Selbst und seiner Beziehungen zu anderen Menschen (den »Objekten«) zu Verfügung stehen. Sie stellt praktisch das geronnene Substrat aller bisher gemachten Beziehungserfahrungen im Individuum dar, wobei auch angeborene konstitutionelle Eigenschaften des Individuums wie die Triebstärke oder das Temperament eine Rolle spielen. Als wichtige Teilaspekte der psychischen Struktur werden die Selbstwahrnehmung, die Selbststeuerung, die Objektwahrnehmung und die vorherrschenden Abwehrmechanismen angesehen.

Psychoanalytische Kurzzeittherapie für Kinder
ist eine psychoanalytische Behandlungsform unter Einbeziehung der Eltern, die in der Regel ca. 25 Therapiestunden umfasst. Aufgrund der im Gegensatz zur psychoanalytischen Langzeittherapie kurzen Behandlungsdauer wird schon in einer frühen Behandlungsphase (meist nach den ersten 5 Sitzungen) ein *Fokus* formuliert, der den Konflikt, welcher das Leiden des Kindes und seiner Familie am meisten bestimmt, umschreibt. Der Fokus bezieht sich auf die Symptomatik und deren Bedeutung im familialen Beziehungskontext, das vom Kind in die Therapiestunden eingebrachte Material (Spielinhalte, Gestaltetes, Träume, verbale Inhalte etc.) und die sich entwickelnde Übertragungs- und Gegenübertragungskonstellation im Kind-Eltern-Therapeut:in Beziehungskontext. Im weiteren Verlauf der Behandlung wird vorzugsweise dieser Fokus gedeutet und bearbeitet.

Reflektierende Funktion (»Reflective Function«)
Angelehnt an die Theory of Mind wird die reflektierende Funktion (»reflective function«) als eine Fähigkeit definiert, eigenes Verhalten oder das Verhalten anderer Menschen durch die Zuschreibung mentaler Zustände zu interpretieren. Mittels eines standardisierten Elterninterviews (Parent Development Interview) kann die reflektive Funktion von Eltern valide und reliabel erfasst werden, was Rückschlüsse auf deren Mentalisierungsfähigkeit erlaubt. Hierzu werden die Eltern im Elterngespräche gebeten, positive und negative Erlebnisse mit ihrem Kind darzustellen. In Bezug auf diese Schilderungen werden sie dann gefragt, welche Formen von emotionaler Belastung sie bei ihrem Kind vermuten, wie sie sich selbst fühlen und welche Gründe sie für das Verhalten ihres Kindes annehmen.

Resilienz
bezeichnet die Fähigkeit von Individuen und Beziehungssystemen, sich trotz ungünstiger Lebensbedingungen positiv zu entwickeln. Resilienz fördernde Faktoren können im Individuum angelegt sein (z.B. genetische Dispositionen, Temperament, Beziehungsbereitschaft und -fähigkeit, Fähigkeit, die ungünstigen Lebensbedingun-

gen in einen erklärenden narrativen Kontext zu fassen), sie können sich aber auch durch schützende Beziehungserfahrungen (z. B. Beziehung zu einem:r engagierten Lehrer:in) entwickeln. Fälschlicherweise wird zuweilen die Abwesenheit psychischer *Symptome* trotz negativer Lebensbedingungen (wie z. B. Vernachlässigung) mit Resilienz gleichgesetzt. Versteht man aber *Symptome* als eine *Ich-Leistung*, die den Versuch des Individuums darstellt, mit einer negativen Beziehungsumwelt umzugehen, so kann das Vorhandensein von Symptomen durchaus mit Resilienz vereinbar sein. So macht ein Kind beispielsweis durch »*lärmende Symptome*« auf seine Not aufmerksam und erhöht dadurch die Wahrscheinlichkeit, Hilfe zu erhalten, im Gegensatz zu einem Kind, welches seine Not schweigend erträgt, ohne die Aufmerksamkeit der Beziehungsumwelt auf sich zu ziehen.

Sekundärprozess
Während im *Primärprozess* psychische Energie unmittelbar an befriedigende Handlungen und/oder Vorstellungen gebunden wird, wird diese im Sekundärprozess durch mentale Prozesse vielfältig umgestaltet, was mit einem Aufschub von Triebbefriedigung einhergeht.

Sense of Mastery (Gefühl von Kontrolle)
bezeichnet das subjektive Gefühl eines Individuums, die Beziehungen, in welchen es lebt, und die Ereignisse, in welche es involviert ist, kontrollieren zu können.

Sexuelle Misshandlung
bezeichnet die Vornahme sexueller Handlungen an und sexuelle Übergriffe auf Kinder durch Erwachsene. Eine sexuelle Misshandlung liegt bei jeglichem stattgefundenen sexuellen Kontakt oder dem Versuch eines sexuellen Kontaktes zwischen einer erwachsenen Bezugsperson und einem Kind zur sexuellen Befriedigung und/oder zum finanziellen Nutzen des Erwachsenen vor. Hierzu gehören der kontaktlose Missbrauch (Zurschaustellung von Genitalien, Zwingen, sexuelle Handlungen Erwachsener zu beobachten und/oder

sich zu beteiligen, sich zur Schau zu stellen etc.), die Vergewaltigung und andere sexuelle Übergriffe (oral, genital, anal, nicht genitale Penetration oder deren Versuch, sexuelles Betasten etc.)

Spaltung
Der Begriff Spaltung hat in der Psychoanalyse verschiedene Bedeutungen. Bei Freud bezeichnete er einen Abwehrvorgang, bei welchem verschiedene unintegrierte Aspekte des seelischen Erlebens wechselweise das Erleben und Verhalten eines Individuums bestimmen können. In der Tradition Melanie Kleins bezeichnet Spaltung einen primitiven Abwehrvorgang, bei welchem es zur Aufteilung der Repräsentationen des Selbst und des Objektes in »nur gut« oder »nur böse« kommt. Dies bezieht sich auf die Vorstellungen vom Selbst und Objekt und führt zu einer tiefen Spaltung im eigenen Selbsterleben (Blass, 2013). In der psychoanalytischen Entwicklungstheorie wird davon ausgegangen, dass der Säugling die versorgende Mutter emotional zunächst innerlich emotional aufspaltet in das Bild eines guten versorgenden und eines bösen frustrierenden Gegenübers, was auch einhergeht mit der Spaltung des Selbsterlebens. Das Ergebnis des schmerzhaften Integrationsprozesses im Laufe des ersten Lebensjahres, in welchem das Kind beide Beziehungsanteile zu einem Ganzen integriert und damit die Illusion eines nur guten Mutterobjektes aufgibt, wird als *depressive Position* bezeichnet.

Spiel
ist ein wichtiges Medium, um therapeutischen Zugang zur inneren Welt des Kindes zu erhalten. Das Spiel eröffnet dem Kind die Möglichkeit zum Probehandeln in einem Übergangsbereich zwischen dem eigenen Selbst, den inneren Konzepten vom Selbst und den Objekten der äußeren Beziehungswelt. Das Spiel des Kindes ist vergleichbar mit der freien Assoziation des Erwachsenen in der analytischen Kur.

Squiggle
bezeichnet eine von Winnicott (1968) eingeführte psychotherapeutische Technik, die helfen kann, Zugang zur inneren Welt des Kindes zu bekommen. Die Verständigung mit dem Kind verläuft im Übergangsbereich zwischen spielerischem bzw. gestalterischem Handeln und sprachlichem Austausch. Kind und Therapeut:in geben im Wechsel einen gezeichneten Schnörkel (»Squiggle«) vor, der dann vom jeweils anderen frei zu einem Bild ausgestaltet werden kann. Der Zeichnung folgt ein Gespräch über die gemeinsam erstellte Zeichnung. Sowohl die Zeichnungen als auch die verbal geäußerten Kommentare und Einfälle werden von psychoanalytischen Kindertherapeuten mit der freien Assoziation in der Therapie mit Erwachsenen verglichen.

Symptome (psychische)
wie beispielsweise eine beeinträchtigende Verstimmung, Ängste oder unangepasstes aggressives Verhalten werden in der Psychoanalyse als Hilfsmittel des Ichs, mit unlösbaren äußeren und inneren Konflikten zurechtzukommen, angesehen. Sie sind oft Ausdruck eines versuchten Anpassungsprozesses an eine insuffiziente Beziehungsumwelt und werden deshalb auch als *Ich-Leistungen* angesehen.

Transgenerationale Übertragung (»intergenerational transmission«)
bezeichnet den Einfluss traumatischer Erfahrungen und der mit ihnen verbundenen Stressreaktion in der Elterngeneration auf die Nachkommen. Als mögliche »Übertragungswege« werden eine direkte beeinträchtigende Wirkung von elterliche pathologischen Stresserfahrungen auf deren Ei- und Samenzellen, hormonelle Übertragungen von Stresserleben im Uterus bzw. im pränatalen Milieu des Fetus und ein nachteiliger Einfluss auf das elterliche Fürsorgeverhalten im postpartalen Leben des Kindes angesehen.

Trauma (psychisches)
ist ein intensives Ereignis, auf das das Individuum im Rahmen seiner Entwicklungssituation nicht angemessen reagieren kann und welches deshalb Erschütterung auslöst und krankheitsverursachend wirkt. Ähnlich wie bei einem körperlichen Trauma beispielweise die Stabilität eines Knochens überfordert ist und er deshalb bricht, ist bei einem psychischen Trauma das Ich des Individuums überfordert, so dass es die mit dem Trauma verbundene psychischen Energien nicht integrieren kann. Die Intensität eines Ereignisses kann weniger nach objektiven Kriterien bemessen werden, sondern hängt vielmehr auch von subjektiven Konstellationen bei einem Individuum ab. Für Kinder gilt besonders, dass weniger das objektive äußere Ereignis als vielmehr der Beziehungskontext, in dessen Rahmen es zu dem Ereignis kommt, für die Frage entscheidend ist, ob es zu einem Trauma kommt. Das Erleben von Gewalt ist deshalb für Kinder traumatischer, wenn es wie bei der Kindesmisshandlung im vertrauten Beziehungskontext stattfinden, von welchem das Kind eigentlich Schutz erwartet, als wenn es von einer äußeren Situation verursacht wird, die aber den sicheren elterlichen Beziehungskontext nicht angreift.

Triadische Kompetenz
bezeichnet im Kontext der Elternschaft die Fähigkeit, zu einem Kind eine tiefgehende Beziehung zu entwickeln, ohne den Dritten, also beispielsweise das andere Elternteil, auszuschließen und ohne sich durch die Beziehung eines Dritten zum Kind bedroht zu fühlen. Für die psychotherapeutische Behandlung eines Kindes ist eine ausreichende triadische Kompetenz der Eltern erforderlich, weil diese sonst die sich entwickelnde therapeutische Beziehung nicht ertragen und zulassen können.

Triangle of Psychodynamic Constellations (ToP)
ist ein den Symptomen zu Grunde liegendes Beziehungsthema bzw. ein *Fokus*, welches in der *psychoanalytischen Kurzzeittherapie für Kinder* mit dem Kind und seinen Eltern zu Beginn der Behandlung erarbeitet und im weiteren Verlauf der Behandlung bearbeitet wird.

Neben der Bedeutung der Symptome fließen das vom Kind in die Therapiestunden eingebrachte Material sowie die Übertragungs- und Gegenübertragungskonstellationen im therapeutischen Beziehungsgeschehen zwischen Therapeut:in, Kind und Eltern in ToP ein.

Übertragung (Übertragungsbeziehung)
bezeichnet einen Vorgang in menschlichen Beziehungen, in welchem das Individuum Gefühle, Wünsche, Erwartungen und Konflikte, die aus früheren Zeiten der Kindheit stammen, auf eine oder mehre aktuelle Beziehungspersonen richtet. Manche psychoanalytischen Theoretiker sehen dies als ein Phänomen an, welches sich allgemein in menschlichen Beziehungen, also auch vom Erstgespräch an in therapeutischen Beziehungen entfaltet. Im Gegensatz dazu sehen andere die Übertragung als ein sich spezifisch in psychoanalytischen Behandlungen entwickelndes Phänomen an, weil unbewusste Triebwünsche der Patienten einen Ausgangspunkt für die Übertragung darstellen. Erst im Laufe einer Behandlung richten sich die Triebwünsche auf den:die Analytiker:in und werden auf Grund des im psychoanalytischen Setting vereinbarten Triebverzichts (»Abstinenz«) in Übertragung umgewandelt. Auf diese Weise können vergangene unbewusste Konflikte im Hier und Jetzt der Übertragungsbeziehung gedeutet und bearbeitet werden. Bei vernachlässigten Kindern liegt es nahe, dass sie ihre in ihrer bisherigen Kindheit nicht befriedigte Bedürftigkeit auf die Person des/der Therapeut:in richten und bei in der Therapie unweigerlich erlebten Frustrationen (z. B. am Stundenende) starke Wutgefühle gegenüber dem/der Therapeut:in entwickeln.

Verkehrung von Passivität in Aktivität
ist ein unbewusster psychischer Vorgang, bei welchem vernachlässigte Kinder ihr Gefühl, einer ungenügenden Beziehungsumwelt passiv ausgeliefert zu sein, in Aktivität verwandeln, indem sie durch eigenes meist destruktives Verhalten Beziehungsabbrüche immer wieder aktiv herbeiführen. Diese Tendenz stellt eine mögliche Ursache des *Wiederholungszwanges* dar.

Vernachlässigung
umschreibt wesentliche Versäumnisse oder auch aktives Zuwiderhandeln im Hinblick auf eine altersgemäße Fürsorge von Eltern oder anderen wichtigen Bezugspersonen gegenüber einem Kind. Vernachlässigung kann einen Mangel an Beaufsichtigung, fehlenden Schutz vor physischen Risiken, ein Nichtermöglichung angemessener Bildung, Vorenthalten medizinischer Versorgung, altersangemessener Kleidung, von Nahrung und Schutz sowie das Zumuten von Verlassenheit umfassen. Folgen für das Kind können sein: psychische Verletzung durch übermäßige Furcht, psychischer Schmerz, hohes Risiko für psychische Störungen, Entwicklungsstörungen und/oder stressassoziierte körperliche Symptome.

WEIRD Bias
Das Akronym WEIRD steht für »*Western, Educated, Industrialized, Rich and Democratic*« (westlich, gebildet, industrialisiert, reich und demokratisch). Der Bias bezieht sich auf die Tatsache, dass weit über 90 % aller psychologischen Studien über die Entwicklung von Kindern weltweit von WEIRD Wissenschaftlern an WEIRD Populationen durchgeführt und die Ergebnisse oft unkritisch auf andere Gesellschaften und Kulturen übertragen werden. Dieser wissenschaftliche Bias kann dazu führen, dass die Gültigkeit von angeblich wissenschaftlich begründeten Vorgaben und Empfehlungen in nicht westlichen Gesellschaften limitiert ist und die Wahrscheinlichkeit herabgesetzt wird, dass aus wissenschaftlichen Studien abgeleitete Normen zum Umgang mit Kindern anerkannt werden.

Wiederholungszwang
bezeichnet in der Psychoanalyse einen unbewussten Prozess, in welchem Individuen sich aktiv in unangenehme und schädliche Situationen bringen und dadurch alte Erfahrungen wiederholen, ohne dass sie sich an ursprünglich ihnen zugefügten Lebensereignisse erinnern oder sich deren emotionalen Gehalt vergegenwärtigen. Bei Kindern, die in ihrer Entwicklung einem Mangel an elterlicher Fürsorge ausgesetzt waren, kann der Wiederholungszwang dazu führen, dass sie wiederholt selbst einen Abbruch von wichtigen Bezie-

hungen durch aktives destruktives Beziehungsverhalten herbeiführen, wobei ihnen nicht bewusst ist, dass ihr Verhalten zur Wiederholung negativer Lebenserfahrungen führt. Als psychodynamischer Hintergrund für diesen von außen unerklärlich wirkenden Vorgang werden u.a. der unbewusste Wunsch des Kindes, die schmerzhafte ungelöste Beziehungserfahrung doch noch für sich positiv zu lösen sowie die Tendenz zur *Verkehrung von Passivität in Aktivität* angenommen.

Wohngruppe
für Kinder und Jugendliche ist eine im deutschen Sozialgesetzbuch zu den stationären Erziehungshilfen zählende betreute Wohnform für Minderjährige, die nicht bei ihren personensorgeberechtigten Eltern leben können. Die Kinder leben in der Regel in kleineren, manchmal familienähnlichen Gruppen und werden von Erzieher:innen und Sozialpädagog:innen betreut. Meistens wird eine Rückkehrperspektive in die eigene Familie bzw. zu den Eltern vereinbart, was, wenn sie realistisch sein soll, eine begleitende intensive Arbeit mit den Eltern notwendig macht.

Literaturverzeichnis

Aarons, G. A., James, S., Monn, A. R., Raghavan, R., Wells, R. S. & Leslie, L. K. (2010). Behavior Problems and Placement Change in a National Child Welfare Sample: A Prospective Study. *Journal of the American Academy of Child & Adolescent Psychiatry*, 49(1), 70–80. https://doi.org/10.1016/j.jaac.2009.09.005

Abbass, A. A., Rabung, S., Leichsenring, F., Refseth, J. S. & Midgley, N. (2013). Psychodynamic Psychotherapy for Children and Adolescents: A Meta-Analysis of Short-Term Psychodynamic Models. *Journal of the American Academy of Child & Adolescent Psychiatry*, 52(8), 863–875. https://doi.org/10.1016/j.jaac.2013.05.014

Agnew-Blais, J. & Danese, A. (2016). Childhood maltreatment and unfavourable clinical outcomes in bipolar disorder: a systematic review and meta-analysis. *The Lancet Psychiatry*, 3(4), 342–349. https://doi.org/10.1016/S2215-0366(15)00544-1

Ahad, M. A., Parry, Y. K. & Willis, E. (2021). The prevalence and impact of maltreatment of child laborers in the context of four South Asian countries: A scoping review. *Child Abuse & Neglect*, *117*, 105052. https://doi.org/10.1016/j.chiabu.2021.105052

Ainsworth, M., Blehard, M., Waters, E. & Wall, S. (1978). *Patterns of Attachment: A Psychological Study of the Strange Situation*. Lawrence Erlbaum Associates.

Almazeedi, H., Alkandari, S., Alrazzuqi, H., Ohaeri, J. & Alfayez, G. (2020). Prevalence of child abuse and its association with depression among first year students of Kuwait University: a cross-sectional study. *Eastern Mediterranean health journal = La revue de sante de la Mediterranee orientale = al-Majallah al-sihhiyah li-sharq al-mutawassit*, *26*(8), 948–956. https://doi.org/10.26719/emhj.20.049

Alvarez, A. (2012). Ebenen der analytischen Arbeit und Ebenen der Pathologie: Die Arbeit des Kalibrierens. *Kinderanalyse*, *20*(2), 70–94.

Arbeitskreis OPD-KJ-2. (2013). *OPD-KJ-2 Operationalisierte psychodynamische Diagnostik im Kindes- und Jugendalter: Grundlagen und Manual*. Huber.

Ariès, P. (1978). *Geschichte der Kindheit*. Hanser.

Arnow, B. A. (2004). Relationships between childhood maltreatment, adult health and psychiatric outcomes, and medical utilization. *The Journal of clinical psychiatry*, 65 *Suppl 12*, 10–15.

Asen, E. & Scholz, M. (2012). *Praxis der Multifamilientherapie* (2., vollständ. überarb. und erw. Aufl.). Carl-Auer-Verl. https://repository.difu.de/jspui/handle/difu/274247

Bakermans-Kranenburg, M. J., van IJzendoorn, M. H. & Juffer, F. (2003). Less is more: meta-analyses of sensitivity and attachment interventions in early childhood. *Psychological Bulletin*, *129*(2), 195–215. https://doi.org/10.1037/0033-2909.129.2.195

Balint, M., Ornstein, P. H. & Balint E. (1972). *Focal psychotherapy: an example of applied psychoanalysis*. Tavistock Publications.

Baradon, T. (Hrsg.). (2019). *Working With Fathers in Psychoanalytic Parent-Infant Psychotherapy*. Routledge. https://doi.org/10.4324/9781315106830

Barnett, D., Manly, J. T. & Cichetti, D. (1993). Defining child maltreatment: The interface between policy and research. In D. Cichetti & L. Toth (Hrsg.), *Child abuse, child development, and social policy* (S. 7–73). Ablex publishing corporation.

Belsky, J., Bakermans-Kranenburg, M. J. & van IJzendoorn, M. H. (2007). For better and for worse: Differential susceptibility to environmental influences. *Curren directions in psychological science*, *16*(6), 300–304. https://doi.org/10.1111/j.1467-8721.2007.00525.x

Bion, W. R. (1962a). *Lernen durch Erfahrung*. Suhrkamp.

Bion, W. R. (1962b). A theory of thinking. *International Journal of Psycho-Analysis*, *43*, 306–310.

Biringen, Z. (2000). Emotional availability: conceptualization and research findings. *The American journal of orthopsychiatry*, *70*(1), 104–114. https://doi.org/10.1037/h0087711

Biringen, Z. (2009). *The emotional availability (EA) scales, 4th edition*. emotionalavailability.com, PO Box, 3625, Boulder, Colorado 80307.

Blass, R. B. (2013). Über verschiedene Bedeutungen von Spaltung. *PSYCHE – Zeitschrift für Psychoanalyse und ihre Anwendungen, 67*(2), 97–119.

Blass, R. B. (2020). The role of repetition in narcissism and self-sacrifice: A Freudian Kleinian reflection on the person's foundational love of the other. *The International journal of psycho-analysis, 101*(6), 1188–1202. https://doi.org/10.1080/00207578.2020.1809154

Bowers, M. E. & Yehuda, R. (2016). Intergenerational Transmission of Stress in Humans. *Neuropsychopharmacology : official publication of the American College of Neuropsychopharmacology*, *41*(1), 232–244. https://doi.org/10.1038/npp.2015.247

Bowlby, J. (1969). *Attachment and loss. I: Attachment. Dt.: Bindung*. Basic Books.

Brassard, M. R., Hart, S. N. & Glaser, D. (2020). Psychological maltreatment: An international challenge to children's safety and well being. *Child abuse & neglect*, *110*(Pt 1), 104611. https://doi.org/10.1016/j.chiabu.2020.104611

Bruce, J., Fisher, P. A., Pears, K. C. & Levine, S. (2009). Morning cortisol Levels in preschool-aged foster children: differential effects of maltreatment type. *Developmental psychobiology*, *51*(1), 14–23. https://doi.org/10.1002/dev.20333

Brummelte, S. & Galea, L. A. M. (2016). Postpartum depression: Etiology, treatment and consequences for maternal care. *Hormones and behavior, 77*, 153–166. https://doi.org/10.1016/j.yhbeh.2015.08.008

Cregeen, S., Hughes, C., Midgley, N., Rhode, M., Rustin, M. & Catty, J. (2018). *Short-Term Psychoanalytic Psychotherapy for Adolescents with Depression.* Routledge. https://doi.org/10.4324/9780429480164

Danese, A., Pariante, C. M., Caspi, A., Taylor, A. & Poulton, R. (2007). Childhood maltreatment predicts adult inflammation in a life-course study. *Proceedings of the National Academy of Sciences of the United States of America, 104*(4), 1319–1324. https://doi.org/10.1073/pnas.0610362104

Danese, A., Caspi, A., Williams, B., Ambler, A., Sugden, K., Mika, J., Werts, H., Freeman, J., Pariante, C. M., Moffitt, T. E. & Arseneault, L. (2011). Biological embedding of stress through inflammation processes in childhood. *Molecular psychiatry, 16*(3), 244–246. https://doi.org/10.1038/mp.2010.5

de M'Uzan, M. (1977). A propos du functionnemen mental des malades psychosomatiques. – Zur Psychologie der psychosomatisch Kranken. *Psyche, 31*, 318–332.

deMause, L. (1980). Evolution der Kindheit. In L. deMause (Hrsg.), *Hört ihr die Kinder weinen: Eine psychogenetische Geschichte der Kindheit* (S. 12–111). Suhrkamp.

Downing, G. & Ziegenhain, U. (2001). *Besonderheiten der Beratung und Therapie bei jugendlichen Müttern und ihren Säuglingen–die Bedeutung von Bindungstheorie und videogestützter Intervention: indungstheorie und Familiendynamik. Anwendung der Bindungstheorie in Beratung und Therapie.* Psychosozial-Verlag.

Emde, R. (1999). Moving ahead: Integrating influences of affective processes for development and for psychoanalysis. *International Journal of Psycho-Analysis, 80*, 317–339.

English, D. J., Marshall, D. B., Brummel, S. & Orme, M. (1999). Characteristics of Repeated Referrals to Child Protective Services in Washington State. *Child Maltreatment, 4*(4), 297–307. https://doi.org/10.1177/1077559599004004003

Enoch, M.-A. (2011). The role of early life stress as a predictor for alcohol and drug dependence. *Psychopharmacology, 214*(1), 17–31. https://doi.org/10.1007/s00213-010-1916-6

Erikson, E. (1959). *Identity and the life cycle. Selected papers. Psychological Issues, Monograph 1.* Int. Univ. Press.

Feldman, R. & Bakermans-Kranenburg, M. J. (2017). Oxytocin: a parenting hormone. *Current opinion in psychology, 15*, 13–18. https://doi.org/10.1016/j.copsyc.2017.02.011

Feldman, R., Braun, K. & Champagne, F. A. (2019). The neural mechanisms and consequences of paternal caregiving. *Nature reviews. Neuroscience, 20*(4), 205–224. https://doi.org/10.1038/s41583-019-0124-6

Feuling, M. (2021a). Gegen den Strom. *Psyche-Zeitschrift für Psychoanalyse und Ihre Anwendungen, 75*(9-10), 902–934. https://elibrary.klett-cotta.de/article/10.21706/ps-75-9-902

Feuling, M. (2021b). Gegen den Strom. *Psyche-Zeitschrift für Psychoanalyse und Ihre Anwendungen*, 75(9-10), 902–934. https://doi.org/10.21706/ps-75-9-902

Field, T. (2010). Postpartum depression effects on early interactions, parenting, and safety practices: a review. *Infant behavior & development*, 33(1), 1–6. https://doi.org/10.1016/j.infbeh.2009.10.005

Fisher, P. A. (2017). Commentary: Is there a there there in hair? A reflection on child maltreatment and hair cortisol concentrations in White et al. (2017). *Journal of child psychology and psychiatry, and allied disciplines*, 58(9), 1008–1010. https://doi.org/10.1111/jcpp.12719

Fivaz-Depeursinge, E., Lavanchy-Scaiola, C. & Favez, N. (2010). The Young Infant's Triangular Communication in the Family: Access to Threesome Intersubjectivity? Conceptual Considerations and Case Illustrations. *Psychoanalytic Dialogues*, 20(2), 125–140. https://doi.org/10.1080/10481881003716214

Fonagy, P. & Target, M. (2000). Mentalisation and the changing aims of child psychoanalysis. In K. von Klitzing, P. Tyson & D. Bürgin (Hrsg.), *Psychoanalysis in childhood and adolescence* (S. 129–139). Karger.

Fonagy, P., Gergely, G., Jurist, E. & Target, M. (2004). *Affektregulierung, Mentalisierung und die Entwicklung des Selbst.* Klett- Cotta.

Fraiberg, S., Adelson, E. & Shapiro, V. (1975). Ghosts in the nursery: A psychoanalytic approach to the problems of impaired infant-mother relationships. *Journal of the American academy of child psychiatry*, 14(3), 387–421. https://api.taylorfrancis.com/content/chapters/edit/download?identifiername=doi&identifiervalue=10.4324/9780429478154-10&type=chapterpdf

Freud, A. (1936). *Das Ich und die Abwehrmechanismen.* Internationaler Psychoanalytischer Verlag.

Freud, S. (1914). Zur Einführung des Narzissmus. *GW, 10*, 138–170.

Freud, S. (1916). *Vorlesungen zur Einführung in die Psychoanalyse: GW 11.* Fischer.

Freud, S. (1920). Jenseits des Lustprinzips. *GW 13*, 269–302.

Gaskins, S., Beeghly, M., Bard, K. A., Gernhardt, A., Liu, C., Teti, D. M., Thompson, R. A., Weisner, T. S. & Yovsi, R. D. (2017). Implictions for policiy and practice. In H. Keller & K. A. Bard (Hrsg.), *The Cultural Nature of Attachment: Contextualizing Relationships and Development* (S. 321–333). The MIT Press.

Gilbert, R., Widom, C. S., Browne, K., Fergusson, D., Webb, E. & Janson, S. (2009). Burden and consequences of child maltreatment in high-income countries. *The Lancet*, 373(9657), 68–81. https://doi.org/10.1016/S0140-6736(08)61706-7

Goldstein Ferber, S., Feldman, R. & Makhoul, I. R. (2008). The development of maternal touch across the first year of life. *Early Human Development*, 84(6), 363–370. https://doi.org/10.1016/j.earlhumdev.2007.09.019

Göttken, T. & von Klitzing, K. (2014). *Manual for short-term psychoanalytic child therapy (PaCT)*. Karnac.

Göttken, T. & von Klitzing, K. (2015). *Psychoanalytische Kurzzeittherapie mit Kindern (PaKT): Ein Behandlungsmanual.* Klett-Cotta. https://books.google.de/books?id=ftP2BwAAQBAJ

Göttken, T., White, L. O., Klein, A. M. & von Klitzing, K. (2014). Short-term psychoanalytic child therapy for anxious children: a pilot study. *Psychotherapy (Chicago, Ill.)*, 51(1), 148–158. https://doi.org/10.1037/a0036026

Green, A. (1993). Die tote Mutter. *Psyche: Zeitschrift für Psychoanalyse und ihre Anwendungen*, 47(3), 205–240.

Günter, M. (2003). *Psychotherapeutische Erstinterviews mit Kindern.* Klett-Cotta.

Haque, M. A., Moniruzzaman, S., Janson, S., Rahman, A. F., Mashreky, S. R. & Eriksson, U.-B. (2021). Children's exposure to psychological abuse and neglect: A population-based study in rural Bangladesh. *Acta paediatrica (Oslo, Norway : 1992)*, 110(1), 257–264. https://doi.org/10.1111/apa.15340

Häuser, W., Schmutzer, G., Brähler, E. & Glaesmer, H. (2011). Maltreatment in childhood and adolescence: results from a survey of a representative sample of the German population. *Deutsches Arzteblatt international*, 108(17), 287–294. https://doi.org/10.3238/arztebl.2011.0287

Hedenbro, M., Shapiro, A. F. & Gottman, J. M. (2006). Play with me at my speed: describing differences in the tempo of parent-infant interactions in the Lausanne Triadic Play paradigm in two cultures. *Family process*, 45(4), 485–498. https://doi.org/10.1111/j.1545-5300.2006.00184.x

Humphreys, K. L. & Zeanah, C. H. (2015). Deviations from the expectable environment in early childhood and emerging psychopathology. *Neuropsychopharmacology : official publication of the American College of Neuropsychopharmacology*, 40(1), 154–170. https://doi.org/10.1038/npp.2014.165

Johnson, D., Policelli, J., Li, M., Dharamsi, A., Hu, Q., Sheridan, M. A., McLaughlin, K. A. & Wade, M. (2021). Associations of Early-Life Threat and Deprivation With Executive Functioning in Childhood and Adolescence: A Systematic Review and Meta-analysis. *JAMA pediatrics*, e212511. https://doi.org/10.1001/jamapediatrics.2021.2511

Juffer, F., Bakermans-Kranenburg, M. K. & van IJzendoorn (Hrsg.). (2008). *Monographs in parenting series. Promoting positive parenting: An attachment-based intervention.* Lawrence Erlbaum Associates. http://www.loc.gov/catdir/enhancements/fy0712/2007013604-d.html

Juul, S. H., Hendrix, C., Robinson, B., Stowe, Z. N., Newport, D. J., Brennan, P. A. & Johnson, K. C. (2016). Maternal early-life trauma and affective parenting style: the mediating role of HPA-axis function. *Archives of women's mental health*, 19(1), 17–23. https://doi.org/10.1007/s00737-015-0528-x

Kärtner, J., Keller, H., Lamm, B., Abels, M., Yovsi, R. D., Chaudhary, N. & Su, Y. (2008). Similarities and differences in contingency experiences of 3-month-olds across sociocultural contexts. *Infant behavior & development*, 31(3), 488–500. https://doi.org/10.1016/j.infbeh.2008.01.001

Keil, J., Perren, S., Schlesier-Michel, A., Sticca, F., Sierau, S., Klein, A. M., Steinbeis, N., von Klitzing, K. & White, L. O. (2018). Getting less than their fair share: Maltreated youth are hyper-cooperative yet vulnerable to exploitation in a Public Goods Game. *Developmental science*, e12765. https://doi.org/10.1111/desc.12765

Keren, M., Abdallah, G. & Tyano, S. (2019). WAIMH position paper: Infants' rights in wartime. Infant mental health journal, 40(6), 763–767. https://doi.org/10.1002/imhj.21813

Klein, M. (1946). Notes on some schizoid mechanisms. *The International Journal of Psychoanalysis,* 1946(27), S. 99–110.

Klüwer, R. (1971). Erfahrungen mit der Psychoanalytischen Fokaltherapy. *Psyche – Z Psychoanal*, 25(12), 932–947.

Laplanche, J. & Pontalis, J.-B. (1972). *Das Vokabular der Psychoanalyse (Vocabulaire de la psychanalyse)*. Suhrkamp.

Li, M., D'Arcy, C. & Meng, X. (2016). Maltreatment in childhood substantially increases the risk of adult depression and anxiety in prospective cohort studies: systematic review, meta-analysis, and proportional attributable fractions. *Psychological medicine*, 46(4), 717–730. https://doi.org/10.1017/S0033291715002743

Lieberman, A. F. & van Horn, P. (2005). *Don't hit my mommy! A manual for child-parent psychotherapy with young witnesses of family violence*. Zero to Three.

Lieberman, A. F., van Horn, P. & Ippen, C. G. (2005). Toward evidence-based treatment: child-parent psychotherapy with preschoolers exposed to marital violence. *Journal of the American Academy of Child and Adolescent Psychiatry*, 44(12), 1241–1248. https://doi.org/10.1097/01.chi.0000181047.59702.58

Lieberman, A. F., Ghosh Ippen, C. & van Horn, P. (2006). Child-parent psychotherapy: 6-month follow-up of a randomized controlled trial. *Journal of the American Academy of Child and Adolescent Psychiatry*, 45(8), 913–918. https://doi.org/10.1097/01.chi.0000222784.03735.92

Lonstein, J. S., Lévy, F. & Fleming, A. S. (2015). Common and divergent psychobiological mechanisms underlying maternal behaviors in non-human and human mammals. *Hormones and behavior*, 73, 156–185. https://doi.org/10.1016/j.yhbeh.2015.06.011

Lovejoy, M., Graczyk, P. A., O'Hare, E. & Neuman, G. (2000). Maternal depression and parenting behavior: A meta-analytic review. *Clinical Psychology Review*, 20(5), 561–592. https://doi.org/10.1016/S0272-7358(98)00100-7

Lyons-Ruth, K., Bureau, J.-F., Holmes, B., Easterbrooks, A. & Brooks, N. H. (2013). Borderline symptoms and suicidality/self-injury in late adolescence: prospectively observed relationship correlates in infancy and childhood. *Psychiatry Research*, 206(2-3), 273–281. https://doi.org/10.1016/j.psychres.2012.09.030

Lyons-Ruth, K., Manly, J. T., von Klitzing, K., Tamminen, T., Emde, R., Fitzgerald, H., Paul, C., Keren, M., Berg, A., Foley, M. & Watanabe, H. (2017). The worldwide burden of infant mental and emotiona disorder: report of the task force of the World Association for Infant Mental Health. *Infant Mental Health Journal*, 38(6), 695–705. https://doi.org/10.1002/imhj.21674

Marty, P. & de M'Uzan, M. (1963). La pensée opératoire. *Revue Francaise de Psychanalyse, 27*, 345–356.

Mathews, B., Pacella, R., Dunne, M. P., Simunovic, M. & Marston, C. (2020). Improving measurement of child abuse and neglect: A systematic review and analysis of national prevalence studies. *PloS one, 15*(1), e0227884. https://doi.org/10.1371/journal.pone.0227884

McDonough, S. C. (2004). Interaction Guidance: Promoting and Nurturing the Caregiving Relationship. In A. J. Sameroff, S. C. McDonough & K. L. Rosenblum (Hrsg.), *Treating parent-infant relationship problems: Strategies for intervention* (S. 79–96). Guilford Press.

McEwen, B. S. (2017). Allostasis and the Epigenetics of Brain and Body Health Over the Life Course: The Brain on Stress. *JAMA psychiatry, 74*(6), 551–552. https://doi.org/10.1001/jamapsychiatry.2017.0270

McLaughlin, K. A., Weissman, D. & Bitrán, D. (2019). Childhood Adversity and Neural Development: A Systematic Review. *Annual review of developmental psychology, 1*, 277–312. https://doi.org/10.1146/annurev-devpsych-121318-084950

McLaughlin, K. A., Sheridan, M. A., Humphreys, K. L., Belsky, J. & Ellis, B. J. (2021). The Value of Dimensional Models of Early Experience: Thinking Clearly About Concepts and Categories. *Perspectives on Psychological Science*, 1745691621992346. https://doi.org/10.1177/1745691621992346

McSherry, D. (2007). Understanding and addressing the »neglect of neglect«: why are we making a mole-hill out of a mountain? *Child abuse & neglect, 31*(6), 607–614. https://doi.org/10.1016/j.chiabu.2006.08.011

Meaney, M. J. (2016). Mother nurture and the social definition of neurodevelopment. *Proceedings of the National Academy of Sciences of the United States of America, 113*(22), 6094–6096. https://doi.org/10.1073/pnas.1605859113

Meaney, M. J., Aitken, D. H., Bodnoff, S. R., Iny, L. J., Tatarewicz, J. E. & Sapolsky, R. M. (2013). Early postnatal handling alters glucocorticoid receptor concentrations in selected brain regions. *Behavioral neuroscience, 127*(5), 637–641. https://doi.org/10.1037/a0034187

Mesman, J., Alink, L. R. A., van Zeijl, J., Stolk, M. N., Bakermans-Kranenburg, M. J., van IJzendoorn, M. H., Juffer, F. & Koot, H. M. (2008). Observation of early childhood physical aggression: a psychometric study of the system for coding early physical aggression. *Aggressive behavior*, 34(5), 539–552. https://doi.org/10.1002/ab.20267

Miller, A. B., Sheridan, M. A., Hanson, J. L., McLaughlin, K. A., Bates, J. E., Lansford, J. E., Pettit, G. S. & Dodge, K. A. (2018). Dimensions of deprivation and threat, psychopathology, and potential mediators: A multi-year longitudinal analysis. *Journal of abnormal psychology, 127*(2), 160–170. https://doi.org/10.1037/abn0000331

Murray, L., Arteche, A., Fearon, P., Halligan, S., Goodyer, I. & Cooper, P. (2011). Maternal Postnatal Depression and the Development of Depression in Offspring Up to 16 Years of Age. *Journal of the American Academy of Child & Adolescent Psychiatry*, 50(5), 460–470. https://doi.org/10.1016/j.jaac.2011.02.001

Muzik, M., Bocknek, E. L., Broderick, A., Richardson, P., Rosenblum, K. L., Thelen, K. & Seng, J. S. (2013). Mother-infant bonding impairment across the first 6 months postpartum: the primacy of psychopathology in women with childhood abuse and neglect histories. *Archives of women's mental health*, *16*(1), 29–38. https://doi.org/10.1007/s00737-012-0312-0

Muzik, M., Morelen, D., Hruschak, J., Rosenblum, K. L., Bocknek, E. & Beeghly, M. (2017). Psychopathology and parenting: An examination of perceived and observed parenting in mothers with depression and PTSD. *Journal of affective disorders*, *207*, 242–250. https://doi.org/10.1016/j.jad.2016.08.035

Nanni, V., Uher, R. & Danese, A. (2012). Childhood maltreatment predicts unfavorable course of illness and treatment outcome in depression: a meta-analysis. *The American journal of psychiatry*, *169*(2), 141–151. https://doi.org/10.1176/appi.ajp.2011.11020335

Offermann-Zuckerberg, J. (1992). The parenting process: A psychoanalytic perspectiv. *J. -Am.-Acad.-Psychoan.*, *20*, 205–214.

Papousek, H. & Papousek, M. (1983). Biological basis of social interactions: implications of research for an understanding of behavioural deviance. *Journal of child psychology and psychiatry, and allied disciplines*, *24*(1), 117–129. https://doi.org/10.1111/j.1469-7610.1983.tb00109.x

Parsons, C. E., Young, K. S., Stein, A. & Kringelbach, M. L. (2017). Intuitive parenting: understanding the neural mechanisms of parents' adaptive responses to infants. *Current opinion in psychology*, *15*, 40–44. https://doi.org/10.1016/j.copsyc.2017.02.010

Pierce, J. B., Kershaw, K. N., Kiefe, C. I., Jacobs, D. R., Sidney, S., Merkin, S. S. & Feinglass, J. (2020). Association of Childhood Psychosocial Environment With 30-Year Cardiovascular Disease Incidence and Mortality in Middle Age. *Journal of the American Heart Association*, *9*(9), e015326. https://doi.org/10.1161/JAHA.119.015326

Rutter, M., Kumsta, R., Schlotz, W. & Sonuga-Barke, E. (2012). Longitudinal studies using a »natural experiment« design: the case of adoptees from Romanian institutions. *Journal of the American Academy of Child and Adolescent Psychiatry*, *51*(8), 762–770. https://doi.org/10.1016/j.jaac.2012.05.011

Saunders, H., Kraus, A., Barone, L. & Biringen, Z. (2015). Emotional availability: theory, research, and intervention. *Frontiers in Psychology*, *6*, 1069. https://doi.org/10.3389/fpsyg.2015.01069

Schechter, D. S. & Willheim, E. (2009). When parenting becomes unthinkable: intervening with traumatized parents and their toddlers. *Journal of the American Academy of Child and Adolescent Psychiatry*, *48*(3), 249–253. https://doi.org/10.1097/CHI.0b013e3181948ff1

Schechter, D. S., Suardi, F., Manini, A., Cordero, M. I., Rossignol, A. S., Merminod, G., Gex-Fabry, M., Moser, D. A. & Serpa, S. R. (2015). How do maternal PTSD and alexithymia interact to impact maternal behavior? *Child psychiatry and human development*, *46*(3), 406–417. https://doi.org/10.1007/s10578-014-0480-4

Schick, M., Schönbucher, V., Landolt, M. A., Schnyder, U., Xu, W., Maier, T. & Mohler-Kuo, M. (2016). Child Maltreatment and Migration: A Population-Based Study Among Immigrant and Native Adolescents in Switzerland. *Child Maltreatment, 21*(1), 3–15. https://doi.org/10.1177/1077559515617019

Schlensog-Schuster, F., Keil, J., von Klitzing, K., Gnieswosz, G., Schulz, C. C., Schlesier-Michel, A., Mayer, S., Stadelmann, S., Döhnert, M., Klein, A. M., Sierau, S., Manly, J. T., Sheridan, M. & White, L. O. (under review). From maltreatment to psychiatric disorders in childhood and adolescence: The relevance of emotional maltreatment.

Scott, K. M., Korff, M. von, Angermeyer, M. C., Benjet, C., Bruffaerts, R., Girolamo, G. de, Haro, J. M., Lépine, J.-P., Ormel, J., Posada-Villa, J., Tachimori, H. & Kessler, R. C. (2011). Association of childhood adversities and early-onset mental disorders with adult-onset chronic physical conditions. *Archives of general psychiatry, 68*(8), 838–844. https://doi.org/10.1001/archgenpsychiatry.2011.77

Sierau, S., Brand, T., Manly, J. T., Schlesier-Michel, A., Klein, S. M., Andreas, A., Garzon, L. Q., Keil, J., Binser, M. J., von Klitzing, K. & White, L. O. (2016). A Multisource Approach to Assessing Child Maltreatment From Records, Caregivers, and Children. *Child Maltreatment.* Vorab-Onlinepublikation. https://doi.org/10.1177/1077559516675724

Slade, A., Belsky, J., Aber, J. L. & Phelps, J. L. (1999). Mothers' representations of their relationships with their toddlers: links to adult attachment and observed mothering. *Developmental Psychology*, 35(3), 611–619. https://doi.org/10.1037//0012-1649.35.3.611

Slade, A., Aber, L., Berger, B., Bresgi, I., Kaplan, M., Mayes, L., Target, M. & Blatt, S. (2005). *Parent Development Interview Revised (PDI-R2).* The City College of New York.

Sleed, M., Slade, A. & Fonagy, P. (2020). Reflective Functioning on the Parent Development Interview: validity and reliability in relation to socio-demographic factors. *Attachment & Human Development, 22*(3), 310–331. https://doi.org/10.1080/14616734.2018.1555603

Slep, A. M. S. & Heyman, R. E. (2006). Creating and Field-Testing Child Maltreatment Definitions: Improving the Reliability of Substantiation Determinations. *Child Maltreatment, 11*(3), 217–236. https://doi.org/10.1177/1077559506288878

Slopen, N., Loucks, E. B., Appleton, A. A., Kawachi, I., Kubzansky, L. D., Non, A. L., Buka, S. & Gilman, S. E. (2015). Early origins of inflammation: An examination of prenatal and childhood social adversity in a prospective cohort study. *Psychoneuroendocrinology*, 51, 403–413. https://doi.org/10.1016/j.psyneuen.2014.10.016

Smyke, A. T., Dumitrescu, A. & Zeanah, C. H. (2002). Attachment disturbances in young children. I: The continuum of caretaking casualty. *Journal of the American Academy of Child and Adolescent Psychiatry, 41*(8), 972–982. https://doi.org/10.1097/00004583-200208000-00016

Smyke, A. T., Zeanah, C. H., Gleason, M. M., Drury, S. S., Fox, N. A., Nelson, C. A. & Guthrie, D. (2012). A randomized controlled trial comparing foster care and institutional care for children with signs of reactive attachment disorder. *The American journal of psychiatry*, 169(5), 508–514.

Spitz, R. (1963). Life and the dialogue. In R. Emde (Hrsg.), *Dialogues from infancy* (S. 147–160). International Universities Press.

Spitz, R. & Wolf, K. (1946). Anaclitic depression: An inquiry into the genesis of psychiatric conditions in early childhood. *Psychoanalitic Study of the Child*, 24, 313–342.

The St. Petersburg-USA Orphanage Research Team (2008). The Effects of Early Social-Emotional and Relationship Experience on the Development of Young Orphanage Children. *Monographs of the Society for Research in Child Development*(73).

Stangl, W. (2021). *Stichwort: ›Theory of Mind – Online Lexikon für Psychologie und Pädagogik‹*. https://lexikon.stangl.eu/511/theory-of-mind

Stern, D. (1984). Affect attunement. In J. Call, E. Galenson & R. Tyson (Hrsg.), *Frontiers in Infant Psychiatry* (S. 3–14). Basic Books.

Stern, D. (1985). *The interpersonal world of the infant*. Basic Books.

Suardi, F., Moser, D. A., Sancho Rossignol, A., Manini, A., Vital, M., Merminod, G., Kreis, A., Ansermet, F., Rusconi Serpa, S. & Schechter, D. S. (2020). Maternal reflective functioning, interpersonal violence-related posttraumatic stress disorder, and risk for psychopathology in early childhood. *Attachment & Human Development*, 22(2), 225–245. https://doi.org/10.1080/14616734.2018.1555602

Suglia, S. F., Campo, R. A., Brown, A. G. M., Stoney, C., Boyce, C. A., Appleton, A. A., Bleil, M. E., Boynton-Jarrett, R., Dube, S. R., Dunn, E. C., Ellis, B. J., Fagundes, C. P., Heard-Garris, N. J., Jaffee, S. R., Johnson, S. B., Mujahid, M. S., Slopen, N., Su, S. & Watamura, S. E. (2020). Social Determinants of Cardiovascular Health: Early Life Adversity as a Contributor to Disparities in Cardiovascular Diseases. *The Journal of pediatrics*, 219, 267–273. https://doi.org/10.1016/j.jpeds.2019.12.063

Suglia, S. F., Sapra, K. J. & Koenen, K. C. (2015). Violence and cardiovascular health: a systematic review. *American journal of preventive medicine*, 48(2), 205–212. https://doi.org/10.1016/j.amepre.2014.09.013

Teicher, M. H. & Samson, J. A. (2016). Annual Research Review: Enduring neurobiological effects of childhood abuse and neglect. *Journal of child psychology and psychiatry, and allied disciplines*, 57(3), 241–266. https://doi.org/10.1111/jcpp.12507

Teicher, M. H., Samson, J. A., Anderson, C. M. & Ohashi, K. (2016). The effects of childhood maltreatment on brain structure, function and connectivity. *Nature reviews. Neuroscience*, 17(10), 652–666. https://doi.org/10.1038/nrn.2016.111

Tietjen, G. E., Brandes, J. L., Peterlin, B. L., Eloff, A., Dafer, R. M., Stein, M. R., Drexler, E., Martin, V. T., Hutchinson, S., Aurora, S. K., Recober, A., Herial, N. A., Utley, C., White, L. & Khuder, S. A. (2010a). Childhood maltreatment and migraine (part I). Prevalence and adult revictimization: a multicenter headache clinic survey. *Headache*, 50(1), 20–31. https://doi.org/10.1111/j.1526-4610.2009.01556.x

Tietjen, G. E., Brandes, J. L., Peterlin, B. L., Eloff, A., Dafer, R. M., Stein, M. R., Drexler, E., Martin, V. T., Hutchinson, S., Aurora, S. K., Recober, A., Herial, N. A., Utley, C., White, L. & Khuder, S. A. (2010b). Childhood maltreatment and migraine (part II). Emotional abuse as a risk factor for headache chronification. *Headache*, 50(1), 32–41. https://doi.org/10.1111/j.1526-4610.2009.01557.x

Vachon, D. D., Krueger, R. F., Rogosch, F. A. & Cicchetti, D. (2015). Assessment of the Harmful Psychiatric and Behavioral Effects of Different Forms of Child Maltreatment. *JAMA psychiatry*, 72(11), 1135–1142. https://doi.org/10.1001/jamapsychiatry.2015.1792

Verona, E. & Sachs-Ericsson, N. (2005). The intergenerational transmission of externalizing behaviors in adult participants: the mediating role of childhood abuse. *Journal of consulting and clinical psychology*, 73(6), 1135–1145. https://doi.org/10.1037/0022-006X.73.6.1135

Voll, P. & Jud, A. (2013). Management by diffusion? Zum Umgang mit Risiken im zivilrechtlichen Kindesschutz. In E. Maud Piller & S. Schnurr (Hrsg.), *Kinder- und Jugendhilfe in der Schweiz: Forschung und Diskurs* (S. 23–52). Springer.

von Klitzing, K. (2002). Frühe Entwicklung im Längsschnitt: Von der Beziehungswelt der Eltern zur Vorstellungswelt des Kindes. *Psyche – Z Psychoanal*, 56, 863–887.

von Klitzing, K. (2009). *Reaktive Bindungsstörungen*. Springer.

von Klitzing, K. (2019). WAIMH's infants'rights statement – a culturally moncentric claim? *Perspectives in infant mental healht*, 27(1 - 4). https://perspectives.waimh.org/2019/03/15/presidential-address-waimhs-infants-rights-statement-a-culturally-monocentric-claim/

von Klitzing, K. & Bürgin, D. (1994). Psychoanalytische Behandlung eines 8-jährigen, in der frühen Kindheit deprivierten Jungen. *Zeitschrift für Kinder- und Jugendpsychiatrie*, 22, 206–213.

von Klitzing, K. & Stadelmann, S. (2011). Das Kind in der triadischen Beziehungswelt. *Psyche-Zeitschrift für Psychoanalyse und Ihre Anwendungen*, 65(9-10), 953–972. http://gateway.isiknowledge.com/gateway/Gateway.cgi?GWVersion=2&SrcAuth=ResearchSoft&SrcApp=EndNote&DestLinkType=FullRecord&DestApp=WOS&KeyUT=000294653400007

von Klitzing, K. & White, L. O. (2020a). Fathers in Child Psychotherapy. In Fitzgerald H.E., von Klitzing K., Cabrera N.J., Scarano de Mendonça J., Skjøthaug T. (Hrsg.), *Handbook of Fathers and Child Development: Prenatal to Preschool* (S. 603–625). Springer. http://doi.org/10.1007/978-3-030-51027-5_37

von Klitzing, K. & White, L. O. (2020b). Reaktive Bindungsstörungen. In H. Remschmidt & K. Becker (Hrsg.), *Kinder- und Jugendpsychiatrie und Psychotherapie* (7. Aufl., S. 220–230). Thieme.

von Klitzing, K. & Schlensog-Schuster, F. (2021). »Our difficult job is to take a unified view of the patient …« (Winnicott) Psychosomatic work in a children's hospital. *The International Journal of Psychoanalysis*, 102(1), 91–108. https://doi.org/10.1080/00207578.2020.1858084

von Klitzing, K., Simoni, H. & Bürgin, D. (1999). Infant development and early triadic family relationships. *In J Psychoanal*, *80*, 71–89.

Vreeland, A., Ebert, J. S., Kuhn, T. M., Gracey, K. A., Shaffer, A. M., Watson, K. H., Gruhn, M. A., Henry, L., Dickey, L., Siciliano, R. E., Anderson, A. & Compas, B. E. (2020). Predictors of placement disruptions in foster care. *Child abuse & neglect*, *99*, 104283. https://doi.org/10.1016/j.chiabu.2019.104283

Wade, M., Zeanah, C. H., Fox, N. A. & Nelson, C. A. (2020). Social communication deficits following early-life deprivation and relation to psychopathology: a randomized clinical trial of foster care. *Journal of child psychology and psychiatry, and allied disciplines*, *61*(12), 1360–1369. https://doi.org/10.1111/jcpp.13222

Wang, L., Cheng, H., Qu, Y., Zhang, Y., Cui, Q. & Zou, H. (2020). The prevalence of child maltreatment among Chinese primary and middle school students: a systematic review and meta-analysis. *Social psychiatry and psychiatric epidemiology*, *55*(9), 1105–1119. https://doi.org/10.1007/s00127-020-01916-7

Wegman, H. L. & Stetler, C. (2009). A meta-analytic review of the effects of childhood abuse on medical outcomes in adulthood. *Psychosomatic medicine*, *71*(8), 805–812. https://doi.org/10.1097/PSY.0b013e3181bb2b46

White, L. O., Ising, M., von Klitzing, K., Sierau, S., Michel, A., Klein, A. M., Andreas, A., Keil, J., Quintero, L., Müller-Myhsok, B., Uhr, M., Gausche, R., Manly, J. T., Crowley, M. J., Kirschbaum, C. & Stalder, T. (2017). Reduced hair cortisol after maltreatment mediates externalizing symptoms in middle childhood and adolescence. *Journal of child psychology and psychiatry, and allied disciplines*, *58*(9), 998–1007. https://doi.org/10.1111/jcpp.12700

White, L. O., Bracher, A., Weil, A.-S., Schoett, M., von Klitzing, K. & Keil, J. (2021). Erfassung von Misshandlung im Kindes und Jugendalter. *Praxis der Kinderpsychologie und Kinderpsychiatrie*, *70*(1), 24–39. https://doi.org/10.13109/prkk.2021.70.1.24

Widom, C. S., Czaja, S. J. & Paris, J. (2009). A prospective investigation of borderline personality disorder in abused and neglected children followed up into adulthood. *Journal of personality disorders*, *23*(5), 433–446. https://doi.org/10.1521/pedi.2009.23.5.433

Widom, C. S., DuMont, K. & Czaja, S. J. (2007). A prospective investigation of major depressive disorder and comorbidity in abused and neglected children grown up. *Archives of general psychiatry*, *64*(1), 49–56. https://doi.org/10.1001/archpsyc.64.1.49

Wildeman, C., Emanuel, N., Leventhal, J. M., Putnam-Hornstein, E., Waldfogel, J. & Lee, H. (2014). The prevalence of confirmed maltreatment among US children, 2004 to 2011. *JAMA pediatrics*, *168*(8), 706–713. https://doi.org/10.1001/jamapediatrics.2014.410

Winnicott, D. W. (1956). Primary maternal preoccupation. In *Through Paediatrics to Psycho-Analysis* (S. 300–305). Basic Books, 1975.

Winnicott, D. W. (1958). Mind and its relation to the psyche-soma (1949). In D. W. Winnicott (Hrsg.), *Through paediatrics to pschycho-analysis: Collected papers* (S. 243–254). Brunner/Mazel.

Winnicott, D. W. (1960). The theory of the parent- infant relationship. In D. W. Winnicott (Hrsg.), *The Maturational Processes in the Theory of Emotional Development* (S. 37–55). International Universities Press.

Winnicott, D. W. (1964). What about father? In D. W. Winnicott (Hrsg.), *The child, the family, and the outside world* (S. 113–118). Addison-Wesley.

Winnicott, D. W. (1968). The Squiggle Game. In D. W. Winnicott, R. Shepherd & M. Davis (Hrsg.), *Psycho-Analytic Explorations*. Karnac.

Winnicott, D. W. (1971). *Die therapeutische Arbeit mit Kindern: Die Technik des Squiggle oder Kritzelspiels*. Kindler.

Winnicott, D. W. (Hrsg.). (1974). *Reifungsprozesse und fördernde Umwelt*. Kindler.

Witt, A., Brown, R. C., Plener, P. L., Brähler, E. & Fegert, J. M. (2017). Child maltreatment in Germany: prevalence rates in the general population. *Child and adolescent psychiatry and mental health*, *11*, 47. https://doi.org/10.1186/s13034-017-0185-0

Witt, A., Sachser, C., Plener, P. L., Brähler, E. & Fegert, J. M. (2019). The Prevalence and Consequences of Adverse Childhood Experiences in the German Population. *Deutsches Arzteblatt international*, *116*(38), 635–642. https://doi.org/10.3238/arztebl.2019.0635

Wollwerth de Chuquisengo, R. & Papoušek, M. (2004). *Das Münchner Konzept einer kommunikationszentrierten Eltern-Säuglings-/Kleinkind-Beratung und-Psychotherapie*. Regulationsstörungen der frühen Kindheit. Hans Huber.

Yirmiya, K., Djalovski, A., Motsan, S., Zagoory-Sharon, O. & Feldman, R. (2018). Stress and immune biomarkers interact with parenting behavior to shape anxiety symptoms in trauma-exposed youth. *Psychoneuroendocrinology*, *98*, 153–160. https://doi.org/10.1016/j.psyneuen.2018.08.016

Zeanah, C. H., Humphreys, K. L., Fox, N. A. & Nelson, C. A. (2017). Alternatives for abandoned children: insights from the Bucharest Early Intervention Project. *Current opinion in psychology*, *15*, 182–188. https://doi.org/10.1016/j.copsyc.2017.02.024

Stichwortregister

Über den Autor

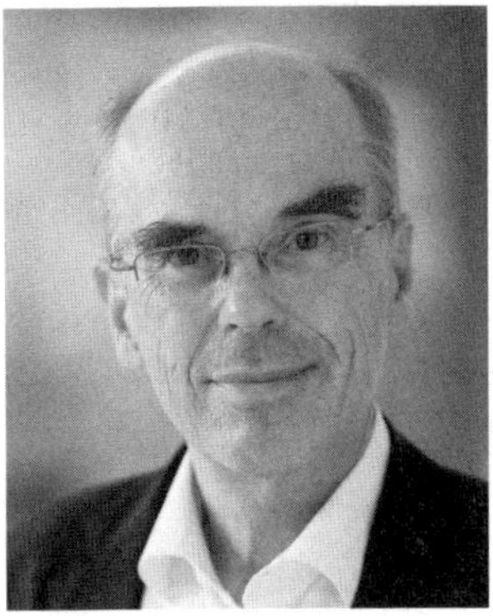

© Stefan Straube/UKL

Kai von Klitzing ist Arzt, Professor für Kinder- und Jugendpsychiatrie und -psychotherapie an der Universität Leipzig, Psychoanalytiker von Kindern, Jugendlichen und Erwachsenen sowie Lehranalytiker der Deutschen Psychoanalytischen Vereinigung. Wissenschaftlich qualifizierte er sich an der Albert-Ludwigs-Universität Freiburg i.Br. (Promotion), dem University of Colorado Health Sciences Center Denver und der Universität Basel (Habilitation). Nach langjähriger leitender Tätigkeit am Universitätskinderspital und der Kinder- und Jugendpsychiatrischen Klinik Basel war er von 2006 bis 2021 Direktor der Leipziger Universitätsklinik für Psychiatrie, Psychotherapie und Psychotherapie des Kindes und Jugendalters. Von 2016 bis 2020 war er Präsident der World Association for Infant Mental Health (WAIMH). Er ist Mitherausgeber des Infant Mental Health Journals und der Zeitschrift KINDERANALYSE sowie Mitglied des bundesdeutschen Wissenschaftlichen Beirats Psychotherapie. Er publizierte zahlreiche Artikel in internationalen wissenschaftlichen Zeitschriften u. a. zu Entwicklungspsychopathologie, Säuglings- und Kleinkindpsychiatrie, Depressionen im Kindesalter, Psychotherapie sowie zu psychischen und biologischen Folgen von Misshandlungserfahrungen. Darüber hinaus veröffentlichte er Bücher über psychische Störungen von Migrantenkindern, Kinderpsychotherapie, Bindungsstörungen sowie zur Vater-Kind-Beziehung.